Maheshwarananda · Yoga mit Kindern

HEINRICH HUGENDUBEL VERLAG
IRISIANA

Inhalt

Vorwort

In der heutigen Zeit ist den meisten Menschen, vor allem aber den im Gesundheitswesen Beschäftigten sowie den Pädagogen bekannt, daß der Gesundheitszustand unserer Bevölkerung – nicht nur bei Erwachsenen, sondern auch bei Kindern – nicht zufriedenstellend ist. Deshalb ist es wichtig, die Bewegungsaktivitäten zu fördern, durch die der geistig-seelische Zustand günstig beeinflußt wird und die der Vorbeugung von Krankheiten dienen.

In diesem Buch handelt es sich um Übungen, die Kinder bereits im Vorschulalter ausüben können – also im Kindergarten unter der Führung ausgebildeter Kindergärtnerinnen und eventuell bereits in den Kinderkrippen. Dies wäre eine gute Voraussetzung für gesündere Kinder in den Schulen. Es liegt in den Händen der Kindergartenleiterinnen, diese Übungen in ihren Kindergärten einzuführen – in den Räumen des Kindergartens bzw. während der warmen Jahreszeit im Freien.

Yoga empfiehlt die gründliche und systematische Einübung der physiologischen Atmung, die verbunden mit gezielten Übungen präventiv gegen Krankheiten der oberen Atemwege wie auch gegen viele allergische Erkrankungen wirken können, die später langwierige Behandlungen benötigen würden. Es sind einfache Übungen, und sie wirken auch auf die verschiedenen neurotischen Erscheinungen, die in der heutigen streßbehafteten Zeit so oft bei Kindern auftreten.

Es ist bekannt, daß die Anzahl der Erkrankungen des Herz-Kreislauf-Systems im Ansteigen begriffen ist. Es ist daher dringend notwendig, durch bewußte, tägliche Bewegungsaktivität vorbeugend darauf einzuwirken, und diese für Lehrer, Eltern, Kinder und die zukünftige Generation zur Selbstverständlichkeit werden zu lassen. Das Buch gibt Anleitungen für einfache und aufbauend schwierigere Übungen, die sich die Kinder – und auch die Erwachsenen – leicht aneignen können.

Aus eigenen Forschungen und Untersuchungen anderer Fachleute ist bekannt, daß bei Kindern vielfach eine falsche Körperhaltung und damit verbundene Wirbelsäulenverkrümmungen zu beobachten sind, die später, im Erwachsenenalter, zu schwerwiegenden Wirbelsäulenerkrankungen und langfristig sogar zu Arbeitsunfähigkeit führen können. Um das zu verhindern, wäre es sehr anzuraten, dieses System von Yogaübungen in den Schulen anzuwenden. Es sollte als Basis für alle anderen sportlichen und gymnastischen Aktivitäten dienen.

Frühjahr 1990
Prof. Dr. Jarmila Motajová
Universität Bratislava

Danksagung

Vor allem möchte ich meiner langjährigen Schülerin Libuše Pilařová danken, die als erfahrene Hatha-Yoga-Lehrerin, mit dem besonderen Schwerpunkt der Betreuung von Kindern, sowie auch als spirituell und geistig weit entwickelte Persönlichkeit, die Hauptarbeit zur Erstellung dieses Buches geleistet hat.

Meiner Schülerin, der Malerin und Künstlerin Dana Puchnarová, danke ich für die mit großer Einfühlung erstellten Illustrationen zu den Übungen.

Ich danke auch meinen anderen Schülern, die an diesem Buch mitgearbeitet haben, insbesondere Dr. Vera Dolezalova, Vera Machášková, Harriet Bucher und Dr. Renate Lavicka für ihre Mithilfe und Unterstützung.

Paramhans Swami Maheshwarananda

Einführung

Durch Liebe kann man alles erreichen – wenn es eine wahre Liebe ist.

Aufrichtige Liebe und positive Gedanken sind die Grundlagen einer richtigen Erziehung des Kindes.

Paramhans Swami Maheshwarananda

Wollen Sie ein gesundes Kind haben? Diese Frage wird wohl jeder mit *Ja* beantworten. Dabei sollte etwas sehr Wichtiges nicht vergessen werden: Das Leben beginnt nicht erst mit der Geburt, sondern schon mit der Empfängnis. Dieser sehr bedeutsamen Tatsache sind sich heute viele junge Mütter und Väter nicht bewußt.

Will die Mutter ein gesundes Kind haben, sollte sie während der ganzen Schwangerschaft in Wohlbefinden und Harmonie leben, störende Momente soweit als möglich vermeiden und bis zum letzten Tag aktiv sein.

Das Band, das zwischen der Mutter und dem ungeborenen Kind besteht, ist die festeste Verbindung, die es im menschlichen Leben gibt. Neun Monate lang sind beide physisch und psychisch vollkommen verbunden. Was dem einen geschieht, fühlt auch der andere. Ist die Mutter unruhig und unzufrieden, kann man erwarten, daß auch das Kind unruhig und unglücklich sein wird. Woran die Mutter denkt, was sie spürt und erlebt, wie sie sich ernährt, wie sie atmet – all das beeinflußt das ungeborene Kind.

Deshalb ist es so wichtig, daß die Mutter sich während der Schwangerschaft in einer guten körperlichen und geistigen Verfassung befindet. Wenn die Mutter selbst Yoga geübt hat und auch während der Schwangerschaft übt, wird ihr Kind die besten Voraussetzungen zu einer gesunden und harmonischen Entwicklung haben.

Die beste Vorbereitung für werdende Mütter sind Asanas, die die allgemeine Gesundheit festigen, die Funktion der Drüsen anregen und die Elastizität und Beweglichkeit des Körpers erhöhen. Bis zum dritten Schwangerschaftsmonat können werdende Mütter alle Asanas durchführen. Danach sollten jene Übungen, die die Unterleibsmuskulatur und die weiblichen Organe überlasten könnten, weggelassen werden. Milde Pranayamas ohne Atemanhaltung können während der ganzen Schwangerschaft geübt werden. Besonders empfehlenswert sind Entspannung und Yoga Nidra. Selbstverständlich darf man nicht eine gesunde und vollwertige Ernährung vergessen. Die werdende Mutter sollte vegetarisch leben, wobei die Versorgung mit Eiweiß durch Milchprodukte und mit Vitaminen durch genügend Obst und Rohkost erfolgen sollte.

Die Mutter sollte dem Neugeborenen öfter etwas vorsingen. Die Wiegen- und Schlaflieder haben einen großen Einfluß auf die Gefühls- und Moralentwicklung eines Kindes. Man soll Säuglinge nicht unterschätzen und sagen, sie verstünden das noch nicht. Sie verstehen sehr gut. Kinder nehmen anders wahr als Erwachsene. Auch wenn sie noch nicht sprechen, nehmen sie auf einer anderen, feineren Ebene alles in ihrer Umgebung wahr. So wie ein Blinder sich trotz seiner Unfähigkeit zu sehen im Raum sicher bewegt und spürt, wo er anstoßen kann, spürt das Kind unfehlbar alle positiven und negativen Gedanken in seiner Umgebung. Wenn wir es mit Liebe betreuen, nimmt es diese Gefühle gerne an und bewahrt sie in seinem Unterbewußtsein auf. Dementsprechend wird es sich als Erwachsener benehmen, auch wenn diese ersten Eindrücke schon längst mit den Erlebnissen und Erfahrungen der weiteren Jahre überdeckt wurden. Ebenso tief prägt sich allerdings auch alles Negative in das Unterbewußtsein des Kindes ein, um nach vielen Jahren im Erwachsenenalter in Form verschiedener psychischer Störungen, Komplexe, Traumata oder sogar einer psychischen Krankheit aufzutauchen. Negative Gedanken und Worte wirken im Geist wie Sprengstoff, von dem man nicht weiß, wann er explodieren wird.

Wenn das Kind soweit ist, sie zu begreifen, ist es gut, Märchen zu erzählen, Geschichten von tapferen Helden und weisen Personen, durch die das Kind Ausdauer, Mut und positive Einstellung zu achten lernt. Märchen, in denen das Gute über das Böse siegt, der Gesang der Volkslieder – all das ruft im Kind unvergeßliche Emotionserlebnisse hervor.

Die Eltern sollen sich dessen bewußt sein, daß die Grundlagen des emotionellen Lebens eines Kindes sich in den ersten drei Lebensjahren heranbilden. Alles, was wir später in sein Herz legen, ergänzt nur diese frühesten Erlebnisse. Sparen Sie deshalb nicht mit Liebe und Verständnis für Ihr Kind. Man kann niemals genug lieben. Es soll aber eine vernünftige Liebe sein, die zwar gibt, aber zugleich Disziplin und Gehorsam verlangt. Jedes Kind reagiert anders, die Liebe der Mutter und das Gefühl der Geborgenheit und Sicherheit in ihren Armen braucht jedoch jedes Kind ohne Unterschied.

Ein Kind sollte weltoffen und vielseitig erzogen werden. Bei der Erziehung sollten die Eltern seine Fähigkeiten entdecken und fördern, seine Einstellungen und Gefühle beachten und seinen Charakter zum Positiven formen. Leider treten viele Eltern und Lehrer sehr einseitig an die Kinder heran und lassen Einfühlungsvermögen und Verständnis vermissen. Durch unangemessene Einstellung und Anforderungen bilden sich im Kind viele Komplexe, Probleme und Blockaden, die das Kind später nur schwer überwindet.

Eine Mutter hat einen fast unbegrenzten Einfluß auf ihr Kind von der Geburt bis zum 13. Lebensjahr. Nicht ohne Grund sagt ein Sprichwort: »Das Schicksal einer Nation liegt in den Händen ihrer Frauen.« Nach dem 13. Lebensjahr wendet sich das Kind mehr und mehr anderen Personen zu und sucht die Gesellschaft von Freunden und Fremden.

Gleich nach der Geburt sollte die Mutter das Kind massieren – am besten während des Badens – und dies bis zum zweiten Lebensjahr fortsetzen. Ab diesem Alter kann man das Kind bereits die ersten Asanas lehren und mit etwa fünf Jahren mit Pranayama beginnen. Nach und nach kann das Kind alle Asanas üben, außer jenen, welche die endokrinen Drüsen beeinflussen (z. B. Sarvangasan, Shirshasan, Matsyasan u. ä.). Diese Asanas könnten ein dem Alter nicht entsprechendes schnelles Wachstum verursachen.

Von frühester Kindheit an sollte auf richtige Atmung geachtet werden, denn falsches Atmen ist oft Ursache von Krankheiten, Unruhe und Nervosität. Zu Beginn sollen die Kinder spielerisch mit dem Üben der Asanas vertraut gemacht werden. Asanas mit längerem Verharren in einer Stellung sollten nicht vor dem 15. Lebensjahr erfolgen.

Es ist sehr wichtig, die Kinder zu lehren, sich gut zu entspannen, sich des Gefühls der Entspannung bewußt zu werden, um dadurch fähig zu sein, diese Entspannung bei weiteren Übungen (besonders bei Asanas mit längerem Verweilen) anwenden zu können. Die Fähigkeit zu entspannen, sollte ihnen auch im Alltagsleben selbstverständlich werden. Heutzutage stellt die Technik immer größere Anforderungen an die Leistungsfähigkeit der Erwachsenen, aber Hast und Streß belasten auch unsere Kinder und haben eine schädliche Wirkung auf ihr Nervensystem. Die Schule, der Straßenverkehr und sogar die Familie vergrößern unaufhörlich die psychische und physische Belastung für die Kinder. Wenn sie diesen Belastungen nicht gewachsen sind, können bleibende psychische Schäden und Neurosen die Folge sein.

Hier hilft Yoga durch seinen komplexen Wirkungsbereich auf einmalige Weise, da Yoga sowohl körperliche als auch geistige Übungen beinhaltet. Die Kombination dieser zwei Techniken stellt eine unschätzbare Möglichkeit dar, dem ganzen Körper sein Gleichgewicht – physisch wie auch psychisch – zu geben.

Durch das Üben von Yoga gewinnt das Kind nicht nur Spannkraft, größere Beweglichkeit und die Fähigkeit, sich zu konzentrieren, sondern das Üben der Asanas kann auch viele Krankheiten fernhalten. Yoga geht von den inneren Bedürfnissen des Kindes aus und hilft ihm, seine Probleme und Komplexe zu bewältigen. Es ermöglicht dem Kind, sich natürlich und gewaltlos zu entwickeln und harmonisch alle Teile seiner Persönlichkeit in jeder Richtung und im vollen Maß auszubilden.

Möge auch für Sie dieses Yogabuch eine Quelle der Erkenntnis und ein Hilfsmittel für die Erziehung Ihres Kindes werden, damit sich in ihm eine ausgeglichene und harmonische Persönlichkeit heranbildet, die fähig sein wird, alle ihre positiven Eigenschaften und Fähigkeiten zugunsten ihrer selbst und anderer zu entwickeln.

Paramhans Swami Maheshwarananda

I

Physiologie und Entwicklung des Kindes

(von Libuše Pilařová)

1. Die körperliche Entwicklung des Kindes bis zum 3. Lebensjahr

Die Entwicklung des Kindes verläuft nach biologischen Gesetzmäßigkeiten. Einerseits erblich bedingt, ist sie andererseits auch von der Ernährungsweise und von der Bewegungserziehung abhängig. Das Erlernen der Körperbeherrschung hängt eng mit der psychischen Entwicklung des Kindes zusammen. Wenn wir also durch bestimmte Yogaübungen die Entfaltung der körperlichen Fähigkeiten unterstützen, fördern wir zugleich auch die psychische Entwicklung.

Die ersten Bewegungen des Kindes sind unbewußt und reflektorisch, d. h., sie werden durch einen äußeren Reiz ausgelöst – z. B. Saugreflex, Mund spitzen, Faust ballen u. ä. Erst später steuert das Kind seine Bewegungen willentlich, das bedeutet, es lernt, indem es andere Personen bewußt nachahmt.

Vom Kopf beginnend in Richtung Füße lernt das Kind allmählich seinen Körper zu kontrollieren. Durch Yogaübungen kann dabei bereits vom ersten Lebensmonat an unterstützend eingewirkt werden. Z. B. mit der folgenden einfachen Übung:

Seitwärtsstrecken und Beugen der Arme.

Beim Seitwärtsstrecken der Arme dehnt sich der Brustkorb, beim Beugen kehrt er in die ursprüngliche Stellung zurück. Diese spontane und natürliche Bewegung wird in spielerischer Weise durch die Mutter (oder den Vater) unterstützt, wodurch die richtige Entwicklung des Brustkorbes beim Säugling gefördert wird (daher sollen Babys oft frei auf einer weichen Unterlage liegend, ihre Gliedmaßen frei bewegen können). Diese Übung wirkt außerdem als gezielte Atemübung.

Die Knochen des Kindes enthalten weniger Mineralstoffe als die Knochen des Erwachsenen. Erst im Laufe der Entwicklung entsteht aus dem ursprünglichen Knorpelgewebe der feste Knochen. Bis etwa zum 10. Lebensjahr haben die Kinder in den langen Knochen Wachstumsknorpel, die die Epiphyse von der Diaphyse trennen.

Bei Säuglingen ist die Wirbelsäule fast ganz gerade. Erst wenn das Kind beginnt, den Kopf zu heben, bildet sich die Halslordose – die erste physiologische Verkrümmung der Wirbelsäule. Mit den Anfängen des Sitzens zeigt sich die erste Andeutung der Brustkyphose. Erst wenn das Kind stehen kann und zu laufen beginnt, endet die Ausbildung der Brustkyphose, und zugleich entsteht die Lendenlordose (Abb 1).

Im 2. und 3. Lebensjahr ist die Lendenlordose deutlich sichtbar. Wir erkennen sie an der Schlaffheit der Bauchmuskulatur, die bei Kindern in diesem Alter keine Körperfehlhaltung bedeutet, sondern ganz natürlich ist.

Richtige Bewegungserziehung – besonders das Kriechen auf allen vieren – bildet eine Voraussetzung für die physiologische Entwicklung der Wirbelsäule und für die richtige Körperhaltung, die für den allgemeinen Körperzustand von größter Wichtigkeit ist. Daher sollen die Eltern bereits ab dem frühesten Alter

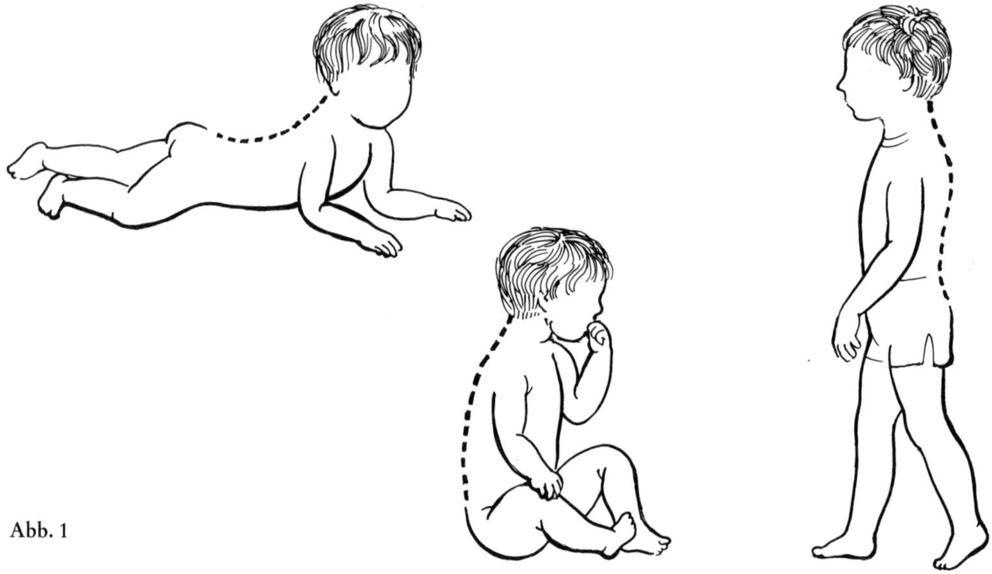

Abb. 1

auf die richtige Körperhaltung ihrer Kinder beim Sitzen, Gehen und Stehen, bei Spiel und Bewegung achten.

Vorzeitiges Aufsetzen des Kindes verursacht z. B. eine zu starke Verkrümmung der Brustwirbelsäule, die dann nur durch jahrelange Heilgymnastik korrigiert werden kann. Ebenso ist die Schlafweise zu beachten: Zu weiche Matratzen und zu hohe Kopfkissen beeinflussen die Entwicklung der Wirbelsäule sehr ungünstig. Auch falsche Bekleidung, besonders wenn sie zu eng ist, beeinträchtigt die Entwicklung des Burstkorbes und hemmt die Atmung.

Bei Vitamin-D-Mangel können Mineralsalze in den Knochen nicht ausreichend resorbiert werden, so daß Kalziummangel entsteht. In diesem Fall kommt es bereits durch Belastung der Knochen durch das eigene Körpergewicht zu einer Überbelastung der langen Knochen, was zu Dauerschäden führen kann (Rachitis). Ebenso kann zu frühes Stehen eines Kindes eine unangemessene Belastung der langen Knochen bedeuten (besonders, wenn das Kind schwer ist). Die frühkindlichen O- oder X-Beine hingegen sind eine natürliche Erscheinung, die sich meist von selbst normalisiert und kein Grund zur Beunruhigung sein soll.

Die Fettpolster, die Schlaffheit der Bänder und Muskeln lassen die Füße von Kleinkindern manchmal wie Plattfüße aussehen. Der wirkliche Plattfuß entsteht jedoch erst nach dem 4. bis 5. Lebensjahr und ist meist erblich bedingt. Natürlich können auch unpassende Schuhe und langzeitige Überbelastung der Füße diesen Fehler verursachen.

Im frühen Kindesalter ist die Muskulatur noch schwach entwickelt, die Sehnen, die Bänder und das Bindegewebe der Gelenke sind noch schlaff – vorzeitige und unangemessene Belastung kann daher zur Schädigung der Gelenke führen, die die gesunde Entwicklung des Kindes stört. Nach dem 1. Lebensjahr nimmt die Muskelmasse schnell zu, und bei entsprechender Förderung vervollkommnen sich Geschicklichkeit, Schnelligkeit, Gewandtheit und Ausdauer des Kindes rasch.

Während des Wachstums entwickeln sich nicht nur der Knochenbau, sondern auch die Muskulatur und alle Organe. Was Wachstum, Entwicklung und Reife der kleinen Kinder betrifft, gibt es Unterschiede. Nicht immer stimmt das Lebensalter mit der Reife des Kindes überein. Deshalb unterscheiden wir das Lebensalter, das biologische Alter, das Knochenalter, das Zahnalter, das psychische Alter usw.

Die Bewegungsentwicklung verläuft unter dem Einfluß des stufenweisen Reifens des ganzen Organismus, besonders des höheren Nervensystems. Die Umgebung des Kindes wirkt auf diese Entwicklung durch Anregungen, Beispiel und Bewegungserziehung ein. Sprachfähigkeit und Kontrolle der Bewegung hängen z.B. eng zusammen.

Im 2. und 3. Lebensjahr wird die Bewegungstätigkeit durch spontane Übung, Spiel und Beispiel der Erwachsenen vervollkommnet. Gehen, Laufen, Kriechen, Springen, Werfen – dies alles führt zur Entfaltung natürlicher Tätigkeiten. Die Geschicklichkeit der Hände und Finger, die Bewegungsentwicklung hängt eng mit der Entwicklung aller Teile der Persönlichkeit, mit der Entfaltung des Denkens, der Gefühle sowie mit der ethischen und sittlichen Entwicklung zusammen.

Ein wichtiger Bestandteil der Erziehung ist die Abhärtung, und es wäre gut, damit bereits im Säuglingsalter zu beginnen und so die Kinder besser an die Umwelt und die jahreszeitlichen Gegebenheiten anzupassen. Nach dem Bad kann man das Kind durch eine kurze Abspülung mit etwas kälterem Wasser abhärten. Beim Neugeborgenen sollte es ca. 33° C, beim einjährigen Kind etwa 32° C betragen. Bis zum dritten Lebensjahr kann dann die Temperatur allmählich bis 25° C vermindert werden. Protestiert das Kind, so soll man die Abkühlung des Wassers mildern bzw. die Dauer herabsetzen (Richtmaß 20 bis 40 Sekunden).

Die Bewegungsentwicklung des Kindes

Reflexe des Neugeborenen

Mororeflex: Dieser Reflex entsteht durch die Reizung des Gleichgewichtssinnes (im Labyrinth des Innenohres). Erkennbar wird dieser Reflex, wenn man z. B. die Windel oder Unterlage, auf der das Neugeborene liegt, mit einem raschen Ruck wegzieht. Das Kind reagiert darauf mit einem Strampeln der Arme und Beine.

Ab dem 2. Lebensmonat vermindert sich der Reflex allmählich (das Kind bewegt nur mehr die Arme, strampelt aber nicht mehr mit den Beinen).

Das Fehlen des Reflexes beim Neugeborenen bedeutet eine Unreife oder ernste Schädigung des Gehirns. Ebenso ist aber das Andauern des Reflexes über den 4. bis 6. Lebensmonat hinaus pathologisch. In diesem Fall ist eine Untersuchung durch einen Kinderneurologen dringend anzuraten.

Greifreflex: Legt man einen Finger in die Handfläche eines Neugeborenen, so umfaßt es reflektorisch den Finger so stark, daß man ihn nicht mehr herausnehmen kann. Auf ähnliche Weise reagiert das Kind, wenn man seine Fußsohlen berührt: Es zieht die Zehen ein.

Der Greifreflex der Hände verschwindet nach dem 3. Lebensmonat, der der Zehen vom 8. bis 9. Monat an.

Den Greifreflex kann man bei Bewegungsübungen mit Kindern ausnützen.

Streckreflex: Dieser Reflex kann durch die Berührung der Fußsohle des Kindes in der Bauchlage ausgelöst werden. Das Kind versucht das Bein zu strecken. Dieser Reflex ist während der ersten drei Lebensmonate sichtbar und verschwindet dann. Bleibt er über dieses Alter hinaus erhalten, ist es ebenfalls notwendig, einen Kinderneurologen zu konsultieren.

1. Monat	Heben des Kopfes in der Bauchlage. Reaktion des ganzen Körpers bei akustischen und visuellen Reizen.
1.–2. Monat	Drehen des Kopfes nach einem auffallenden Gegenstand, der sich vor seinen Augen in ca. ½ bis 1 m Entfernung bewegt.
2.–3. Monat	Drehen des Kopfes nach Gegenständen und Klängen, die 1 bis 2 m weit entfernt sind.
3. Monat	Heben des Kopfes und Oberkörpers in der Bauchlage, aufstützen auf die Unterarme. Ein Spielzeug wird eine Weile in der Hand gehalten.
4.–5. Monat	Aufstützen auf die Handflächen in Bauchlage. Drehung aus der Rückenlage auf die Seite. Aufziehen aus der Rükkenlage, wenn man das Kind bei den Händen faßt. Anschauen und Spielen mit Händen und Fingern. Festhalten und eingehendes Betrachten von Spielzeug. Unterscheidung von freundlichem und strengem Sprach- oder Gesichtsausdruck.
5.–6. Monat	Drehung von der Rükkenlage auf den Bauch. Ergreifen von in Reichweite hängendem Spielzeug.
6. Monat	Versuch sich aufzusetzen. Achtung: Das Kind darf noch nicht längere Zeit sitzen!
7. Monat	Drehung um die Längsachse. Spiel mit den Füßen. Spiel mit zwei Gegenständen zugleich.
8.–9. Monat	Selbständiges Aufsetzen, Sitzen mit Anhalten. Erste Kriechversuche.
9.–10. Monat	Kriechen auf allen vieren. Längeres Sitzen und Spielen im Sitz. Aufstehen mit Anhalten. Beherrschung des »Pinzettengriffs«. (Aufnehmen kleiner Gegenstände mit Daumen und Zeigefinger).
10.–11. Monat	Erste Gehversuche mit Festhalten. Seitliches Gehen. Bewußtes Fallenlassen von Gegenständen. Kurzzeitiges freies Stehen möglich.
12.–15. Monat	Erste völlig selbständige Schritte. Selbständiges Aufstehen. Ballrollen in die angegebene Richtung. Halten eines Bleistiftes, mit dem Stift zeichnen.

15.–18. Monat	Sicheres Gehen auf ebenem Boden. Treppensteigen mit Festhalten. Ziehen und Schieben von Spielzeug. Erste Worte, Nachahmung von Tierlauten.
18.–24. Monat	Sicheres Gehen auf unebenem Boden. Blättern im Bilderbuch. Bauen eines Turmes aus drei Würfeln.
2–2½ Jahre	Treppensteigen ohne Festhalten. Gehen auf den Zehenspitzen. Laufen auf unebenem Terrain. Zeichnen einfacher Linien mit dem Bleistift. Bilden einfacher Formen mit Bausteinen (Haus, Zug, Turm).
2½–3 Jahre	Hüpfen am Platz. Kurzzeitiges Stehen auf einem Bein. Überspringen eines Seils von ca. 10 cm Höhe. Ergreifen eines rollenden Balls. Wiederholen kurzer Erzählungen. Rollenspiele (Kaufmann, Schaffner).

2. Besonderheiten des Knochenbaus und der Muskulatur des Kindes vom 3. bis zum 6. Lebensjahr

Bei den Übungen wird die körperliche und psychische Entwicklung der Kinder berücksichtigt, indem Sie jene Körperpartien unterstützen, die am schnellsten wachsen. Dies geschieht in erster Linie mit Übungen für die Beine. Kinder sollen daher in diesem Alter genug Gelegenheit zum Laufen, Springen usw. haben.

Hierbei ist aber zu beachten, daß von den Kindern keine besonderen Kraft- oder Dauerleistungen verlangt werden dürfen, denn dies führt zu Überbelastung der inneren Organe oder zur vorzeitigen Verhärtung der Knochen, was eine zu frühe Beendigung des Wachstums bedeutet.

Die Kinderwirbelsäule benötigt besondere Fürsorge, da die Bandscheiben der Kinder in diesem Alter noch ziemlich hoch sind, so daß die Dornfortsätze weiter voneinander entfernt sind als bei Erwachsenen. Erst wenn die Dornfortsätze mit den Wirbelbögen verwachsen, wird die größere Beweglichkeit in den einzelnen Wirbelgelenken ermöglicht. Da die Sehnen und Bänder, die die einzelnen Gelenke festigen sollen, bei den Kindern noch sehr locker sind, ist bei ihnen die Beweglichkeit der Wirbelsäule im Vergleich zu den Erwachsenen noch viel größer. Dieser Umstand sowie weitere anatomisch-physiologische Besonderheiten (eine andere Stellung des Beckens, der vergleichsweise schwere Kopf und die im Verhältnis zum Körper großen Verdauungsorgane) führen zu einer eher schlaffen und wechselhaften Körperhaltung. Die Gefahr liegt darin, daß sich Kinder schnell an eine falsche Körperhaltung gewöhnen. Deshalb muß man von Anfang an die richtige Körperhaltung fördern.

Besondere Beachtung: Richtiges Schuhwerk kräftigt die Muskeln, die das Fußgewölbe halten. Die natürlichste Übung ist das Barfußgehen (auf Sand, Steinchen, Gras). Weiter soll den Kindern gezeigt werden, wie sie beim Gehen die Füße richtig aufstellen sollen. Fußübungen mit einem kleinen Ball oder einer Walze, die das Kind mit den Fußsohlen hin und her rollt, massieren die Fußsohlen und wirken gegen eine Abflachung der Fußwölbung. Eine sehr gute Übung ist auch, mit den Zehen Steinchen, Holzstückchen oder ein Tuch vom Boden aufzuheben.

Im Vorschulalter sind die Muskeln des Kindes noch wenig entwickelt. Sie sind deshalb nachgiebig und formbar. Auch die Gelenke des Kindes in dieser Altersstufe sind oft locker und instabil. Darum wählen wir Übungen, die die Muskelkraft und die Festigkeit der Gelenke nicht zu stark beanspruchen. Ebenso Übungen vermeiden, die die Lockerung und Dehnung bestimmter Muskelgruppen oder Gelenke bewirken. Es sind deshalb nicht alle Übungen, die vorteilhaft für Erwachsene sind, auch für Kinder gut. Beispielsweise ist eine Dehnung der Brustmuskulatur in diesem Alter noch nicht notwendig, da noch keine Gefahr der Verkürzung droht.

Wichtig für Kinder in dieser Altersstufe sind Übungen, die die Nacken- und Schultermuskulatur stärken, die noch nicht voll ausgebildet ist. Deshalb stehen bei Kindern die Schulterblätter oft vor. Dies kann durch entsprechende Übungen bald korrigiert werden.

Kinder sollten jedoch keine Übungen zur Lockerung der Schultergelenke durchführen (z.B. seitliches Schwingen der Arme), da die Gefahr einer Schultergelenksverrenkung besteht. Daran sollten Eltern auch besonders denken, wenn sie ihrem Kind beim Hinuntersteigen von Stufen helfen. Oft wird das Kind dabei an einer Hand buchstäblich »heruntergezogen«, so daß das ganze Gewicht des Kindes auf dem Schultergelenk lastet. Dabei besteht die Gefahr einer Verletzung des Gelenkes. Am besten ist es, das Kind mit beiden Händen unter den Armen zu fassen und auf diese Weise zu unterstützen.

Bei allen Übungen soll darauf geachtet werden, daß beide Körperhälften gleichermaßen beansprucht werden, da sich bei einseitigem Üben die Muskulatur des Rumpfes ungleichmäßig entwickeln würde. Die Folgen wären: schiefe Körperhaltung, schlechte Schulterhaltung, Skoliose, Schiefstellung der Hüften etc.

Zu vermeiden ist auch ein zu starkes Durchbiegen der Lendenwirbelsäule (bei der Brücke, bei Übungen mit Rückbeuge und Stellungen mit vorgestrecktem Bauch usw.). Die Bauch- und Beckenmuskulatur dient der Aufrichtung des Beckens und beeinflußt damit die gesamte Haltung der Wirbelsäule. Durch den schwächeren Muskeltonus wird das Becken der Kinder oft nach vorne gekippt, wodurch ein Hohlkreuz entsteht.

Die Muskulatur im Bereich der unteren Extremitäten, die sehr viel gegen die Schwerkraft arbeiten muß, ist deutlich ausgeprägt: Gesäßmuskulatur, vordere Oberschenkelmuskeln und die Waden.

Die Beine des Vorschulkindes wachsen besonders schnell. Meist hat das Kleinkind O-Beine, eine Beinstellung, die sich im Laufe der Zeit von selbst korrigiert.

Beim Übungsablauf ist darauf zu achten, daß die Bewegungen im Einklang mit der Atmung stehen. Zum Beispiel:

Arme hochstrecken – einatmen.
Arme seitwärts strecken – ausatmen.

Hochstrecken und zurückbeugen – einatmen.

Vorbeugen – ausatmen usw.

Durch Bewegungsspiele und Gesang werden die Kinder leichter zur richtigen Atmung geführt.

Die Atmung soll grundsätzlich durch die Nase erfolgen und nicht durch den Mund. Durch Vorbereitungsübungen, die im nächsten Kapitel beschrieben werden, wird auch die Entfaltung des Brustkorbes und der Atemhilfsmuskeln unterstützt.

Für Kinder im Vorschulalter sind alle Übungen ungünstig, die mit einer Anhaltung des Atems verbunden sind. Ebenso sind Kraft- und Ausdauerübungen zu vermeiden, weil sie Stauungen im kleinen Blutkreislauf verursachen und den Herzmuskel schädigen könnten.

Das Nervensystem des Kindes soll möglichst vor übermäßigen Spannungen und starken Reizen geschützt werden. Schon im Vorschulalter sollen die Eltern darauf achten, ob das Kind mehr auf die linke oder die rechte Hand orientiert ist. Durch spielerische Übungen kann man versuchen, ein linksorientiertes Kind mehr nach der rechten Seite hin zu trainieren (indem man z. B. das Spielzeug in die rechte Hand gibt). Wehrt sich das Kind dagegen, soll man es nicht weiter umzustimmen versuchen.

Nimmt ein Kind Gegenstände hauptsächlich mit der linken Hand, bedeutet das, daß in ihm die rechte Hemisphäre des Gehirns vorherrscht. Für die harmonische psychische Entwicklung des Kindes ist es dann besser, keinen Umgewöhnungsversuch zu machen, durch den manchmal psychische und motorische Störungen (z. B. Stottern) entstehen können.

3. Anatomische und physiologische Voraussetzungen für die Entwicklung der Beweglichkeit im Schulalter (6. bis 14. Lebensjahr)

Wir unterscheiden zwei Zeitabschnitte in der Entwicklung des Kindes vor der Pubertät: das Alter von 6 bis 8 und von 8 bis 10 Jahren.

Laut Statistik wachsen die Kinder in dieser Zeit 5 bis 6 cm pro Jahr. Es ist wichtig zu wissen, daß die Knochen bis zum 10. Lebensjahr sehr biegsam sind. Die Verknöcherung der Wirbelsäule läuft folgendermaßen ab: Etwa im 7. Lebensjahr stabilisiert sich die Krümmung der Hals- und Brustwirbelsäule. Die Entwicklung der Lendenlordose ist erst in der Pubertät beendet. Ab dem 6. bis 8. Jahr verknöchern die Handgelenksknöchel, einzelne Fingerteile erst im 9. bis 11. Lebensjahr. Daher sollen die Hände nicht zuviel belastet werden.

Die Ossifikation des Kopfes endet mit dem 7. Lebensjahr. Zwischen dem 6. und 7. Lebensjahr wächst der Gesichtsteil auffällig.

Das Knochengewebe ist immer noch sehr elastisch und unterliegt den Einflüssen der Umwelt mehr als später in der Pubertät. Deshalb ist es wichtig, daß das Kind auf einer härteren Unterlage schläft. Eine weiche Matratze ist sehr schlecht für die Wirbelsäule. Auch langes Sitzen ist ungünstig, und es ist unbedingt nötig, danach die Wirbelsäule mit ein paar Übungen zu entspannen.

Die Entwicklung der Muskulatur setzt sich im Schulalter rasch fort. Bei einem siebenjährigen Kind bildet sich schon mehr als ein Viertel des Körpergewichtes.

Am langsamsten wächst das Herz. Die Anzahl der Herzschläge nähert sich der im Erwachsenenalter (70 bis 80 pro Sekunde). Kinder atmen meist sehr oberflächlich, deshalb sollte man mit ihnen, so oft es geht, an der frischen Luft üben. Kinder dieses Alters benötigen unbedingt 10 bis 11 Stunden Schlaf.

Im ersten Zeitabschnitt (6 bis 8 Jahre) bekommen viele Kinder noch die typischen Kinderkrankheiten. Danach (ab dem 8. Jahr) stabilisiert sich die biologische Entwicklung und die Widerstandsfähigkeit gegen Erkrankungen wächst.

Ab diesem Alter nähert sich die Kindergestalt allmählich den Proportionen des Erwachsenen: Die Beine werden länger, das Gesicht verliert die kindlichen Umrisse. Alle biologischen Merkmale (Gesichtszüge, Körperhaltung, Gesten und Bewegungsabläufe) zeigen jedoch noch eine gewisse unvollendete Entwicklung, die auf den Zeitabschnitt des Reifwerdens, die Pubertät, wartet.

Zu Schulbeginn wird das Kind besonders starken psychischen Belastungen ausgesetzt. Die gesamte Lebensführung des Kindes verändert sich. Die Tätigkeiten verlieren den Charakter des Spielens, Pflicht und Arbeit beginnen.

Die Bewegungsfähigkeit des Kindes wird durch den anatomischen Körperaufbau, die Ossifikationsstufe, durch Stärke und Elastizität der Muskulatur, die Höhe des Muskeltonus sowie durch die Reaktionsgeschwindigkeit bestimmt. Die Bewegung wirkt auf die proportionale Ausbildung des Körpers (der Figur) und auf die Entwicklung des Bewegungsapparates ein. Sie beeinflußt die Vervollkommnung aller Funktionen des Organismus. Für das Kind vor der Pubertät ist Beweglichkeit, Aktivität sowie Interesse und Lust an der Bewegung typisch.

4. Die richtige Körperhaltung

Den Körper richtig zu halten bedeutet, daß die Schwerpunkte der einzelnen Körperteile mit einem Minimum an Kraft übereinander gehalten werden. Die richtige Körperhaltung bewirkt eine physiologische Krümmung der Hals-, Brust- und Lendenwirbelsäule und sorgt für die richtige Entwicklung der Rücken- und Bauchmuskulatur, die korrekte Stellung des Beckens und der Beine sowie für eine natürliche Lage und unbehinderte Funktion der inneren Organe.

Zeichen der richtigen Körperhaltung

Das Körpergewicht ruht gleichmäßig auf beiden Füßen, wobei der Vorfuß etwas mehr belastet wird. Die Knie sind nicht überstreckt.

Der Bauch und die Gesäßmuskulatur sind leicht gespannt (die Krümmung der Lendenwirbelsäule beträgt 2,5 bis 3 cm, vgl. Abb. 2).

Die Brustwirbelsäule ist gestreckt. Die Schultern fallen locker nach unten, und die Schulterblätter werden leicht nach hinten gezogen. Sie sollen nicht vom Körper abstehen.

Der Kopf ist aufrecht, das Kinn leicht zur Brust gezogen, so daß der Unterkiefer mit der Achse des Halses einen rechten Winkel bildet (die Krümmung der Halswirbelsäule beträgt 2 bis 2,5 cm, vgl. Abb. 2).

Die Körperachse verläuft vom Scheitel durch die Wirbelsäule und endet am vorderen Teil der Füße. Die Wirbelsäule besitzt eine physiologische Krümmung: Hals- und Lendenlordose und Brustkyphose.

Die Kontrolle der richtigen Körperhaltung erfolgt am besten vor einem Spiegel. Man führt sie stehend von vorne, von hinten und im Profil aus (zunächst durch Abstützen an der Wand, später freistehend). Orientierungspunkte sind Augen, Schultern, Brustwarzen, Hüftknochen, Knie und Fußgelenke, deren jeweilige Verbindungslinien parallel zueinander stehen sollen (Abb. 3).

Die richtige Körperhaltung soll nicht nur beim Stehen, sondern auch bei Bewegung, beim Gehen und Sitzen beibehalten werden.

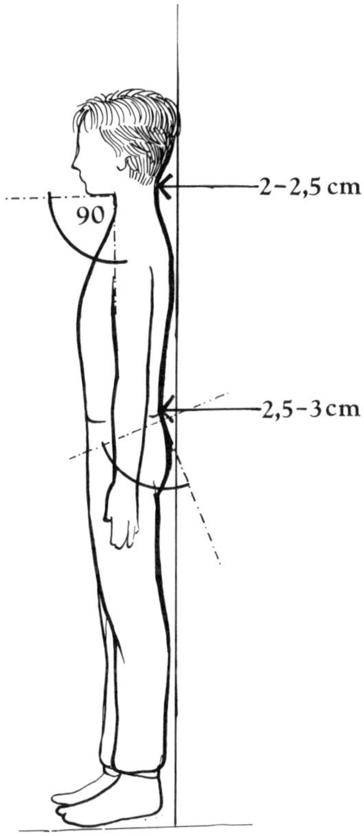

Abb. 2

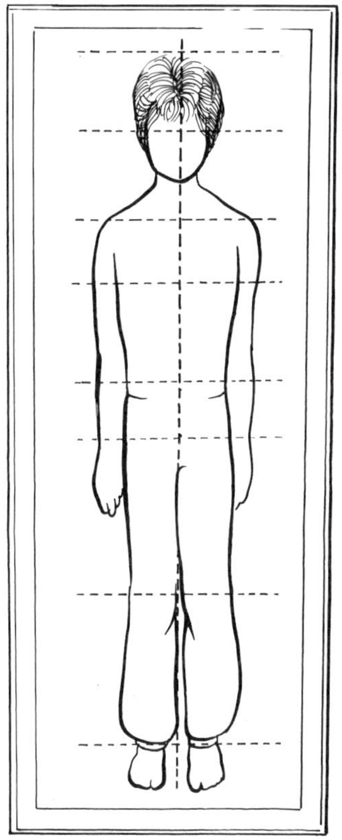
Abb. 3

Zeichen einer schlechten Körperhaltung	*Ursachen*
Die vergrößerte Brustkyphose (Rundrücken)	Die Muskulatur des Nackens, Rückens und der der Schulterblätter ist erschlafft. Dadurch entsteht in der Folge eine Verkürzung der Brustmuskulatur und Beeinträchtigung der Atmung.
Die Lendenhyperlordose (Hohlkreuz)	Dazu führen schlaffe Bauch- und Gesäßmuskulatur sowie verkürzte Lendenmuskeln und verkürzte Hüftbeugemuskeln.
Die skoliotische Körperhaltung (seitliche Verkrümmung der Wirbelsäule)	Sie ist die Folge der einseitigen Belastung der Rumpfmuskulatur. (Die Abweichung kann in C- oder S-Form sein.) Durch die ungleich hohe Schulterstellung und die seitliche Verschiebung des Beckens werden die Brust-, Rücken- und Hüftmuskeln sowie die Lenden- und Beinmuskeln einseitig verkürzt.

Zeichen einer schlechten Körperhaltung	*Ursachen*
Der flache Rücken	Eine unzureichende physiologische Krümmung der Wirbelsäule führt zur Erschlaffung der Rumpf-, Bauch-, Hüft- und Beckenmuskulatur.
Die Plattfüße	Sie entstehen durch Schwächung der Muskulatur des Bindegewebes des Fußes. Dies kann eine angeborene Schwäche sein, aber auch durch Überbelastung, unpassende Schuhe oder zu großes Körpergewicht verursacht werden.

Für die richtige Körperhaltung ist die Stellung der Beine und des Beckens sehr wichtig. Kommt es hier zu Muskelverkürzungen oder -schwächen und anderen Deformitäten, so wirkt sich das in der gesamten Körperhaltung aus. Darum sollte man mit Kindern nach Unfällen, die die Beine oder Füße betreffen (gebrochenes Bein, Sehnenzerrung o. ä.), die Körperhaltung bewußt kontrollieren und einüben.

Die Korrektur einer schlechten Körperhaltung

1. Das Kind soll sich der richtigen Körperhaltung während des ganzen Tages bewußt sein und diese kontrollieren.
2. Bei einer schlechten Körperhaltung sollen täglich Übungen zur Verbesserung der Haltung sowie Atemübungen durchgeführt werden.

Es ist allgemein bekannt, daß die Körperhaltung ein Bild der psychischen Verfassung des Menschen gibt. Schüchterne und furchtsame Kinder ziehen die Schultern meist nach vorn (Rundrücken), halten den Kopf gesenkt und sehen so aus, als ob sie sich in sich selbst zusammenkauern möchten. Dadurch kommt es bald zu einer schlechten Körperhaltung.

Das Kind muß vor allem lernen, richtig zu atmen – durch die dabei erforderliche Dehnung des Brustkorbes wird die Haltung automatisch aufrechter. In der Folge verschwindet damit auch die Furchtsamkeit. Deshalb übt man mit diesen Kindern hauptsächlich die yogische Vollatmung und läßt sie Übungen in der Rückbeuge machen.

Nur das psychisch ausgeglichene und gefühlsbefriedigte Kind hat eine natürliche, gesunde Körperhaltung. Verschlechtert sich bei einem Kind die Körperhaltung plötzlich, sollte man die Ursache, die im Bereich der Psyche liegen kann, suchen. Es können übermäßige Anforderungen, Gefühle des Unverstandenseins, Verschlechterungen in der Familienbeziehung, Mißerfolg in der Schule oder das Zerbrechen einer Freundschaft die Ursachen sein. Bei Mädchen verschlechtert sich oft die Körperhaltung aus der Scheu, die durch die Heranreifung zur Frau verursacht wird.

Es ist sehr wichtig, schlechte Körperhaltung rechtzeitig, noch während der Wachstumsphase zu beseitigen, da es sonst zu einer Fixierung der Wirbelsäulenstellung kommt, die im Erwachsenenalter weitere und größere Probleme verusacht, die sich dann nur mehr schwer korrigieren läßt.

Grundstellung: Aufrecht mit geschlossenen Beinen stehen, die Arme hängen locker neben dem Körper. (Kranke und behinderte Kinder können die Übung auch im Sitzen oder in der Rückenlage durchführen.)

1. Einatmend die Arme zuerst nach vorn, dann hoch strecken, so daß sie die Form des Buchstabens »V« bilden. Die Handflächen zeigen nach vorn. Der Brustkorb soll dabei gedehnt werden, die Schulterblätter werden leicht nach unten und zueinander bewegt.

Ausatmend die Arme langsam senken. Am Ende der Ausatmung sollen die Arme wieder locker neben dem Körper hängen. Die Handflächen zeigen nach hinten. Dabei soll besonders auf das Gefühl in der gesamten Rückenmuskulatur geachtet werden.

Einatmen.

Zur Korrektur einer falschen Körperhaltung ist die richtige Atemweise von größter Bedeutung. Beim Einatmen folgt man der Atembewegung vom Bauch über den Brustkorb und die Schlüsselbeine, beim Ausatmen in der Gegenrichtung. Man fühlt, wie sich bei der Einatmung der Brustkorb dehnt und die Wirbelsäule aufrichtet, als ob jemand den Körper nach oben ziehen würde. Nach dem Einatmen kurz in dieser aufrechten Stellung bleiben und dann entspannt ausatmen.

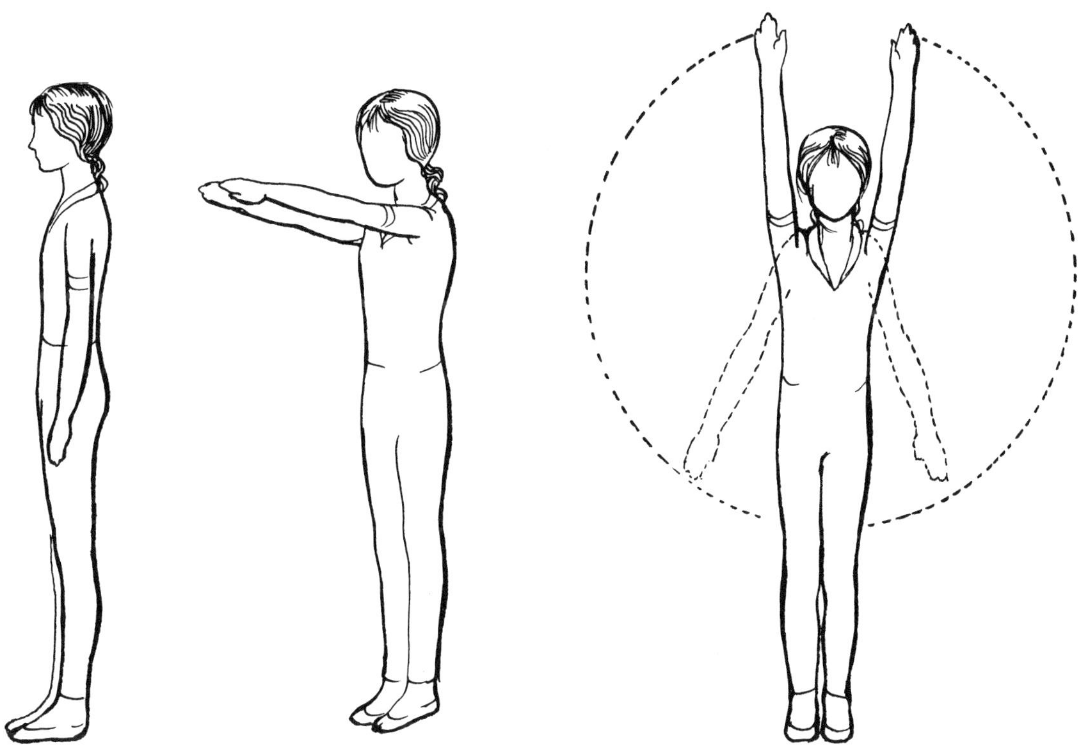

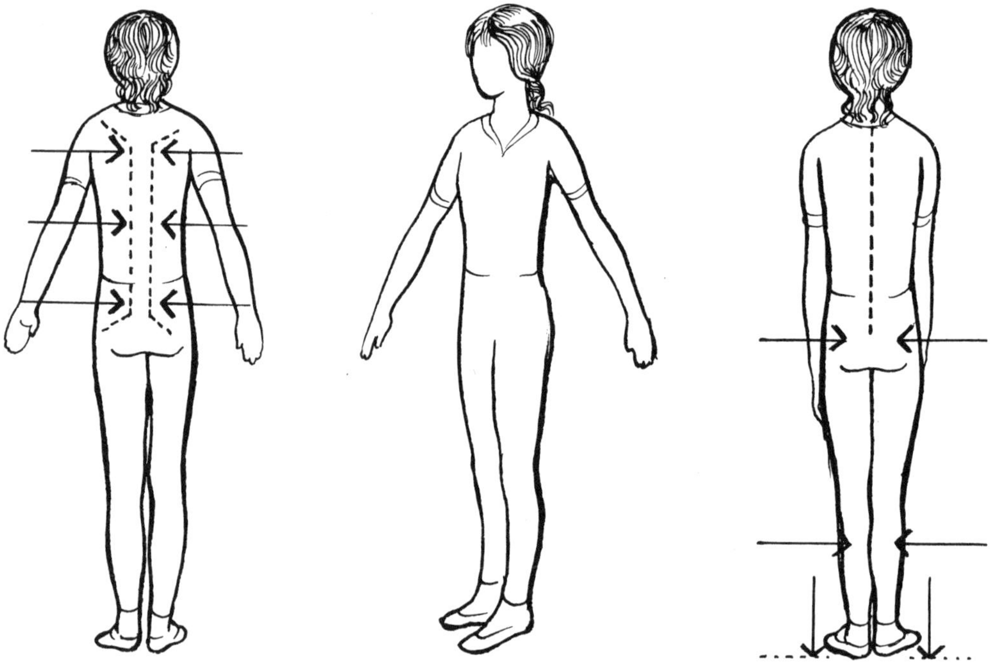

Ausatmend die Gesäß- und Wadenmuskeln anspannen, so daß das Körpergewicht auf Fußballen und Zehen übertragen wird. Eine Zeitlang in dieser Stellung verharren, dann die Muskeln entspannen.

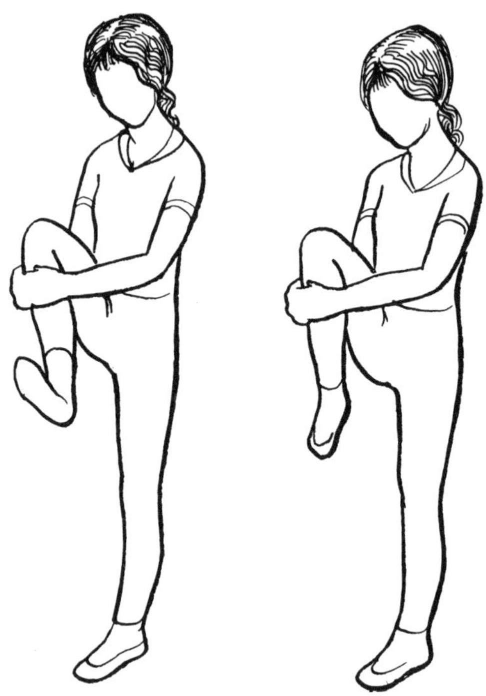

2. Einatmend die Arme wieder v-förmig hochstrecken.

Ausatmend das rechte Bein heben und das Knie mit beiden Händen möglichst nahe zum Körper ziehen. Rücken, Hals und Kopf sollen dabei in einer Linie bleiben.

Einatmend in dieser Position bleiben und Zehen und Vorfuß leicht nach oben ziehen.

Ausatmend die Fußspitze senken.

Die Übung mit dem linken Bein wiederholen.

Jede Variation dieser Übung 3- bis 5mal wiederholen.

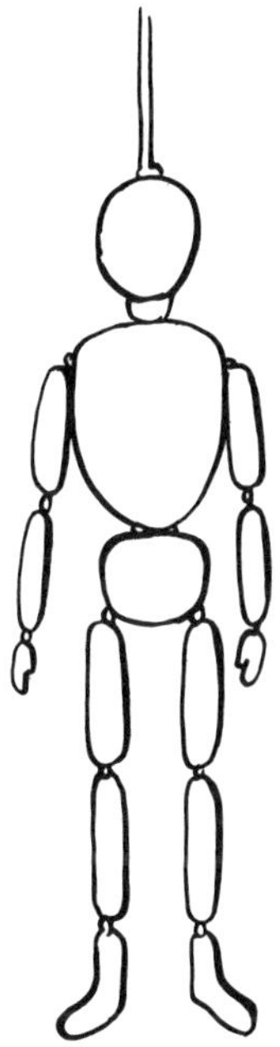

Die Marionette

Aufrecht mit geschlossenen Beinen stehen und das Körpergewicht gleichmäßig auf beide Fußsohlen verteilen.

Einatmend die Brust leicht nach vorn wölben und die Wirbelsäule aufrichten. Die Schultern nach hinten und unten drücken. Den Nacken lang machen und das Kinn leicht zum Kehlkopf ziehen.

Das Kind stellt sich nun vor, am Kopf wäre wie bei einer Marionette ein feiner Faden angebracht, an dem der Puppenspieler die Puppe hochzieht. Dabei wird der Schwerpunkt des Körpers etwas nach vorn verlagert, so daß es auf dem vorderen Teil des Fußes steht.

Ausatmen und entspannen.

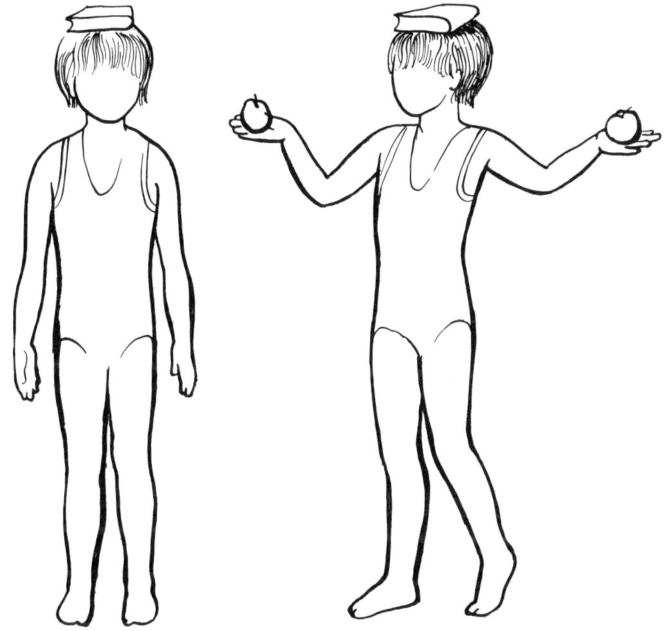

Gehen der indischen Tänzerin

Auch das Gehen in der richtigen Körperhaltung muß erlernt werden. Dadurch lernt das Kind das Gefühl der korrekten Haltung und entwickelt die Fähigkeit zur Selbstkontrolle.

Das Kind legt sich ein Buch auf den Kopf und nimmt die »Marionettenstellung« ein. Dann streckt es beide Arme seitwärts aus. Die Handflächen weisen nach oben, die Ellbogen sind etwas abgewinkelt. Nun wird auf beide Handflächen ein Apfel oder eine Orange gelegt.

Das Kind versucht nun zu gehen, ohne daß einer der Gegenstände herunterfällt. Die Schultern sind dabei heruntergezogen, die Schulterblattmuskulatur und die Bauchmuskeln sind angespannt.

Bei einiger Übung kann man auch ein Wasserglas auf dem Kopf und/oder in den Händen halten (wie die indischen Frauen, die ihre Wasserkannen auf dem Kopf balancieren).

Diese Übung ist auch ein ausgezeichnetes Training der Konzentration.

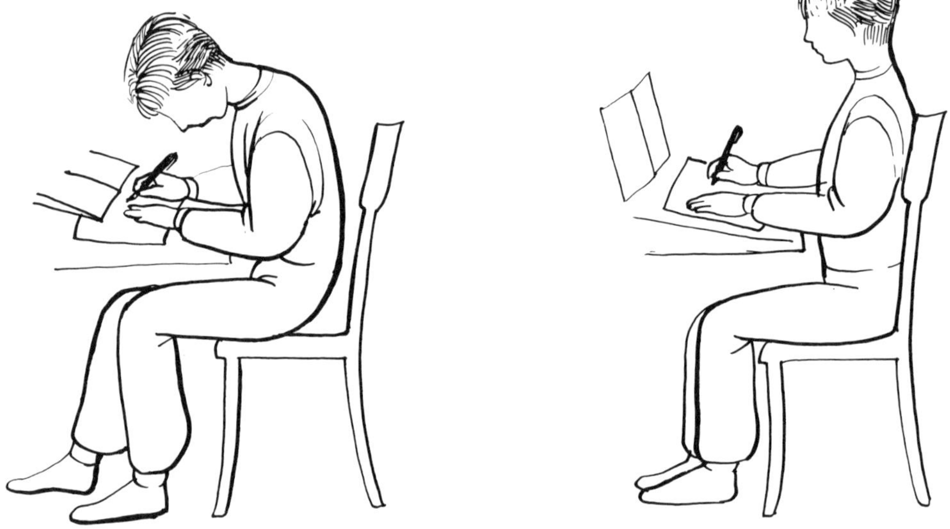

Der richtige Sitz

Das Kind sollte lernen, auf dem Stuhl auf der ganzen Sitzfläche zu sitzen und nicht nur auf dem Stuhlrand zu balancieren. Die Unterschenkel sollen sowohl zum Boden als auch zu den Oberschenkeln im rechten Winkel stehen. Die Unterarme sollen auf der Arbeitsfläche oder dem Tisch im rechten Winkel zu den Oberarmen aufliegen (der Oberkörper soll also entspannt und gerade – nicht nach vorn gebeugt – und die Schultern sollen locker nach unten hängen können – nicht hochgezogen sein). Sind diese Kriterien erfüllt, haben Tisch und Sessel die richtigen Maße für das Kind und entsprechen seinen Proportionen. Dies ist besonders bei Schreib-, Bastel- und Spieltischen, an denen sich das Kind längere Zeit aufhält, zu beachten.

Beim Schreiben und Lesen sollen die Augen ca. 30 cm vom Papier entfernt sein, die Ellbogen liegen auf der Unterlage auf, und das Buch soll möglichst auf einer geneigten Stütze liegen, damit der Kopf nicht zu weit vorgebeugt werden muß.

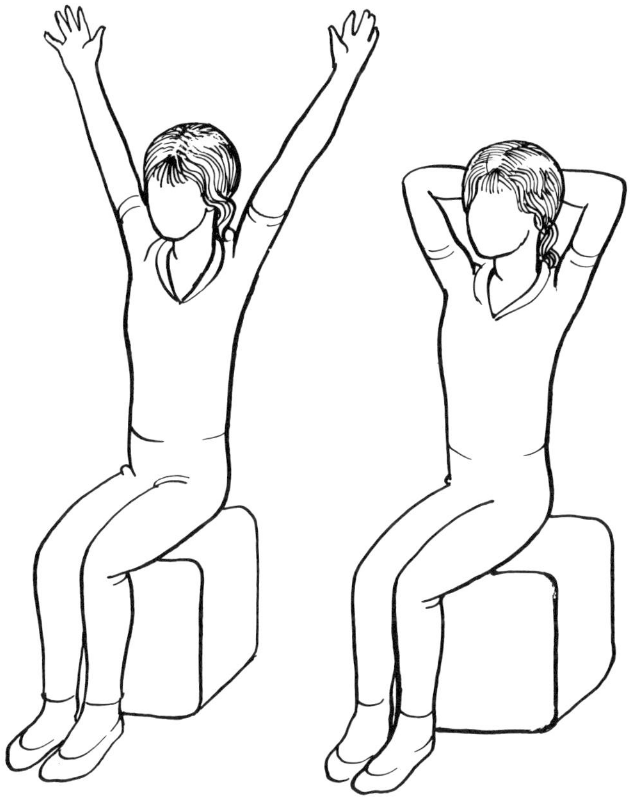

Übung für die richtige Sitzhaltung

Das Kind sitzt aufrecht in der Weise, daß die Unterschenkel senkrecht am Boden stehen. Nun wird die Wirbelsäule, wie bei der »Marionettenübung« gestreckt. Die Arme hängen locker neben dem Körper.

Einatmend die Arme zuerst seitlich, dann nach oben in V-Form hochstrecken. Die Handflächen zeigen nach vorn. Die Ellbogen werden nach hinten und die Schulterblätter leicht zueinander gedrückt.

Ausatmend die Arme hinter dem Kopf verschränken.

Einatmend die Arme noch einmal in V-Form hochstrecken.

Ausatmend die Arme zuerst zur Seite absenken, dann in die Grundstellung zurückkehren.

3- bis 5mal wiederholen.

5. Die richtige Ernährung

Ebensowichtig wie die Übungen ist für den Menschen die richtige Nahrung. Yoga empfiehlt eine vollwertige und ausgeglichene Ernährung, die vor allem aus Getreide, Gemüse, Hülsenfrüchten, Obst und Samen besteht. In angemessener Weise werden auch Milch und Milchprodukte verwendet. Nur eine solche Nahrung kann eine gute physische und mentale Gesundheit garantieren. Fleisch (auch Fisch) und Eier sind zu vermeiden – daß diese Nahrungsmittel den Organismus belasten und schädigen, ist heute schon allgemein bekannt und erwiesen. Bei den Yogaaspiranten tritt noch das ethische Motiv der Ahimsa (Nichttöten und Nichtverletzen) dazu.

Der Speiseplan sollte die verschiedenen Getreidearten (Weizen, Buchweizen, Hirse, Gerste, Mais, Reis) vorsehen, dazu Gemüse aller Arten, Salat sowie Hülsenfrüchte (Erbsen, Linsen, Bohnen, Sojabohnen). Weißes Mehl und weißer Zucker sollten vermieden werden. Ein Teil der Nahrung sollte roh genossen werden (Obst, Salat, Rohkost). Das Essen sollte nach Möglichkeit frisch zubereitet und nicht aufgewärmt sein. Konserven sind zu vermeiden, Tiefkühlkost sollte ebenfalls nur in Ausnahmefällen verwendet werden. Süßigkeiten sollten ebenfalls natürlich sein. Honig, Trockenobst, Nüsse, Rosinen usw. ersetzen den Kindern die üblichen Naschereien und Schokoladen.

Die Kinder sollten in Ruhe und ohne Nervosität essen. Die Mahlzeiten sollen regelmäßig und nicht zu üppig sein. Auch die ausreichende Aufnahme von Flüssigkeit ist zu beachten (Mineralwasser, Obstsäfte, Kräutertee).

II

Übungen mit Säuglingen und Kleinkindern

1. Hinweise für das Üben mit Säuglingen

Mit den Übungen kann begonnen werden, wenn das Kind etwa 3 Monate alt ist.

Legen Sie das Kind auf einen angemessen großen Tisch, so daß es genügend Bewegungsfreiheit hat.

Der Tisch soll mit einer Decke und einem Badetuch bedeckt werden und möglichst an der Wand stehen. Damit sich das Kind bei schnelleren Bewegungen nicht anschlägt, ist es gut, an die Wandseite ein Kissen oder eine zusammengerollte Decke zu legen.

Ist keine solche Übungsmöglichkeit vorhanden, kann natürlich auch auf einer Decke auf dem Boden geübt werden.

Lassen Sie das Kind niemals ohne Aufsicht auf dem Tisch liegen, damit es nicht herunterfällt!

Die beste Übungszeit ist vormittags vor dem Baden des Kindes. Nach dem Bad soll niemals geübt werden, weil sich das Kind verkühlen könnte. Es ist auch möglich nachmittags zu üben, jedoch nicht zu spät und grundsätzlich niemals abends. Die Übungen könnten das Kind vor dem Schlafengehen zu sehr »aufwecken«.

Das Baby sollte am besten unbekleidet üben, damit es nicht in seiner Bewegung behindert ist und damit auch die Haut atmen kann. Dieses Luftbad wirkt für das Kind erfrischend und zugleich abhärtend.

Fangen Sie zunächst mit einer oder zwei Übungen an. Jede neue Übung sollte eine Woche lang geübt werden. Fahren Sie so Schritt für Schritt fort, bis Sie die zehn Grundübungen erreicht haben.

Wenn Sie die Übungen regelmäßig durchführen, wird sich Ihr Kind schnell daran gewöhnen und wenn Sie es auf die Decke oder den Tisch legen, von selbst mit den Übungen beginnen.

Halten Sie Ihr Kind bei den Übungen immer gemäß den Anweisungen fest. Das Kind muß sich sicher fühlen, damit es Spaß daran haben kann. Von dieser Lust und Freude hängt in großem Maß der Erfolg der Übungen ab.

Vermeiden Sie schnelle und gewaltsame Bewegungen. Die Muskeln, Sehnen und Bänder des Kindes sind noch schwach, und besonders Schulter und Hüftgelenke können leicht verrenkt werden.

Üben Sie mit dem Kind nicht zu lange. Bemerken Sie, daß das Kind müde wird, beenden Sie die Übungen, auch wenn Sie noch nicht alles durchgeübt haben. Lassen Sie sich durch die Reaktionen des Kindes führen, sie sagen Ihnen am sichersten, was das beste für Ihr Kind ist.

Die Übungen sollen niemals nur einseitig durchgeführt werden. Beachten Sie, daß immer alle Muskeln und Gelenke gleichmäßig beansprucht werden.

Lassen Sie Ihr Kind nach jeder Übung ausruhen und sich entspannen. In dieser Zeit massieren Sie zuerst leicht seinen Rücken, dann alle Gliedmaßen. So vertiefen Sie die Entspannung und beugen außerdem einer Unterkühlung vor.

Üben Sie grundsätzlich allein mit Ihrem Kind. Die Anwesenheit weiterer Personen lenkt nur ab und stört das Kind. Üben Sie still oder singen Sie dem Kind leise vor.

Im Sommer können Sie bei offenem Fenster oder an der frischen Luft üben. Achten Sie aber darauf, daß das Kind nicht friert. Niemals in der prallen Sonne üben. Am besten ist der Schatten eines Baumes, durch den die Sonne durchstrahlt.

Sie sehen bald, welche Übungen das Kind am liebsten hat. Fangen Sie mit diesen Übungen an und beenden Sie die Übungsfolge auch mit einer von diesen Lieblingsübungen. Das Üben soll für das Kind zu einer der angenehmsten Tätigkeiten werden. Diese positiven Erinnerungen und Gefühle werden auch in seinem weiteren Leben eine große Rolle spielen.

Zur Beachtung

Üben Sie nie mit dem Kind, wenn es weinerlich und mißgestimmt ist.

Üben Sie nie mit dem Kind, wenn es Fieber hat.

Halten Sie nie das Kind länger in einer Position.

2. Vorbereitungsübungen für Säuglinge

Die in der Folge beschriebenen Übungen haben einen großen Einfluß auf den gesamten Organismus des Neugeborenen: Das Kind hat einen besseren Appetit, es schläft ruhiger und tiefer, ist beweglicher und ausgeglichener. Der Stoffwechsel wird angeregt und die Verdauung bzw. Ausscheidung beschleunigt.

Werden von den ersten Monaten an regelmäßig Übungen durchgeführt, so vermindert sich das Risiko einer Deformierung der Wirbelsäule und Knochen.

Zur Wirbelsäulendeformation kann es kommen, wenn man das Kind zu früh aufsetzt, bevor die Muskulatur der Wirbelsäule soweit gefestigt ist, daß das Kind sich alleine aufsetzen kann. Ab dem 4. Monat kann man das Kind jedoch zur Bewegung motivieren und auch das Sitzen insofern einüben, als man dem Kind zu entdecken hilft, wie es sich durch seine eigene Muskelkraft erheben kann. Dazu legen Sie einen Finger in die Hände des Kindes und heben es ein wenig hoch. Durch diese Übung stärken sich auf natürliche Weise die Arm-, Bauch-, Rücken- und Brustmuskeln.

Alle Hilfsmittel, die das Kind lehren sollen, früher zu sitzen, zu stehen oder zu laufen, sind meist nicht nur nutzlos, sondern oft auch schädlich. In der Regel versucht das Kind, das bereits kriechen kann, sich aus dieser Stellung zu erheben und aufzustehen. Am besten und leichtesten lernt es dies an den Gitterstäben seines Bettchens oder dem Laufstall.

Führen Sie ab der 6. Woche nach der Geburt täglich folgende Massage Ihres Babys durch:

Setzen Sie sich mit aufrechtem Oberkörper und gestreckten Beinen auf eine Decke und legen Sie das Baby mit dem Bauch auf Ihre Oberschenkel.

Massieren Sie zuerst leicht den Rücken des Babys, dann alle Gelenke und den ganzen Körper.

Diese Massage entspannt und beruhigt das Baby, gibt ihm den notwendigen »Hautkontakt« und ein Gefühl der Geborgenheit. Außerdem wirkt die Massage günstig auf alle Gliedmaßen und die inneren Organe.

Führen Sie die Massage jedoch nicht durch, wenn das Kind krank ist!

3. Übungen für Säuglinge vor dem 3. Lebensmonat

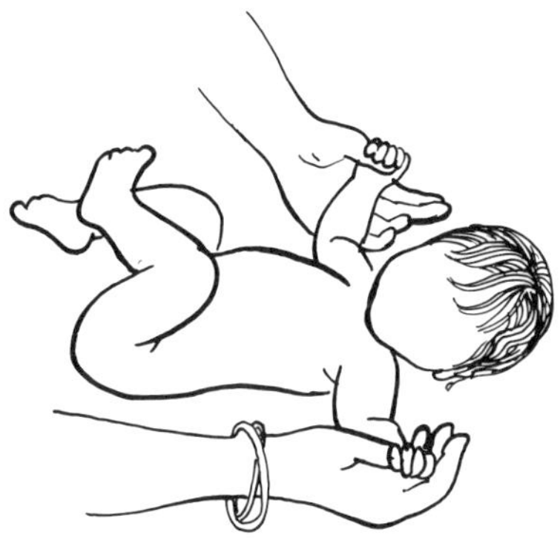

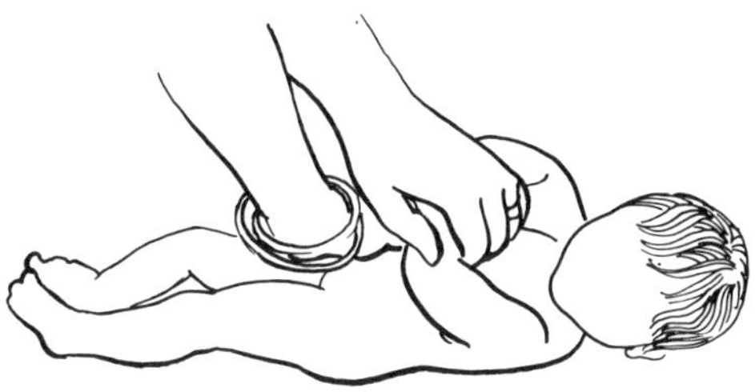

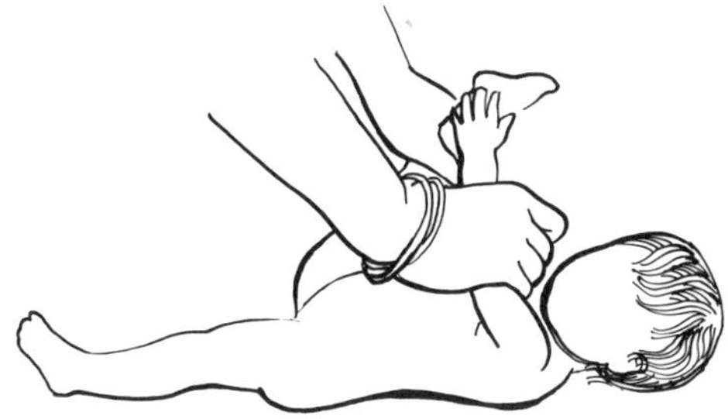

1. Übung

Das Kind liegt auf dem Rücken.

Geben Sie dem Kind Ihre Daumen zum Festhalten.

Strecken Sie die Arme des Babys langsam seitwärts und warten Sie, bis es tief einatmet.

Dann ziehen Sie die Arme wieder zur Brust hin.

Mit der Zeit beginnt das Kind diese Bewegungen selbst durchzuführen. Es genügt dann, daß Sie die Bewegungen koordinieren.

Wirkung: Entwickelt den Brustkorb und vertieft die Atmung.

2. Übung

Das Kind liegt auf dem Rücken.

Legen Sie Ihren Finger in die rechte Hand des Kindes und fassen Sie mit der anderen Hand sein linkes Bein.

Ziehen Sie nun den linken Fuß zur rechten Hand.

Wiederholen Sie die Übung mit der linken Hand und dem rechten Bein.

Wiederholen Sie die Bewegung abwechselnd einige Male.

Wirkung: Kräftigt die Muskulatur der Arme und Beine, vertieft die Atmung.

4. Übungen für Säuglinge und Kleinkinder

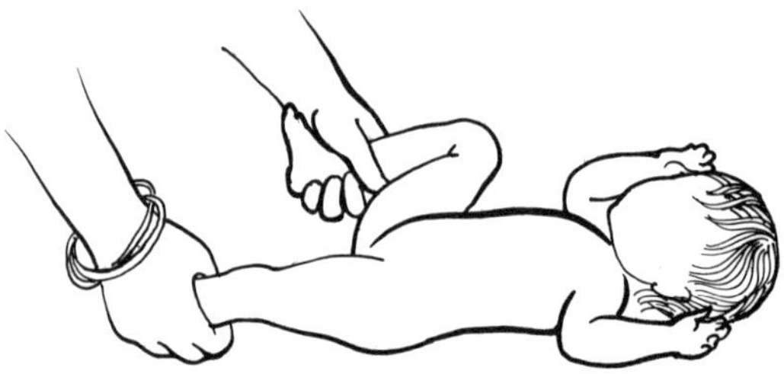

1. Übung

Legen Sie das Kind auf den Rücken und beugen und strecken Sie abwechselnd und rhythmisch die Beine des Kindes.

Setzen Sie dabei der Bewegung des Kindes zuerst nur leichten, dann immer stärkeren Widerstand entgegen, bis es von selbst beginnt, seine Beine zu beugen und zu strecken.

Beschleunigen Sie diese Bewegung, bis das Baby ganz schnell strampelt.

Die meisten Kinder haben diese Übung sehr gerne und begleiten sie oft mit einem lauten Lachen.

Wirkung: Erhöht die Beweglichkeit der Hüftgelenke und festigt die Bänder von Knien und Hüften.

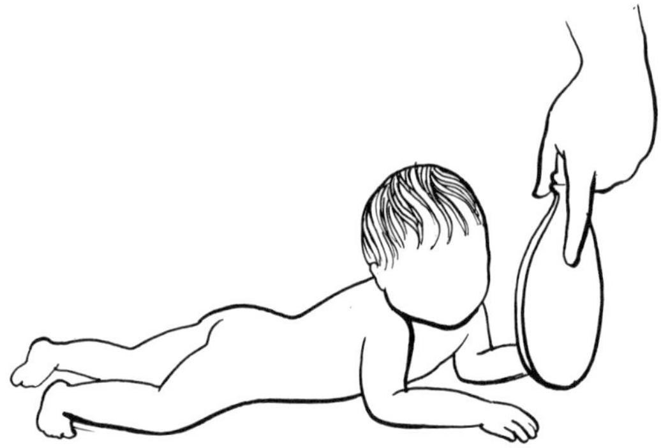

2. Übung

Legen Sie das Kind auf den Bauch.

Gegen Ende des 3. Monats hebt das Kind bereits den Kopf und unterstützt die Brust mit den gebeugten Armen.

Sie können die Drehung des Kopfes durch Anreden oder Zeigen von Spielzeug unterstützen.

Wirkung: Entwickelt die Arm- und Schultermuskulatur, verbreitert den Brustkorb, vertieft die Atmung und wirkt als natürliche Massage der Bauchmuskeln und -organe.

Die Bauchstellung regt das Kind zur aktiven Tätigkeit an. Sie wirkt positiv auf die zukünftige, richtige Körperhaltung durch Stärkung der Rücken- und Nackenmuskulatur.

Das Kind erkennt in dieser Haltung viele neue Dinge.

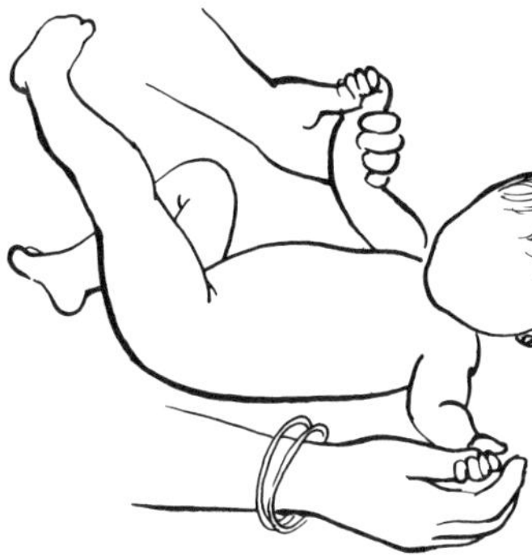

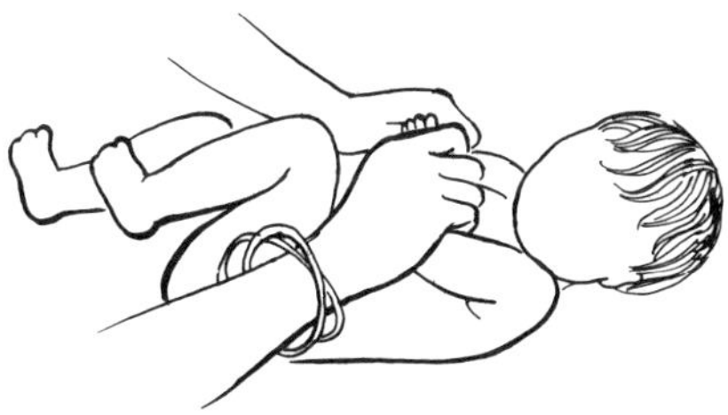

3. Übung

Fassen Sie die Hände des Kindes und strecken Sie seine Arme langsam seitwärts, bis das Kind tief einatmet. Während der Ausatmung kreuzen Sie beide Arme des Babys über dem Brustkorb, abwechselnd mit dem linken und dem rechten Arm oben. Wiederholen Sie diese Übung langsam und locker im Atemrhythmus des Kindes.

Wirkung: Vertieft die Atmung. Entwickelt die Muskulatur des Brustkorbes und die Schultermuskulatur.

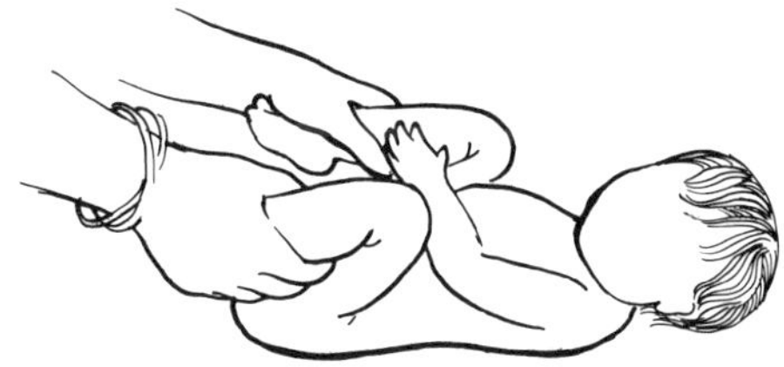

4. Übung

Fassen Sie die Füße des Kindes und drücken Sie seine Beine zum Bauch. Bei der Einatmung werden die Beine wieder gestreckt. Machen Sie diese Bewegung im Atemrhythmus des Kindes weiter, bis es die Übung von selbst durchführt.

Wirkung: Kräftigt die Muskulatur der Beine sowie die Hüft- und Kniegelenke. Vertieft die Atmung.

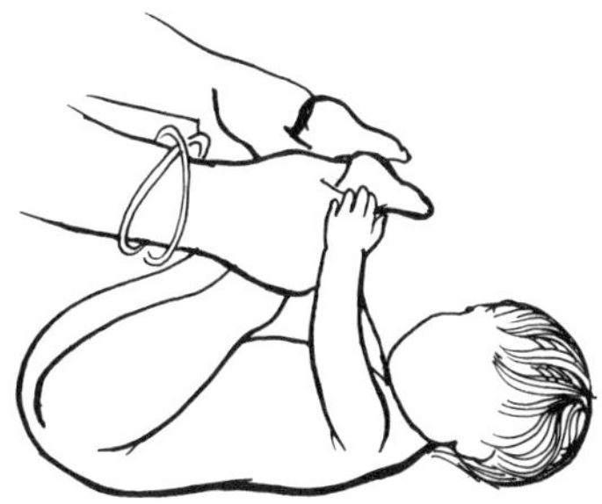

5. Übung

Fassen Sie die Beine des Kindes an den Knöcheln, heben Sie sie gestreckt hoch. Beugen und strecken Sie nun langsam seine Knie. Beschleunigen Sie die Bewegung nach und nach. Drücken Sie beim Beugen die Oberschenkel etwas an den Bauch an, so daß die Bauchdecke und alle inneren Organe der Bauchhöhle massiert werden.

Wirkung: Festigt Gelenke und Muskulatur der Beine und fördert die Verdauung.

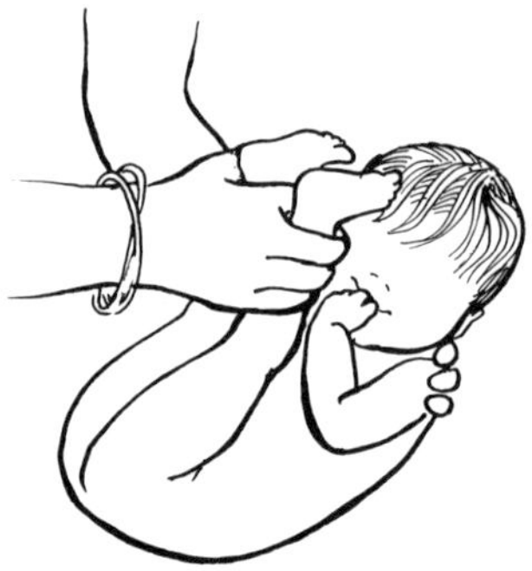

6. Übung: Der kleine Pflug

Halten Sie mit einer Hand sanft, aber sicher die Waden des Babys. Die andere Hand stützt Nacken und Kopf. Ziehen Sie die gestreckten Beine zum Bauch und heben Sie zugleich den Rumpf an. Halten Sie diese Stellung einen Moment und legen Sie dann das Kind wieder flach auf den Rücken. Achten Sie darauf, daß die Bewegung in den Hüften nicht gewaltsam durchgeführt wird.

Wirkung: Leichte Massage der inneren Organe in der Bauchhöhle. Zusammen mit einer leichten Massage des Bauches im Uhrzeigersinn lindert diese Übung Blähungen.

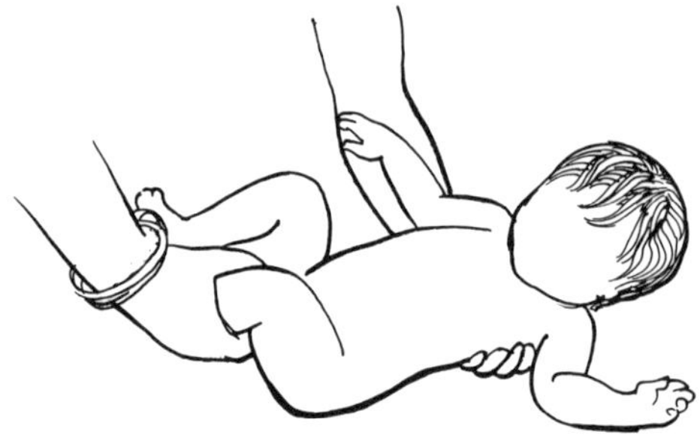

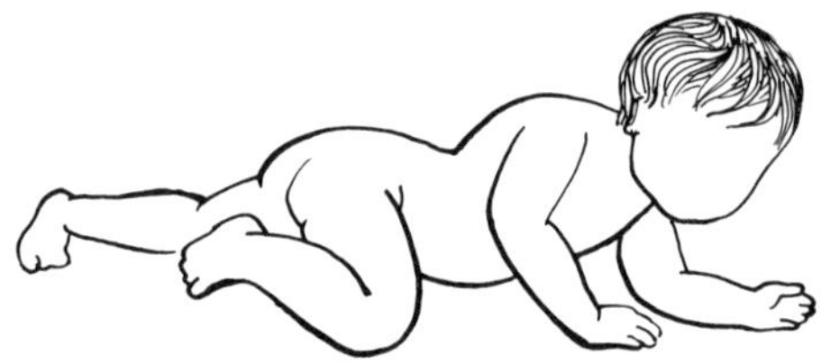

7. Übung: Die Drehung

Im 5. bis 6. Monat können Sie das Kind beim Erlernen der Körperdrehung auf die Seite und auf den Bauch unterstützen.

Beginnen Sie in der Rückenlage. Fassen Sie die Beine des Kindes, indem Sie eine Hand unter die Fersen des Kindes legen und mit Daumen und Zeigefinger den rechten Fußrist umfassen.

Legen Sie nun die andere Hand unter die linke Schulter des Babys und rollen Sie das Kind nach links auf die Seite, so daß es mit der linken Hüfte auf Ihrem Unterarm zu liegen kommt, den Sie ca. 10 cm hochheben.

Halten Sie das Kind in dieser Stellung ungefähr 3 Sekunden und führen Sie es dann wieder zur Rückenlage zurück.

Sobald das Kind diese Übung gut beherrscht und seinen Kopf aufrecht halten kann, können Sie die Drehung bis zum Bauch weiterführen. Das Kind liegt dann mit dem Bauch auf Ihrem Arm. Es hebt von selbst den Kopf hoch und biegt den Rücken zurück.

Wirkung: Stärkt die Rücken-, Brustkorb- und schräge Bauchmuskulatur.

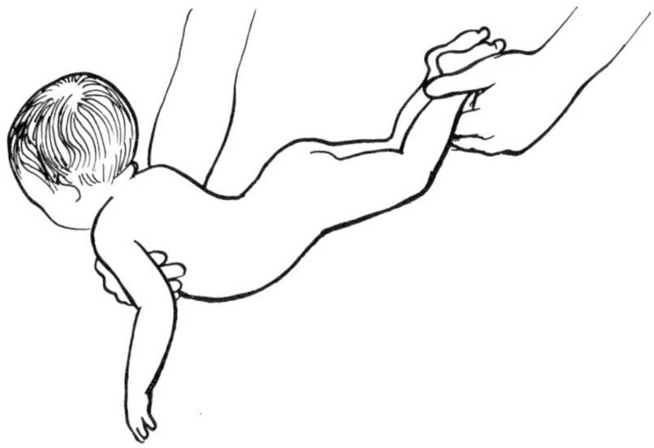

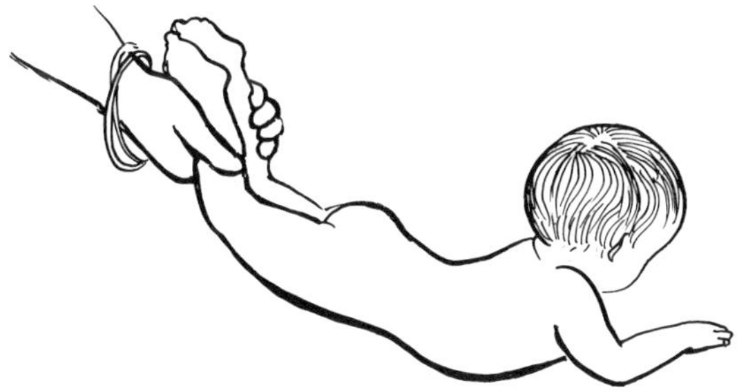

8. Übung: Schwimmstellung

Legen Sie das Kind auf den Bauch und nehmen Sie es mit der linken Hand fest bei den Füßen und halten Sie die Finger zwischen seine Knöchel, damit Sie dem Kind nicht weh tun. Die rechte Hand schieben Sie unter den Brustkorb und heben das Kind über dem Tisch hoch, wie es die Abbildung zeigt.

Wenn das Kind versucht sich aufzurichten, lassen Sie es gewähren. Achten Sie nur darauf, daß es Ihnen nicht mit einer plötzlichen Bewegung aus den Händen gleitet.

Wirkung: Stärkt die Rücken- und Brustmuskulatur, dehnt den Brustkorb, beugt gegen Hängeschultern und Rundrücken vor, steigert die Lungenkapazität.

9. Übung: Die kleine Heuschrecke

Das Kind liegt auf dem Bauch, die Arme sind nach vorne gestreckt. Fassen Sie wie bei den vorigen Übungen die Füße und heben Sie sanft die Beine des Kindes hoch. Der Rumpf soll sich dabei besonders im Lendenbereich strecken.

Wirkung: Kräftigt die langen Rückenmuskeln und stärkt die Armmuskeln.

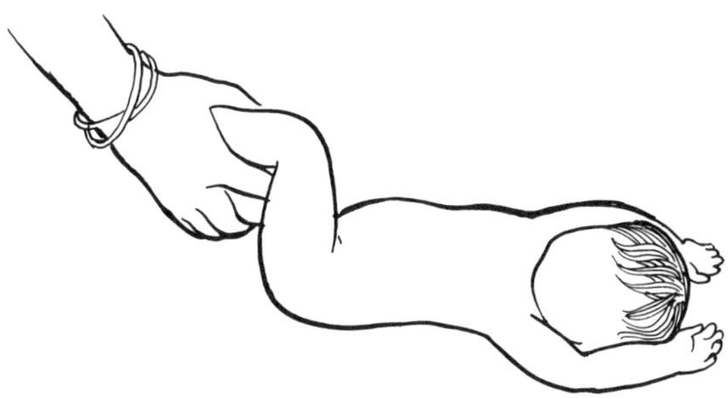

10. Übung: Der kleine Fisch

Legen Sie das Kind auf den Rücken und fassen Sie, wie bei der vorigen Übung, die Füße des Kindes. Schieben Sie die andere Hand unter seinen Rücken und heben Sie es leicht an, bis es sich im Rumpf rückwärts beugt. Kopf und Schultern bleiben auf dem Tisch liegen.

Wirkung: Dehnt den Brustkorb, vertieft die Brustatmung, erhöht die Lungenkapazität und die Elastizität der Wirbelsäule. Stärkt die Rükkenmuskulatur.

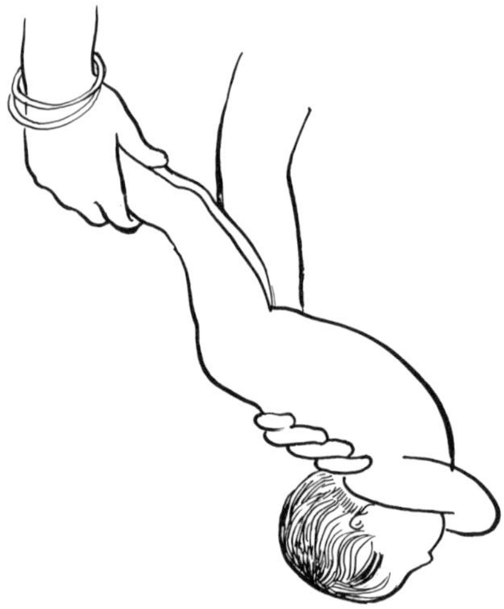

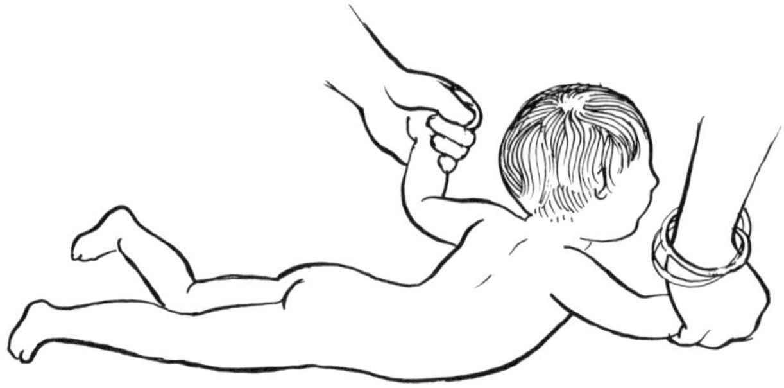

11. Übung: Die kleine Brücke

Fassen Sie mit einer Hand die Füße des Kindes und halten Sie die Finger zwischen seinen Knöchel, damit Sie dem Kind nicht weh tun. Mit der anderen Hand stützen Sie Rücken und Nacken des Kindes und heben den Rumpf an, bis sich das Kind nur mehr auf den Hinterkopf stützt und seine Stellung wie eine Brücke aussieht.

Wirkung: Wie bei der vorhergehenden Übung.

Wichtig: Rücken und Nacken müssen unbedingt gestützt werden! Der Kopf des Kindes darf sich nicht zu sehr nach hinten biegen!

12. Übung: Vorbereitung zur Kobra

Legen Sie das Kind auf den Bauch, fassen Sie seine Hände und strecken Sie seine Arme leicht seitwärts. Heben Sie nun sehr vorsichtig den oberen Teil des Oberkörpers hoch, bis sich auf dem Rücken der Trapezmuskel deutlich abzeichnet. Anfänglich sieht er wie ein Dreieck aus, aber schon nach 8 Wochen regelmäßiger Übung, gewinnt er seine richtige Trapezform.

Wirkung: Stärkt Rückenmuskulatur, Brustmuskel und Schultergelenke. Weitet den Brustkorb und unterstützt seine richtige Formung. Wirkt vorbeugend gegen Rundrücken und erhöht die Kapazität der Lungen.

Vorsicht bei Kindern mit größerem Körpergewicht, damit es nicht zu einer Verrenkung der Schultergelenke kommt!

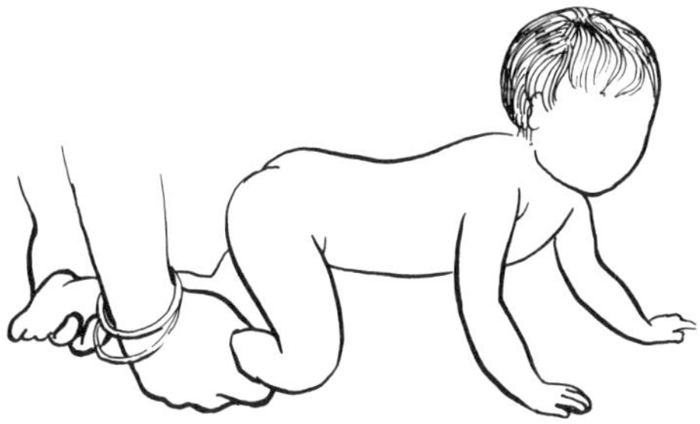

13. Übung: Das Lämmchen

Legen Sie das Kind auf den Bauch und lassen Sie es sich selbst auf Knie und Händen erheben. Halten Sie es vorsichtig an den Waden, lassen Sie es sich aber sonst frei bewegen, aufrichten, beugen und strecken. Achten Sie nur darauf, daß es nicht umfällt.

Die meisten Kinder lieben diese Übung sehr.

Wirkung: Wirksam für den ganzen Organismus und insbesonders für die Rückenmuskelgruppen.

Führen Sie nach dieser Übung die Gegenstellung mit Übung 14 durch:

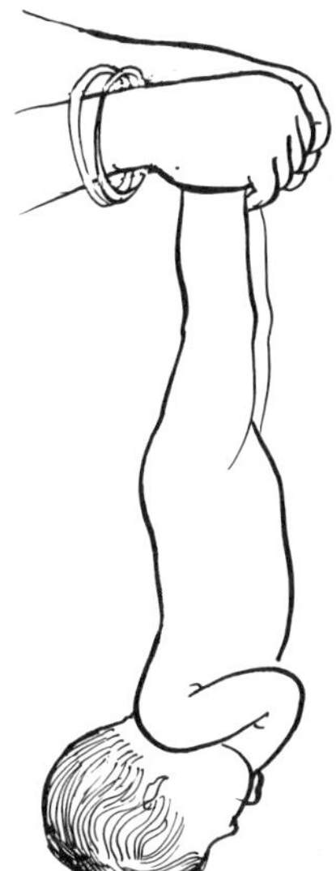

14. Übung

Fassen Sie die Beine des Kindes an den Fußgelenken, so daß die Füße beisammen bleiben. Heben Sie nun ganz langsam das Kind hoch, bis Kopf und Arme ganz locker hängen.

Die umgekehrte Stellung ist für das Kind zunächst etwas ungewöhnlich. Üben Sie sie deshalb sehr langsam und behutsam ein. Verlängern Sie die Dauer der Übung vorsichtig nach und nach.

Das Kind wird versuchen, in dieser Stellung den Kopf zu heben und wird sich soweit es kann, nach allen Seiten drehen. Dabei werden sehr viele Muskeln betätigt.

Diese Übung hat eine ausgezeichnete Wirkung und Sie brauchen keinerlei ungünstige Folgen zu befürchten.

Kinder ab etwa 6 Monaten lieben diese Übung meist sehr.

Wirkung: Trainiert die gesamte Körpermuskulatur durch. Durchblutet den Kopf und alle Sinnesorgane im Kopf.

III

Übungen für das Vorschulalter

1. Hinweise für das Üben mit Kindern im Vorschulalter

Kinder im Vorschulalter (also von etwa 2 bis 6 Jahren) sind meist sehr lebhaft und unruhig und nicht imstande, sich längere Zeit auf eine Tätigkeit zu konzentrieren. Man muß also versuchen, ihre Aufmerksamkeit durch spielerische Gestaltung der Übung zu fesseln.

Die Übungen, die sich für dieses Alter eignen, sind mit Tier-, Pflanzen- oder Spielzeugnamen benannt, die die Phantasie des Kindes und auch die des Lehrers anregen sollen. Sprechen Sie mit den Kindern z. B. über die verschiedenen Tiere und motivieren Sie sie, durch die Übung die Tiere zu imitieren und so auch besser zu verstehen.

Eine andere Möglichkeit ist, den Kindern Märchen zu erzählen und den Inhalt mit Bewegungen auszudrücken. Dies fesselt die meisten Kinder sehr. Sie leben sich so in ihre Rolle hinein, daß sie weitaus länger zu üben imstande sind als man glaubt.

Üben Sie anfangs nicht mehr als 5 Minuten mit Ihrem Kind und verlängern Sie die Übungszeit allmählich, je nach dem Interesse und der Ausdauer des Kindes.

Beim Üben mit Kindern in diesem Alter muß man berücksichtigen, daß die Gelenke noch wachsen und sich formen, ebenso wie der gesamte Organismus des Kindes. Durch die Übungen soll eine Festigung und Kräftigung der Muskeln erzielt werden. Deshalb sind Übungen, die den ganzen Körper einbeziehen, besonders gut geeignet. Das Kind soll sich natürlich bewegen und fließend von einer Stellung zur anderen übergehen, um die Gelenkbänder nicht zu verletzen oder zu überdehnen.

Zur Beachtung

Die Stellungen sollen nicht zu lange angehalten werden.

Keine Übungen durchführen, die einzelne Gelenke stark beanspruchen.

Keine Übungen durchführen, die einen größeren Kraftaufwand benötigen.

Keine Liegestütze, breite Grätschstellungen und starke Rückbeugen durchführen.

Keine Übungen durchführen, die mit Gehen oder Stehen auf den inneren oder äußeren Fußkanten verbunden sind.

Das Kind soll nicht üben, wenn es krank ist und Fieber oder Entzündungen hat.

Die Übungen des folgenden Abschnitts sind nicht nur für Vorschulkinder geeignet, sondern bilden auch für größere Kinder eine wertvolle Ergänzung und Auflockerung des Übungsprogramms.

Besonders die als »Spiele« getarnten Übungen mit Namen von Tieren, Pflanzen und Spielsachen sowie die Entspannungs- und Übungsmärchen werden von den Kindern aller Altersstufen sehr geliebt. Sie sind die idealen Vorübungen zu den echten Yoga-Asanas, zu denen das Kind auf diese Weise spielerisch hingeführt wird.

Bei den Entspannungs- und Übungsmärchen wird die Phantasie und Vorstellungskraft der Kinder – und der Eltern oder Lehrer – angeregt. Lassen Sie sich davon inspirieren und erfinden Sie selbst oder zusammen mit Ihren Kindern neue Märchen und bauen Sie andere lehrreiche und beliebte Geschichten ein.

2. Übungen zur Entfaltung der Bewegung und Geschicklichkeit

Kriechen

Alle Arten des Kriechens auf allen vieren sind vorzügliche Übungen für das Kleinkind, die in natürlicher Weise die Muskulatur des ganzen Körpers beanspruchen, das Kind auf den aufrechten Stand vorbereiten und die richtige sowie eine gleichmäßige Entwicklung aller Teile des Körpers positiv beeinflussen. Es sollte aber darauf geachtet werden, daß die Kinder beim Kriechen die Wirbelsäule nicht zu stark beugen.

Übungsbeispiele:

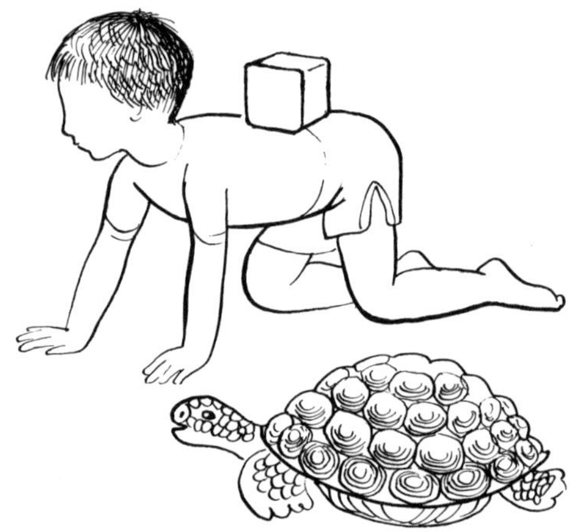

Der Käfer

Sie singen ein Kindersprüchlein:

»Es kriecht, es kriecht ein Käfer,
der Wind hat ihn verblasen.
Der Wind hat ihn geschüttelt
und tüchtig durchgerüttelt.
Helft, Kinder, helft –
der Käfer liegt am Rücken!«

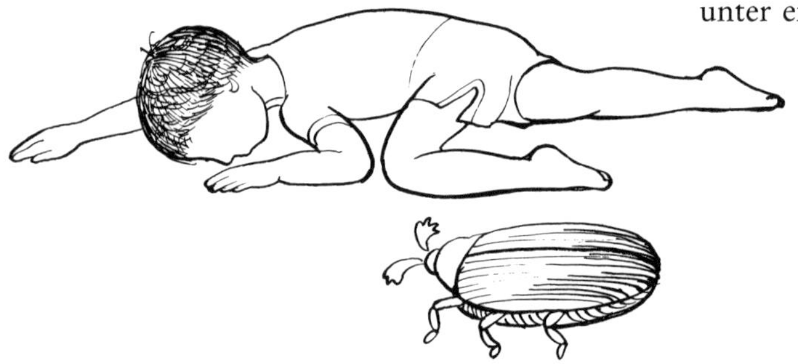

Die Kinder kriechen dabei auf allen vieren und bewegen sich so, als würden sie vom Wind hin und her geschüttelt, bis sie sich schließlich auf den Rücken rollen lassen und mit Armen und Beinen in der Luft strampeln.

Wiederholen Sie diese Übung 2- bis 3mal.

Die Schildkröte

Die Kinder kriechen auf allen vieren und tragen auf dem Rücken einen Spielwürfel (am besten aus Schaumgummi), der nicht herunterfallen darf.

Die Schildkröte kriecht ganz langsam, weil sie auf dem Rücken ihr ganzes Haus tragen muß.

Als Abwechslung und Geschicklichkeitsübung lassen Sie die Kinder über ein Hindernis (z. B. ein Polster oder Schemel) kriechen oder unter einer Schnur hindurchkriechen.

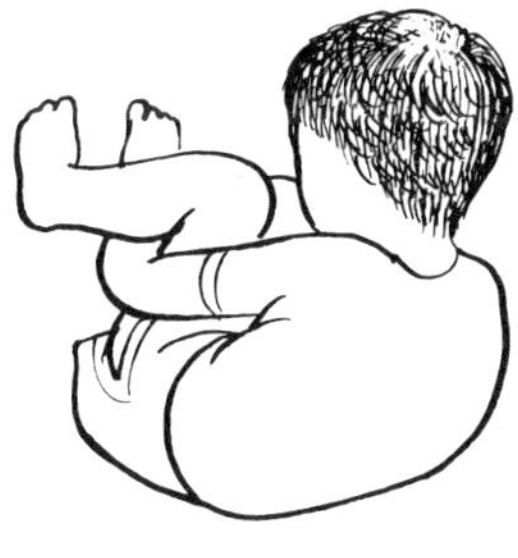

Rollen

Die Kinder liegen auf einer Übungsmatte oder -decke auf dem Rücken. Sie ziehen die Beine an und verschränken die Finger unter den Oberschenkeln. Dann heben Sie den Kopf und rollen nach vorne und rückwärts.

Anschließend, nach einigen Wiederholungen, rollen sie sich von links nach rechts und wieder zurück (ebenfalls 2- bis 3mal wiederholen).

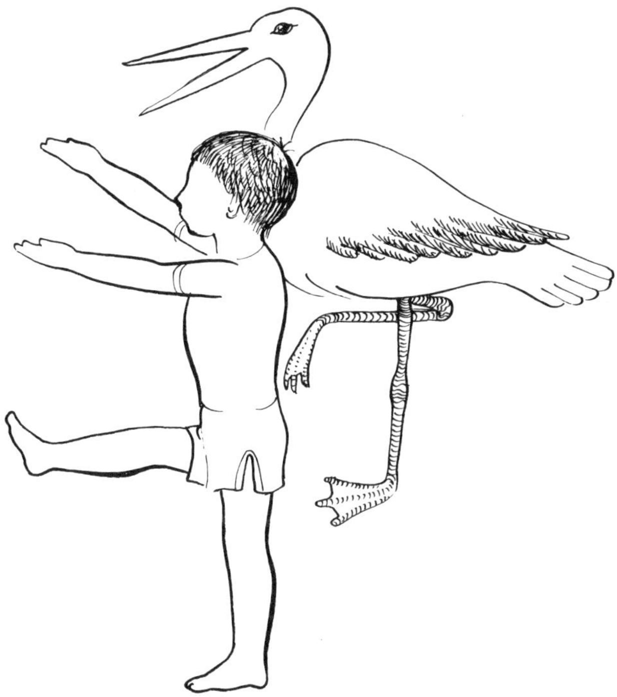

Gehübungen

Langsames Gehen – schnelles Gehen – Gehen mit einem Gegenstand in der Hand – mit einem Gegenstand auf dem Kopf, der nicht herunterfallen darf – Gehen mit großen und ganz kleinen Schritten – Gehen über Hindernisse – Gehen auf einer Schnur oder Linie – Gehen mit Klatschen der Hände – Gehen mit Stampfen der Füße (im Takt).

Storchengang

Sie zeigen den Kindern die Abbildung eines Storches und üben dann mit ihnen den Storchengang:

Abwechselnd das eine und das andere Knie nach vorne hochziehen, und dann das Bein gerade nach vorne strecken.

Mit den Armen den langen Storchenschnabel nachahmen.

Sie singen dabei:
»Klapp – klapp – klapp
So marschiert der Storch, Storch, Storch.«

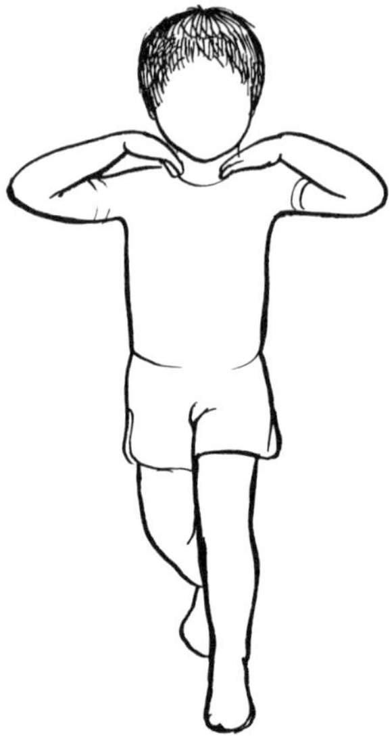

Vöglein

Die Kinder laufen im Kreis und schwingen die Arme wie Flügel. Die Arme können dabei gestreckt sein (großer Vogel, Adler oder Falke) oder sie legen die Hände auf die Schultern und flattern mit den Ellbogen auf und ab (kleiner Vogel, Spatz, Vogelkind).

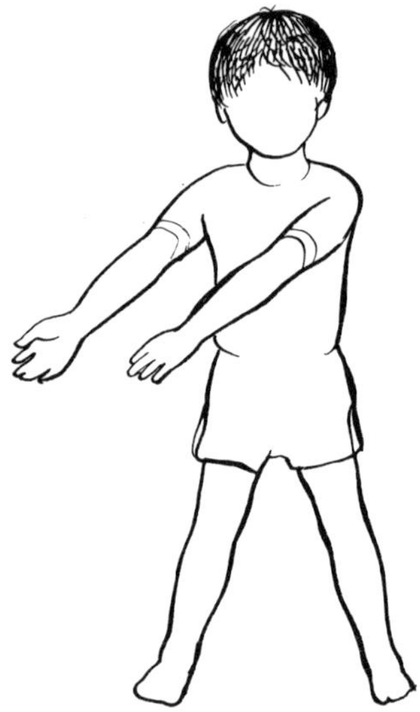

Schaukel

Die Kinder stehen mit leicht gegrätschten Beinen, strecken beide Arme nach rechts aus und führen sie in einem halbkreisförmigen Bogen nach links – so wie sich eine Schaukel bewegt.

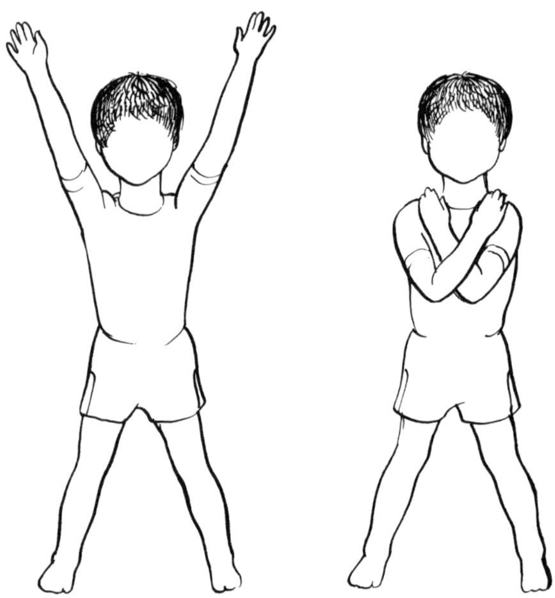

Uns ist warm – uns ist kalt

Stand mit leicht gegrätschten Beinen.

Uns ist warm: Die Arme hochstrecken und tief einatmen.

Uns ist kalt: Die Arme über der Brust kreuzen, die Hände liegen auf den Schultern und wie vor Kälte zittern.

3- bis 4mal wiederholen.

Wirkung: Stärkt die Brustmuskeln und die Muskeln zwischen den Schulterblättern. Vertieft die Atmung.

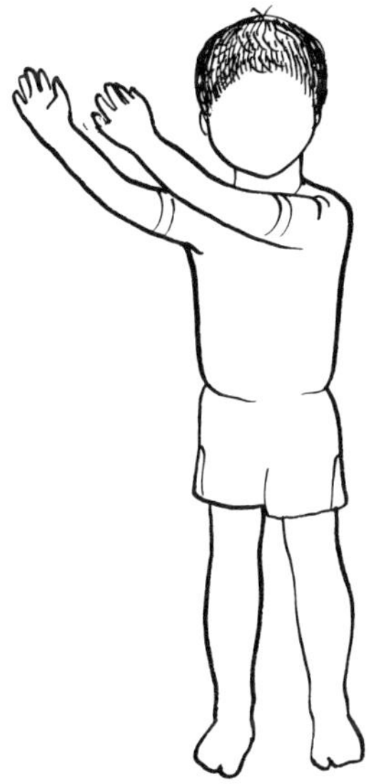

Es regnet

Die Kinder stehen aufrecht, heben die Arme und ahmen mit der Bewegung der Finger die Regentropfen nach. Dabei gehen sie langsam in die Hocke.

2- bis 3mal wiederholen.

Wirkung: Stärkt die Armmuskulatur und die kurzen Muskeln der Hände und Finger. Fördert die Fingergeschicklichkeit und Koordination. Die Hocke stärkt die Beinmuskeln.

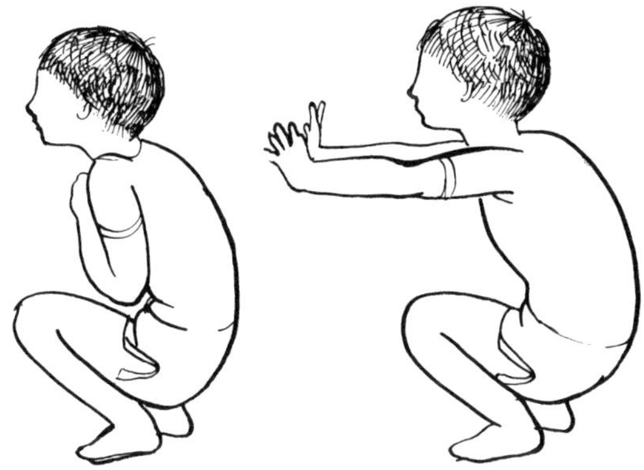

Finger verstecken und spreizen

Hockstellung. Die Kinder beugen die Ellbogen und ziehen die Arme zur Brust. Dabei ballen sie die Faust, so daß der Daumen in der Handfläche liegt – »Finger verstecken!«

Dann strecken sie Arme nach vorne und spreizen die Finger soweit es geht – »Zeigt alle Finger!«

Die Übung kann variiert werden, um das Kind zum Weitermachen anzuregen:

Arme hochstrecken: »Zeige die Finger der Sonne!«

Arme seitwärts strecken: »Zeige die Finger der Wand!«

»Verstecke den Daumen!« usw.

Klatschen

Im Stehen mit den Händen abwechselnd vor und hinter dem Körper klatschen. Dabei kann ein Kinderlied gesungen werden, damit die Kinder lernen, im Takt zu klatschen.

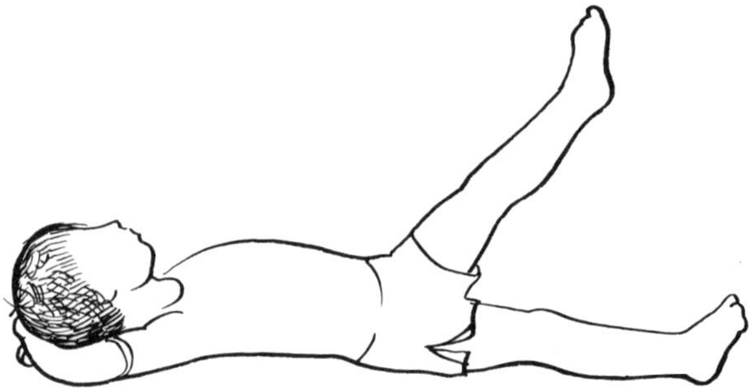

Zeige das Bein der Sonne

Die Kinder liegen auf dem Rücken und heben abwechselnd das eine und das andere Bein gestreckt hoch. Die Arme sind hinter dem Kopf gekreuzt.

Variation: Beim Hochheben des Beins unter dem Knie mit den Händen klatschen.

3- bis 4mal wiederholen.

Wirkung: Stärkt die Bein- und Bauchmuskeln und beeinflußt die Bewegungskoordination günstig.

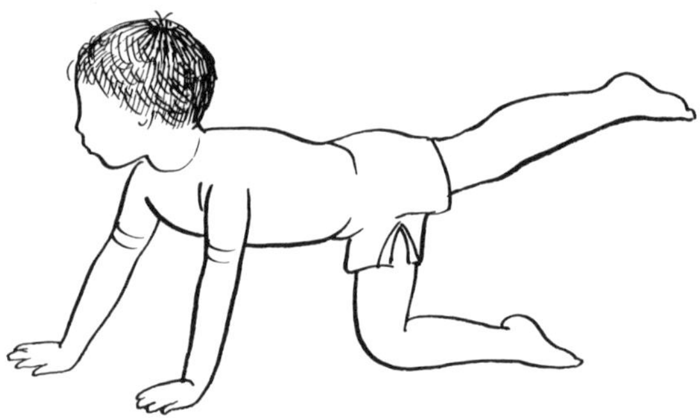

Das Pferdchen zeigt das Bein

Auf Knie und Hände stützen. Abwechselnd das eine und das andere Bein gerade nach hinten strecken.

3- bis 4mal wiederholen.

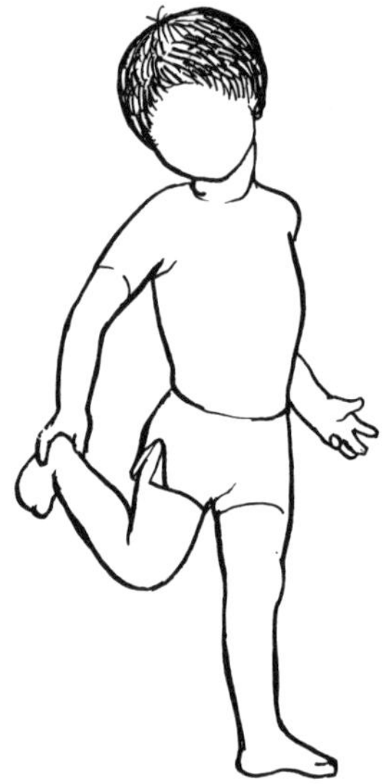

Halte die Ferse

Im Stand das rechte Knie nach hinten beugen und mit der rechten Hand die Ferse berühren. Dasselbe mit dem anderen Bein.

3- bis 4mal wiederholen.

Wirkung: Auf spielerische Art wird das Beugen und Strecken der Beine sowie die Koordinierung der Bewegungen und das Halten des Gleichgewichts eingeübt.

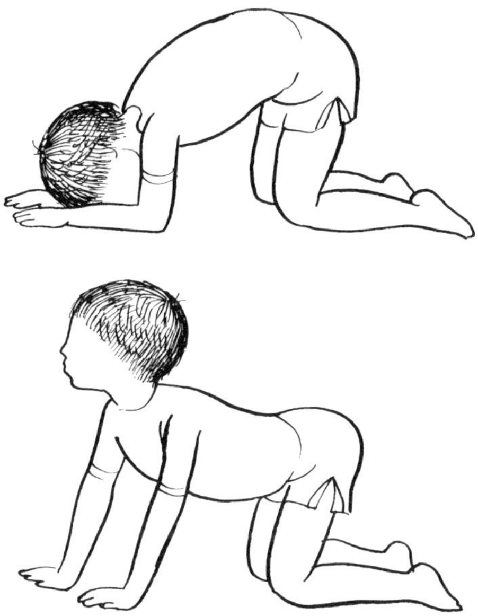

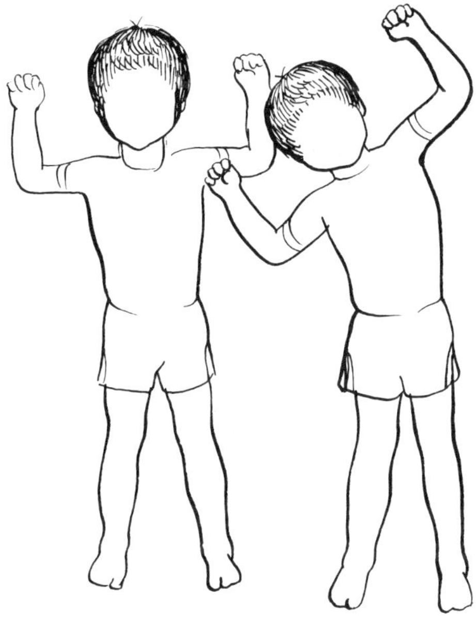

Das Kätzchen macht einen Buckel

Auf Knie und Unterarme stützen, die Stirn berührt den Boden; dabei einen »Katzenbukkel« machen.

Dann auf die gestreckten Arme stützen und den Rücken in die Gegenrichtung biegen: »Die Katze dehnt und streckt sich.«

3- bis 4mal wiederholen.

Wirkung: Aktiviert die Muskeln längs der Wirbelsäule und wirkt günstig auf die richtige Körperhaltung.

Das Tanzbärchen

Aufrecht stehen und mit den Händen Fäuste bilden.

Die Arme mit abgewinkelten Ellbogen heben, so daß die Oberarme waagrecht sind und die Unterarme im rechten Winkel dazu nach oben zeigen.

Beim Ausatmen den Oberkörper seitlich nach rechts beugen.

Einatmend wieder in die Mitte kommen, und ausatmend den Oberkörper nach links beugen.

3mal nach jeder Seite wiederholen.

Wirkung: Kräftigt und trainiert die Rückenmuskulatur, festigt die Arm- und Schultermuskeln.

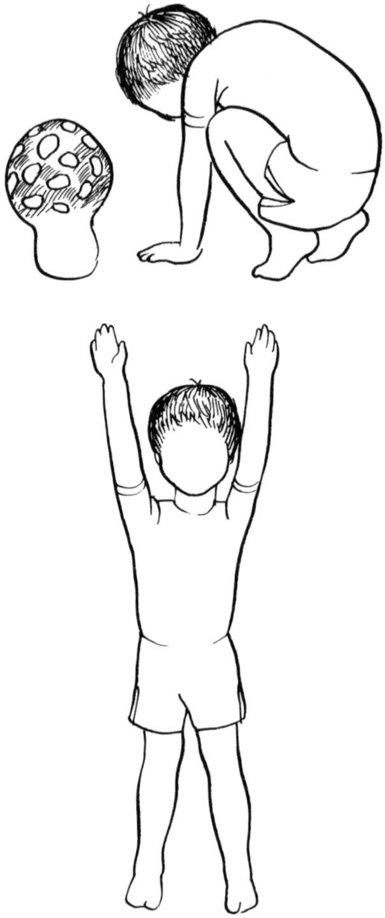

Kleiner Pilz und großer Baum

Abwechselnd in die Hocke gehen und sich aufrichten. Beim Aufrichten werden die Arme hochgestreckt.

3- bis 4mal wiederholen.

Wirkung: Stärkt die Bein- und Rumpfmuskulatur.

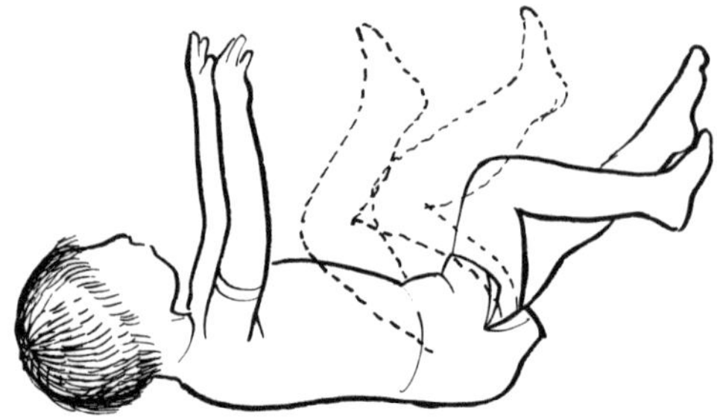

Radfahren

Auf dem Rücken liegend mit den Beinen Radfahrbewegungen machen. Zuerst langsam, dann immer schneller werdend, die Beine abwechselnd kreisen lassen.

5- bis 6mal wiederholen.

Wirkung: Für Kinder im 2. und 3. Lebensjahr besonders wirksam zum Erlernen der Bewegungskoordination.

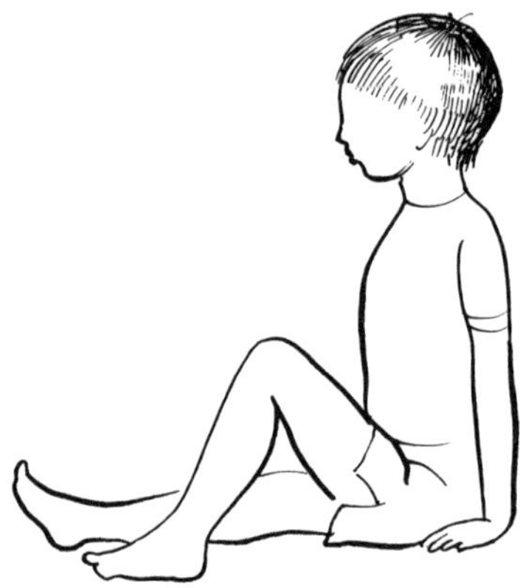

Beugen und Strecken der Beine

Mit ausgestreckten Beinen aufrecht sitzen. Abwechselnd das eine und das andere Bein beugen und wieder ausstrecken.

Die Übung kann auch mit leicht gegrätschten Beinen durchgeführt werden.

Mit jedem Bein 3- bis 4mal wiederholen.

Wirkung: Elastizität der Beinmuskeln.

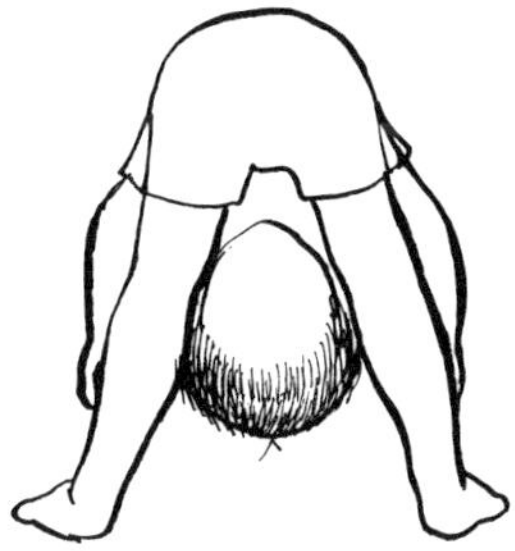

Fensterchen

Mit gegrätschten Beinen stehen, nach vorne beugen und die Hände auf die Knie stützen. Dabei schaut das Kind zwischen den Beinen durch nach hinten. Danach wieder aufrichten.

2- bis 3mal wiederholen.

Wirkung: Das abwechselnde Vorbeugen und Aufrichten stärkt die Rückenmuskulatur und übt das Gleichgewicht.

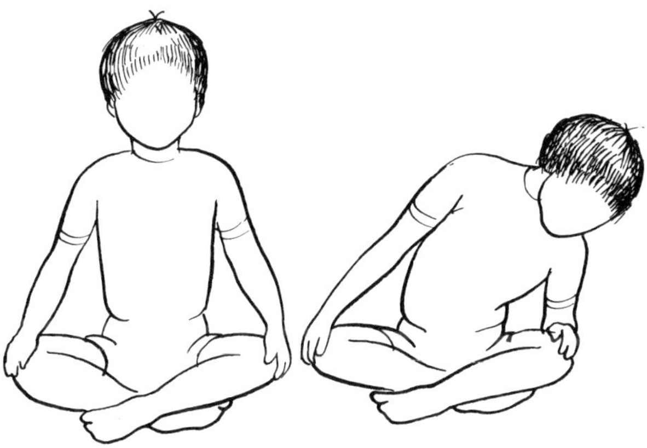

Der türkische Sitz

Sitz mit gekreuzten Beinen, die Hände liegen auf den Knien. Abwechselnd zum linken und zum rechten Knie beugen.

2mal je Seite üben.

Wirkung: Die Übung unterstützt einen geraden, aufrechten Sitz; fördert die Beweglichkeit der Hüftgelenke.

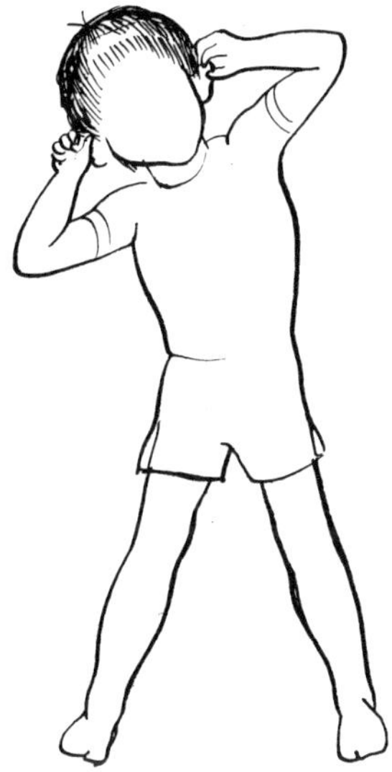

Die Ohren seitwärts ziehen

Mit gegrätschten Beinen stehen. Die Kinder halten ihre Ohrläppchen und beugen sich abwechselnd nach links und rechts.

2mal nach jeder Seite wiederholen.

(Darauf achten, daß es ein richtiges Seitwärtsbeugen ist.)

Übungen für die gesunde Entwicklung der Beine

Die gesunde Entwicklung der Beine können Sie durch Massage, passendes Schuhwerk, richtige Ernährung und durch Übung unterstützen. Kinder mit einer Neigung zu Übergewicht haben manchmal eine schlaffe Fußsohlenmuskulatur und neigen dadurch zu Plattfüßen.

Im Sommer barfuß im Gras üben, sonst in einem warmen Raum.

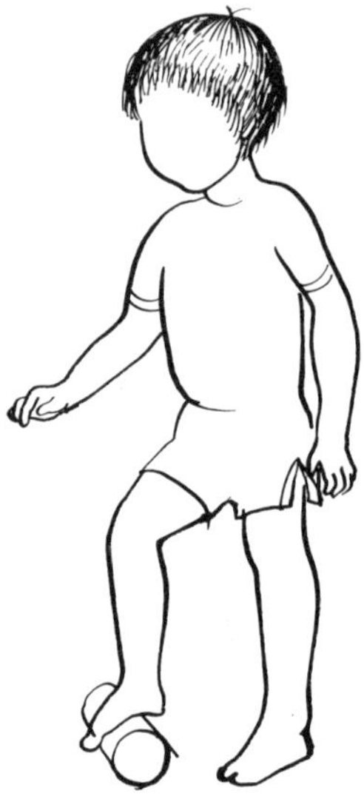

Rollen einer Walze

Die Kinder lernen im Stand mit dem Fuß eine Walze hin und her zu rollen.

Die Übung massiert die Fußsohlen und übt das Gleichgewicht.

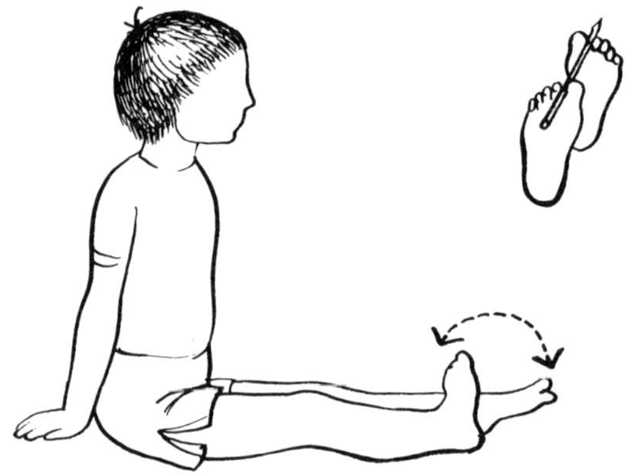

Übungen:

Auf den Zehenspitzen gehen.

Auf den Fersen gehen.

Im Sitzen: abwechselnd Zehen und Fersen vorstrecken.

Mit den Zehen verschiedene Gegenstände (Bleistift, Taschentuch, Kügelchen usw.) ergreifen und dem anderen Fuß übergeben.

Mit den Füßen klatschen (die Fußsohlen zueinanderwenden und das Klatschen mit den Händen nachahmen).

Im Liegen: Beine hochheben und wieder senken.

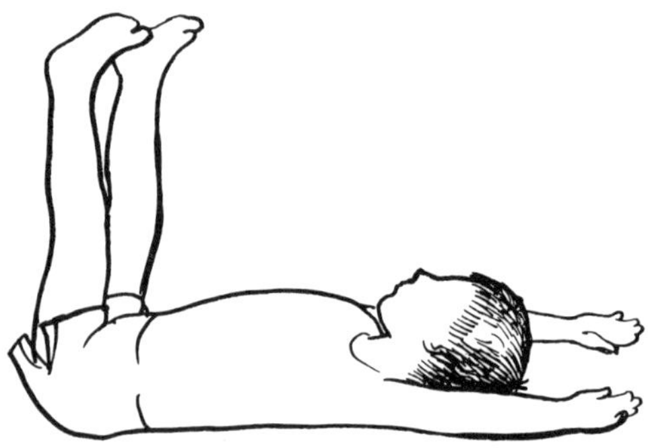

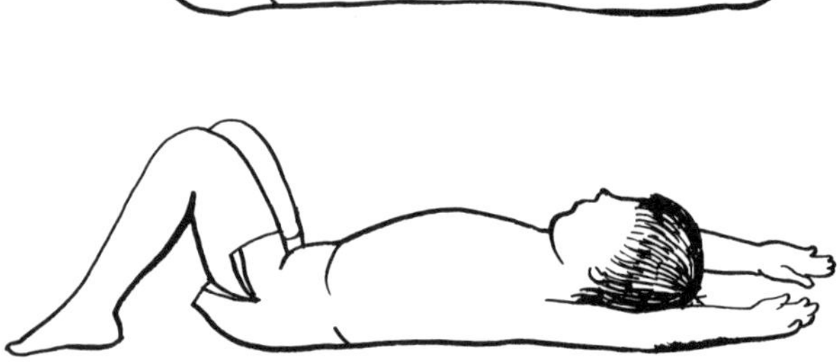

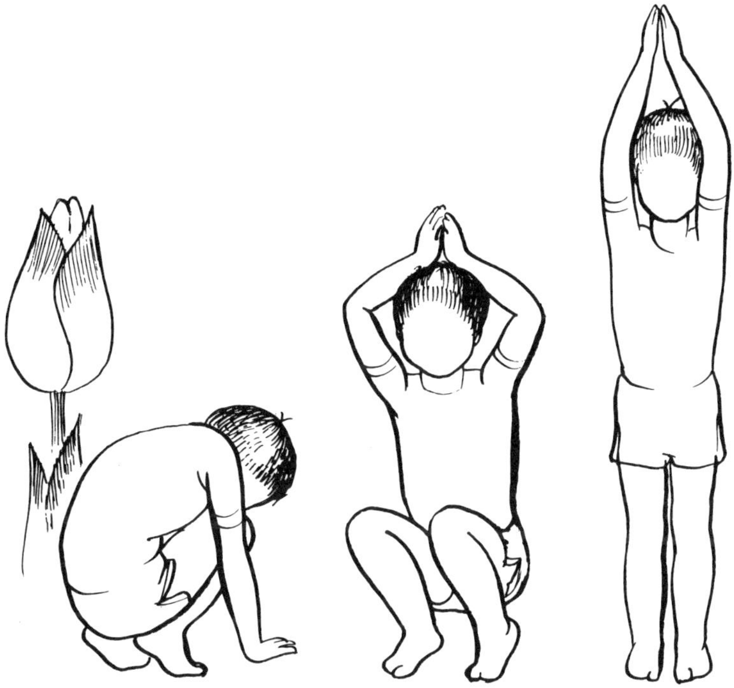

Wie wächst das Blümchen

Kinder, wißt ihr, wie ein Blümchen wächst?

Zuerst muß man den Samen in die Erde pflanzen. Der Same ist winzig klein – und doch wird aus ihm eine große, schöne Blume wachsen, die die Erde schmücken wird.

Hockstellung einnehmen, die Hände sind auf den Boden gestützt, der Kopf ist gebeugt und berührt die Knie.

Bald wächst ein kleiner Keim aus der Erde heraus. Wenn die Sonne scheint und der Gärtner ihn fleißig gießt, wächst und wächst das Blümchen zu einer Knospe heran.

Allmählich aus der Hocke aufrichten und langsam die Arme mit gefalteten Händen über den Kopf strecken.

Die Blume wächst immer höher und wird schließlich eine große, schöne Pflanze.

Aufrecht mit geschlossenen Beinen stehen. Die Hände sind über dem Kopf gefaltet, die Arme werden so hoch als möglich nach oben gedehnt und gestreckt.

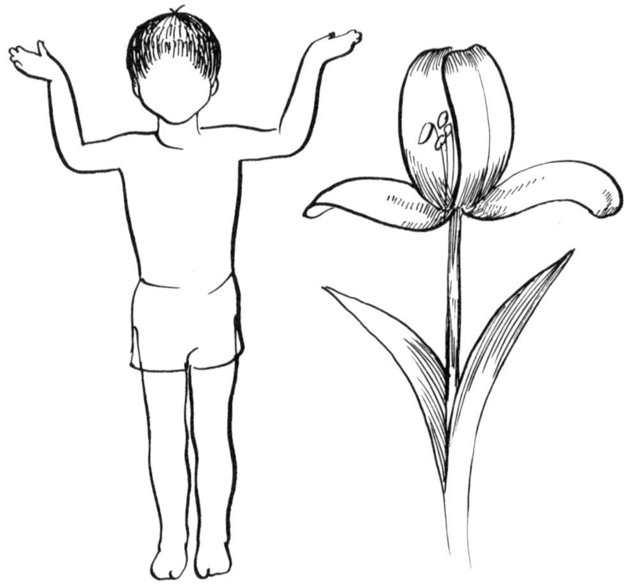

Dann endlich öffnen sich die Blütenblätter und die Blume wendet sich nun voll der Sonne zu.

Die Arme öffnen und die Ellbogen abwinkeln, so daß die Oberarme waagrecht und die Unterarme senkrecht sind, die Handflächen zeigen nach oben – Arme und Hände bilden so die Blüte einer Glockenblume nach.

Wirkung: Übt und kräftigt die Muskeln des ganzen Körpers, besonders die Muskeln der Arme, des Rückens und Rumpfes.

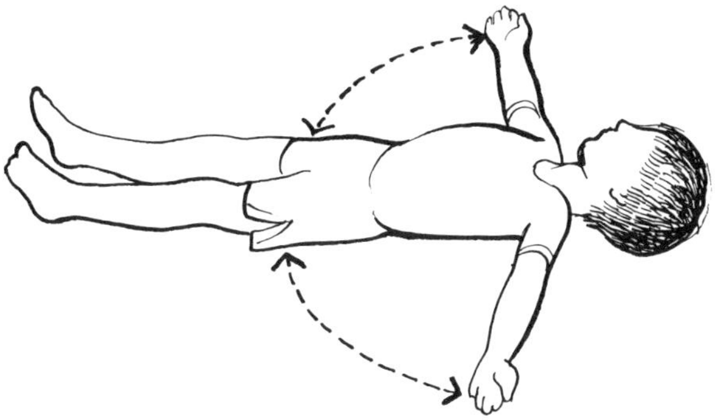

Atmen im Liegen

Die Kinder liegen auf dem Rücken und atmen langsam durch die Nase ein. Zugleich strecken sie die Arme seitwärts (die Arme bleiben dabei auf dem Boden), bis sie rechtwinklig zum Körper liegen (Viertelkreis).

Beim Ausatmen (wieder durch die Nase) bewegen sie die Arme wieder langsam zurück neben den Körper.

In der Anleitung zu dieser Atemübung sollen die Kinder zu einer ganz bewußten Atmung geführt werden.

4- bis 5mal wiederholen.

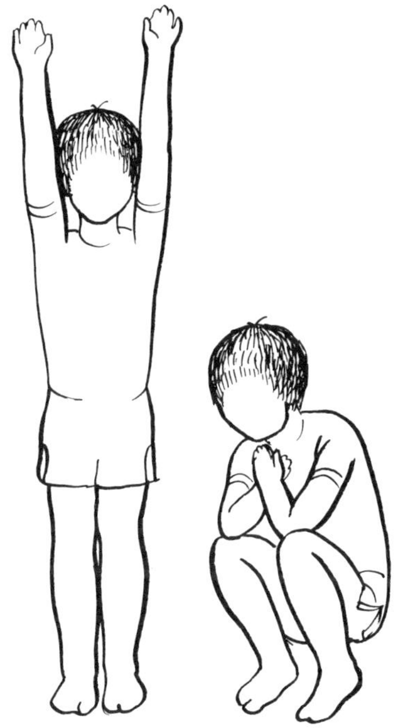

Einatmung in Richtung Sonne

Aufrechter Stand. Die Kinder strecken die Arme hoch und atmen durch die Nase ein.

Beim Ausatmen gehen sie in die Hocke und ziehen die Hände zur Brust.

Das Aufwärtsstrecken erweitert den Brustkorb; beim Ausatmen lockern und entspannen sich alle Atemmuskeln (die Brust- und Rückenmuskeln sowie das Zwerchfell). Durch das Niederhocken wird die Ausatmung vertieft und die Zusammenziehung des Brustkorbes verstärkt.

4- bis 5mal wiederholen.

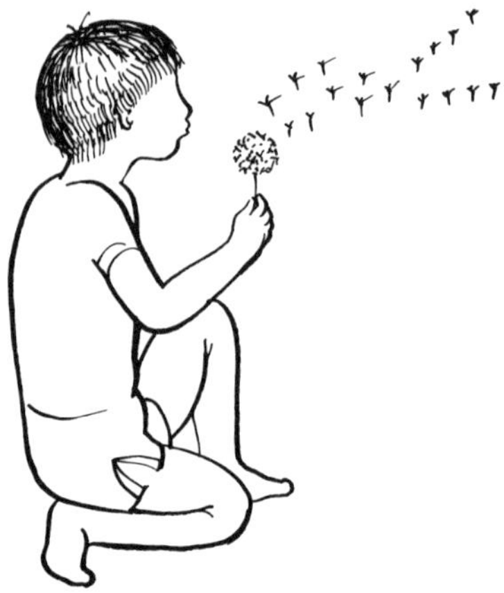

Vertiefte Atmung

Die vertiefte Atmung üben Sie entweder mit einer Vorstellung (die heiße Suppe oder den Brei blasen)

oder indem Sie die Kinder durch einen (dickeren) Strohhalm ins Wasser blasen lassen

oder, bei der Übung in einer Wiese, durch Löwenzahnpusten o. ä. (Achtung: nicht mit asthmatischen oder allergischen Kindern durchführen!)

Wirkung: Stärkt das ganze Atemsystem und verlängert die Ausatmung.

3. Übungen mit Märchen

Märchen aus dem fernen Indien

In einem fernen Land, in Indien, lebte ein Geschäftsmann. Jeden Tag ging er in der Früh bei Sonnenaufgang auf den Markt, um seine Waren feilzubieten.

Sonnenübung: Einatmen und die Arme in einem weiten Kreis über den Kopf strecken und beim Ausatmen wieder zum Körper führen.

2- bis 3mal wiederholen.

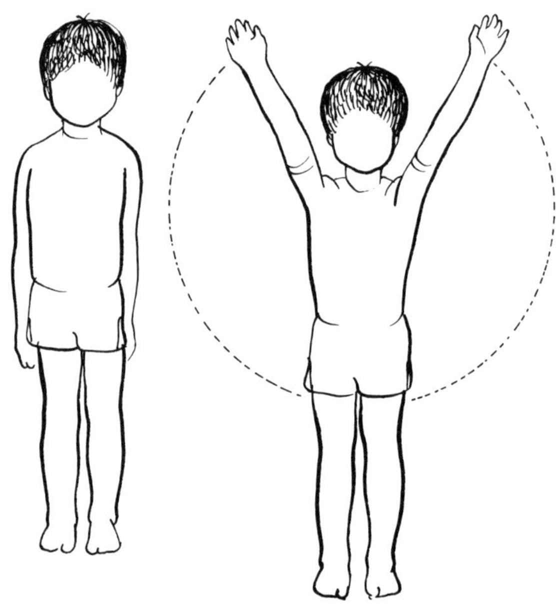

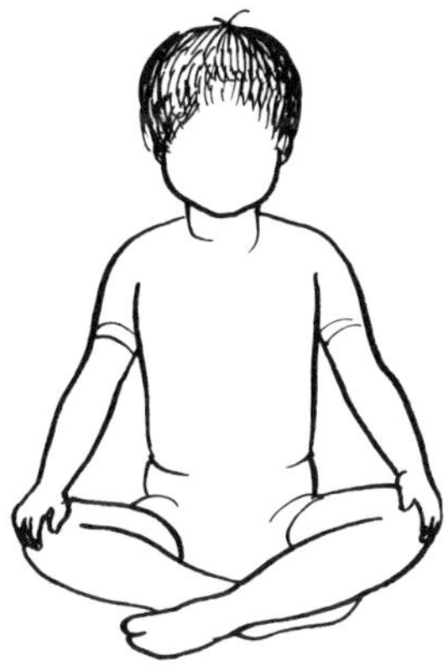

Der Kaufmann setzte sich auf dem Marktplatz mit gekreuzten Beinen auf den Boden, so wie es in Indien Sitte ist, und legte seine Ware aus.

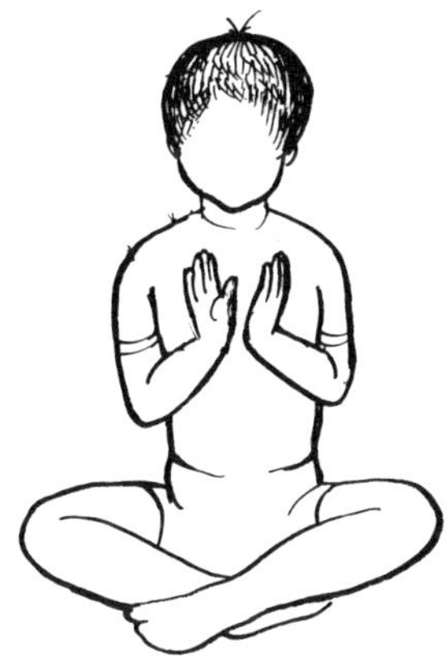

Wenn es ihm gelang, etwas zu verkaufen, klatschte er voll Freude in die Hände.

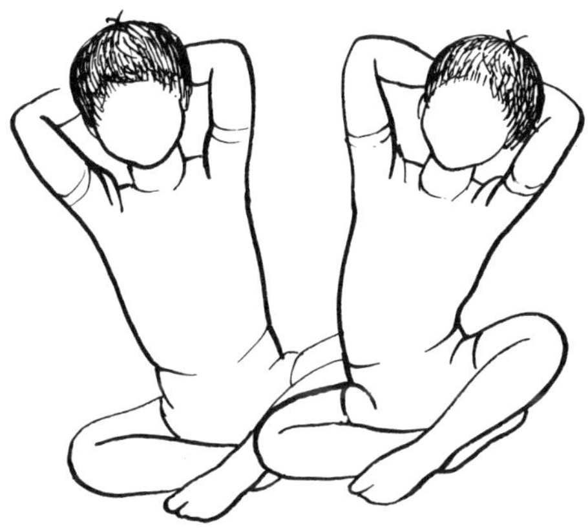

Dann wartete er auf Kunden. Die Sonne brannte sehr heiß, und er schaukelte im Sitzen von einer Seite auf die andere.

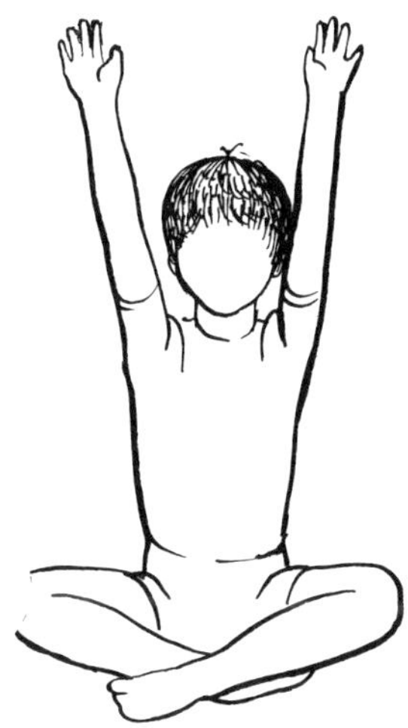

Ab und zu, wenn ihn vom langen Sitzen der Rücken schmerzte, reckte er sich und streckte er sich so hoch wie möglich und atmete dabei tief ein und aus.

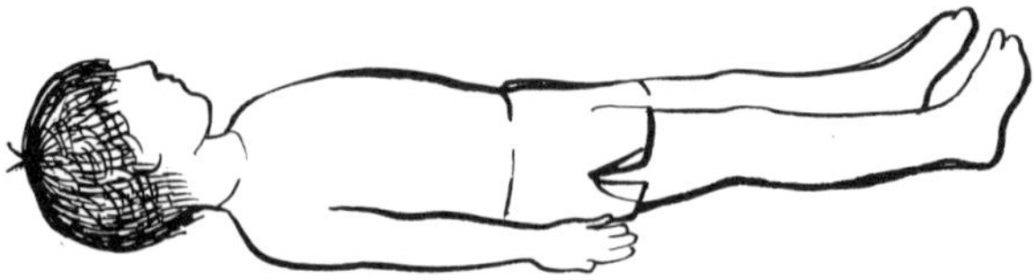

Als die Sonne schon hoch am Himmel stand und große Hitze herrschte, legte sich der Kaufmann in den Schatten eines Baumes, um sich auszuruhen.

Entspannung in der Rückenlage.

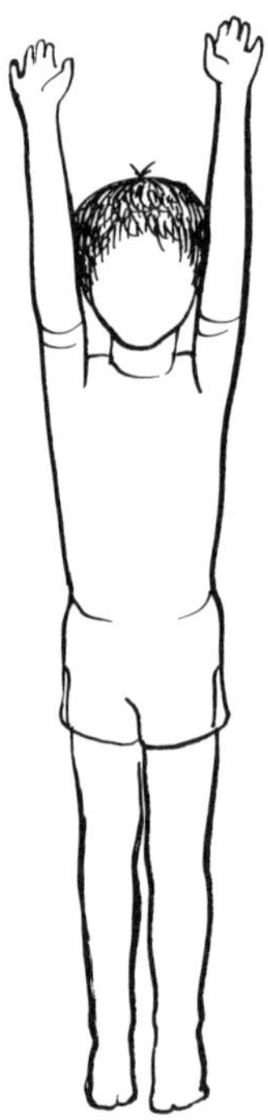

Als er sich ausgeruht hatte, wollte er sich gerne erfrischen, weil er in der großen Hitze durstig geworden war. Auf dem Baum, unter dem er gelegen hatte, hingen viele, viele Orangen, und er mußte nur die Arme ausstrecken, um sich ein paar abzupflücken.

Auf den Zehenspitzen stehend die Arme abwechselnd über den Kopf strecken.

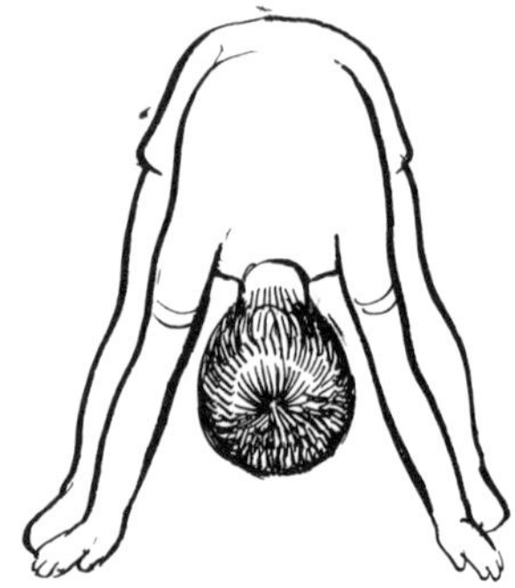

Auf dem Baum daneben wuchsen Bananen. Einige, die schon ganz reif waren, waren auf den Boden gefallen, und der Kaufmann war nicht faul und sammelte alle in einen Korb, um sie abends seinen Kindern nach Hause zu bringen.

Mit gestreckten und leicht gegrätschten Beinen die Hände zum Boden bringen und die Handflächen neben die Füße legen. Dabei kleine Schritte vorwärts und rückwärts machen.

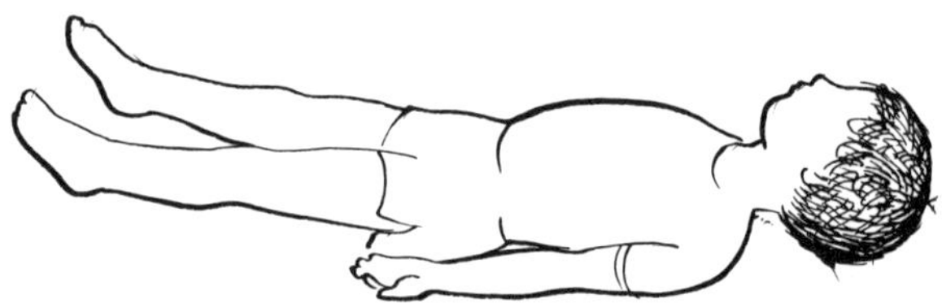

Zuletzt war der Kaufmann von all der Anstrengung wirklich müde, so daß er sich ausruhen mußte.

Entspannung in der Rückenlage.

Wie die Sonne aufstand

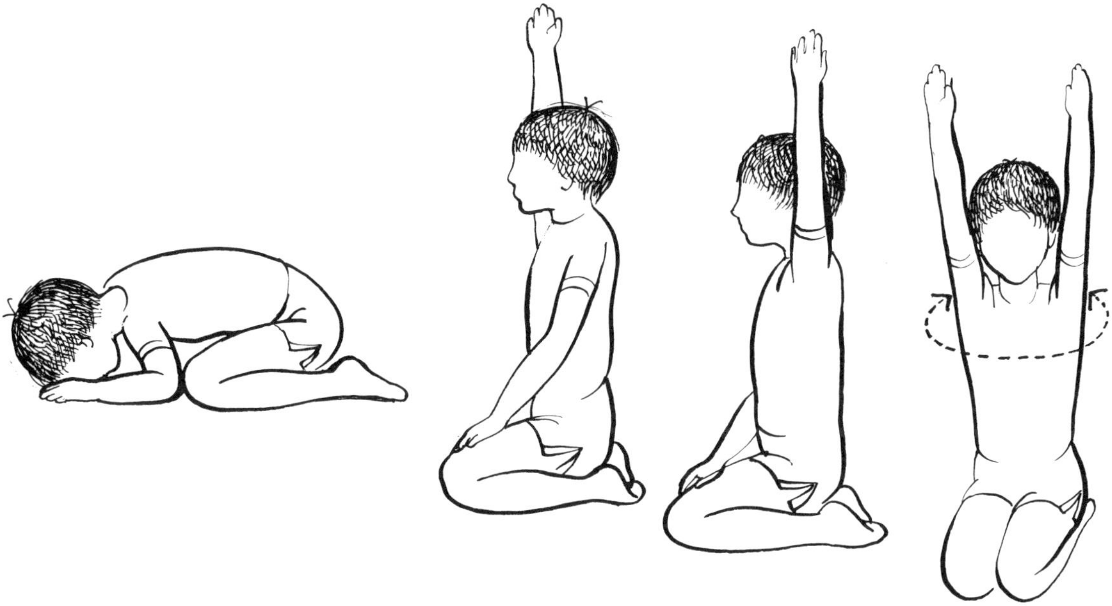

Die Sonne ruhte die ganze Nacht in ihrem Schlupfwinkel hinter den Bergen, und sie fühlte sich dort sehr sehr wohl.

Fersensitz. Die Stirn berührt den Boden.

Doch schließlich kam der Morgen, und, ob sie wollte oder nicht, die Sonne mußte aufstehen, um ihre Pflicht zu tun und alle Schläfer zu wecken.

Sie wollte aber gar nicht gerne aufstehen, und so schickte sie erst einen Strahl zur Erde hinaus und dann einen zweiten.

Den Oberkörper aufrichten.

Mit der Einatmung zuerst den rechten, dann den linken Arm und dann beide Arme hochstrecken.

Beim Strecken den Oberkörper möglichst hoch recken und den Rumpf nach links und rechts drehen.

Beim Ausatmen die Arme wieder senken und auf die Knie legen.

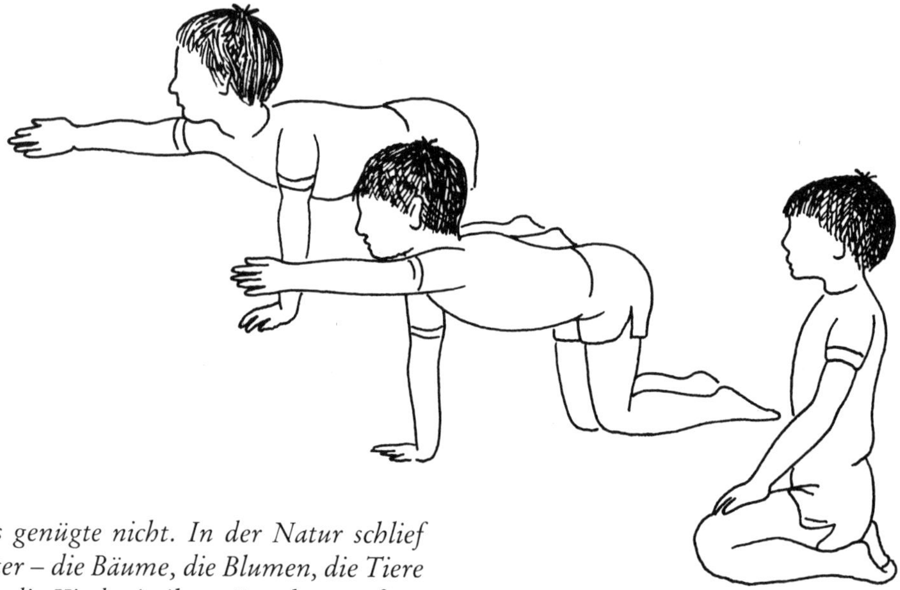

Aber das genügte nicht. In der Natur schlief alles weiter – die Bäume, die Blumen, die Tiere und auch die Kinder in ihren Bettchen wußten noch gar nichts davon, daß es schon an der Zeit war, aufzustehen.

Da streckte die Sonne vorsichtig zuerst eine Hand heraus und dann den Kopf. Brr, war es kalt draußen – schnell zog sie ihren Arm wieder zurück.

Aus dem Kniestand nach vorne beugen und die Handflächen auf den Boden stützen. Den Rücken gerade halten.

Nun abwechselnd den rechten und linken Arm vorstrecken.

Zum Schluß mit dem Rücken einen Buckel machen und sich zum Fersensitz zurückziehen.

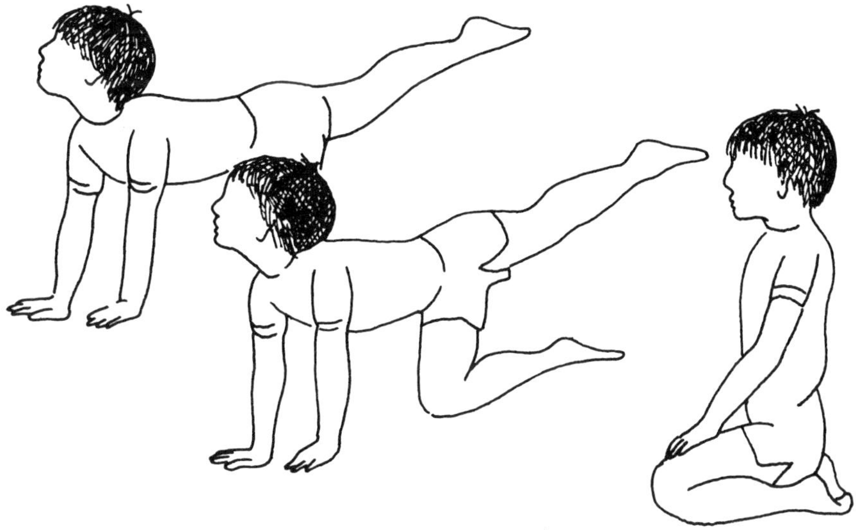

Nach einer Weile wagte sich die Sonne wieder hervor und streckte diesmal vorsichtig ihr Bein heraus. Doch auch diesmal zog sie sich gleich wieder zurück.

Mit der Einatmung ein Bein nach hinten strekken und den Kopf etwas zurückbeugen.

Mit der Ausatmung wieder in den Kniestand zurückkommen.

Die Übung mit dem anderen Bein wiederholen und zum Schluß wieder einen Katzenbuckel machen und in den Fersensitz zurückkehren.

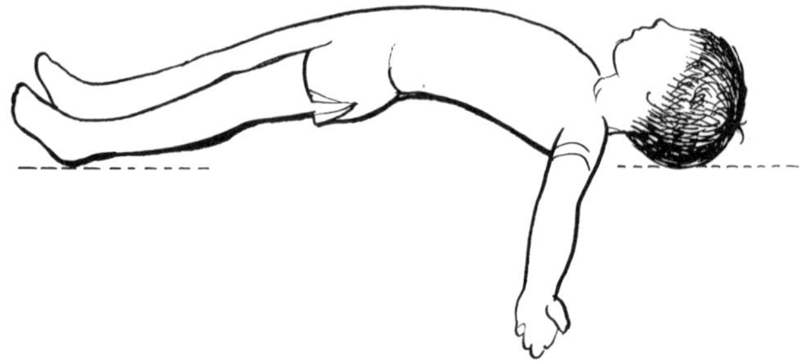

Nun beschloß die Sonne aber doch aufzustehen. Sie streckte sich noch ein letztes Mal in ihrem Bett kräftig durch.

Rückenlage. Arme seitwärts strecken und mit der Einatmung den Rumpf hochheben, bis nur mehr Kopf, Schultern und Fersen den Boden berühren.

Beim Ausatmen den Rumpf wieder zu Boden senken.

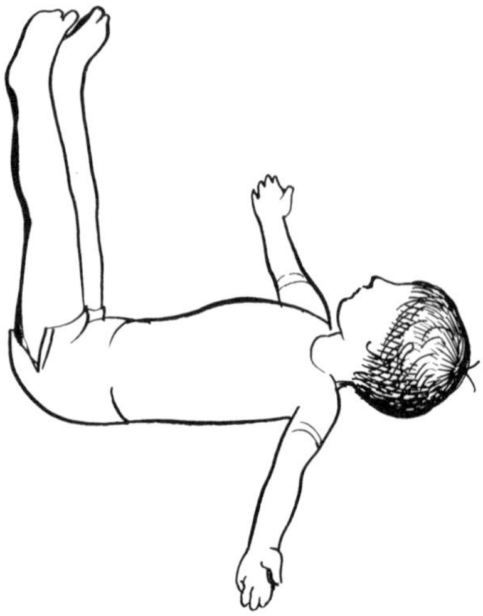

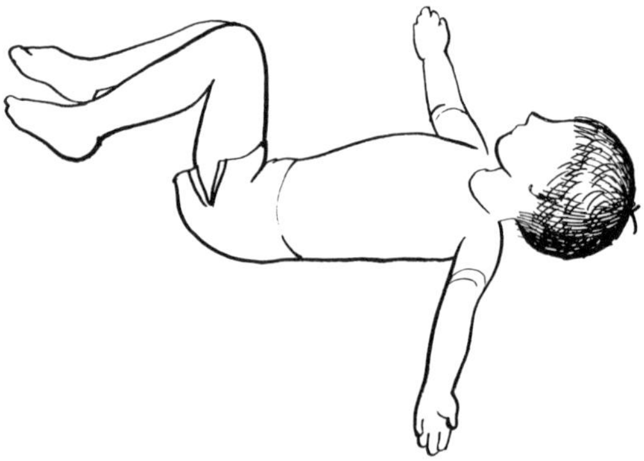

Zuletzt sagte sich die Sonne, daß es vielleicht besser wäre, auf den Himmel einen Regenbogen zu malen. Vielleicht würde dieser Regenbogen alle Langschläfer aus den Betten locken. Sie legte sich auf den Rücken, streckte die Arme seitwärts, hob beide Beine und malte mit den Füßen einen großen bunten Regenbogen auf den Himmel. Ein Kreis war rot, der zweite orangefarben, der dritte gelb, dann folgte grün und zuletzt violett.

Rückenlage. Arme seitwärts strecken und mit geschlossenen Beinen Kreise machen.

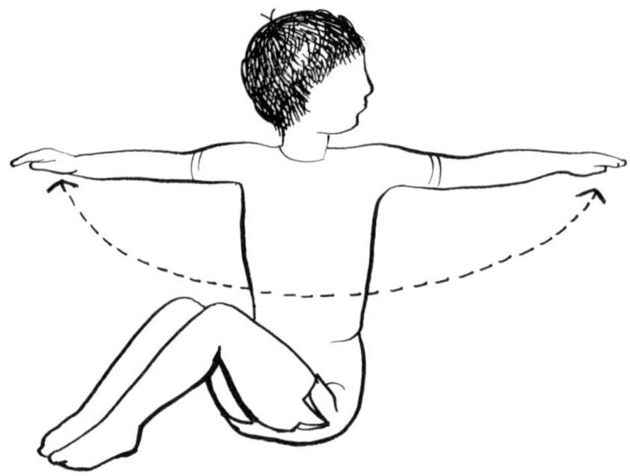

Dann setzte sich die Sonne auf, zog die Knie etwas zum Körper und drehte sich langsam nach rechts und links, um sich die ganze Welt anzuschauen.

Sitz mit angezogenen Knien. Die Arme seitwärts strecken und den Rumpf langsam nach links und rechts drehen.

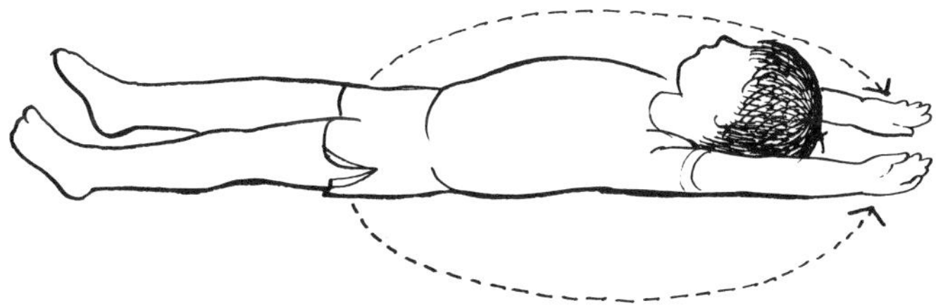

Jetzt war die Sonne endlich hellwach. Sie strahlte nun in ihrer ganzen Schönheit und bestrahlte und wärmte jede einzelne Blume, jeden Grashalm. Sie spiegelte sich im Teich und funkelte und glänzte auch im kleinsten Tautropfen wie ein Diamant.

Rückenlage. Die Arme beschreiben große Kreise, seitwärts und über den Kopf.

Warum lieben wir alle die Sonne so sehr?

Weil sie auf die ganze Welt, auf alle Blumen, Bäume, Tiere und Menschen ohne Unterschied scheint, und ihr Licht und ihre Wärme bringt uns jeden Tag Freude, Gesundheit und gute Laune!

Märchen von einer Katze

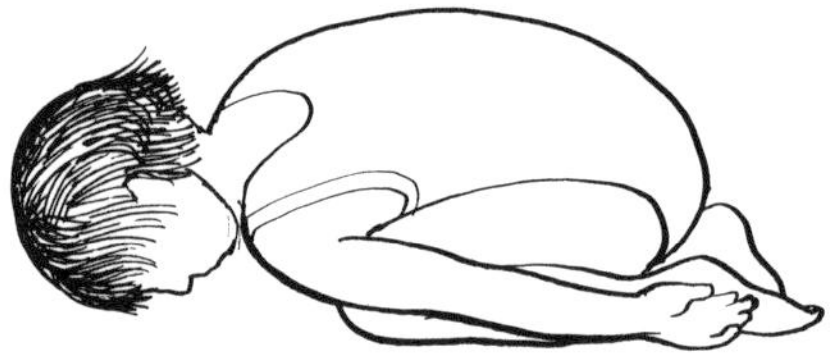

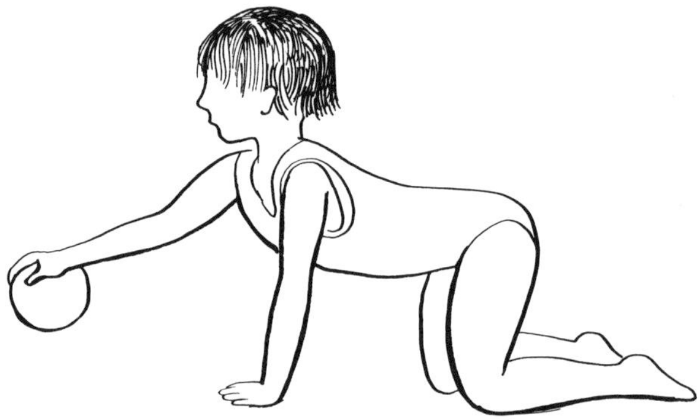

Es war einmal eine kleine Katze, die war sehr faul und sehr bequem. Am liebsten lag sie irgendwo in der Sonne oder zu Hause beim Ofen, wo es am wärmsten ist, und schlief oder döste vor sich hin.

Fersensitz, den Oberkörper langsam vorbeugen, bis die Stirne den Boden berührt.

Die Arme liegen locker neben dem Körper.

Immer wenn sie aufwachte, reckte und streckte sie sich. Nun wollte sie gerne spielen.

Kniestand. Hände unter den Schultern auf den Boden stützen. Die Arme sind senkrecht zum Boden, der Rücken gerade.

Abwechselnd die Arme nach vorne strecken und einen kleinen Ball vorwärts und rückwärts rollen.

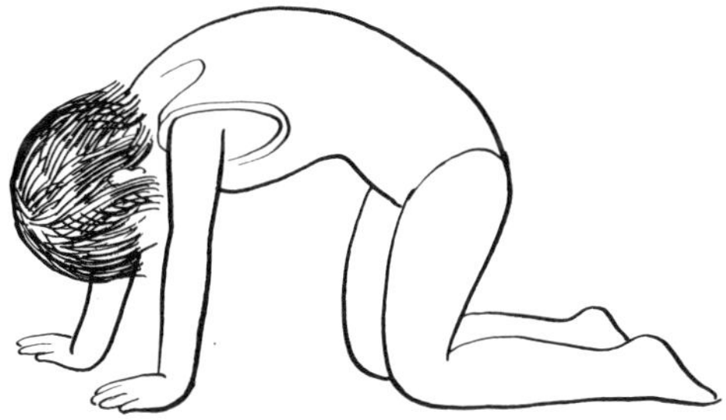

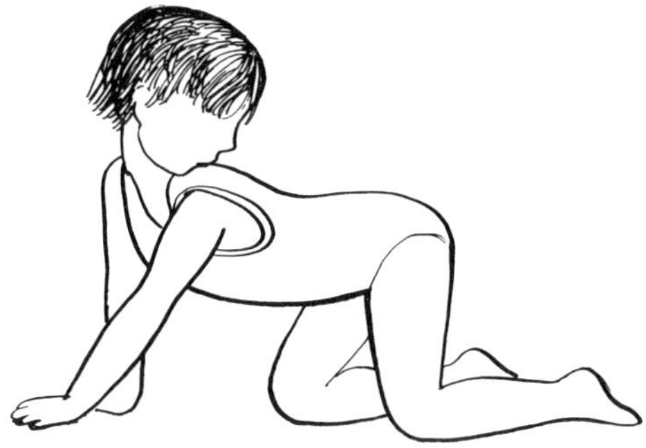

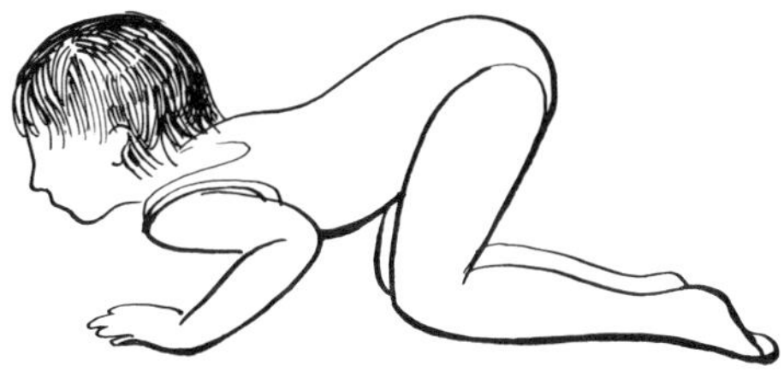

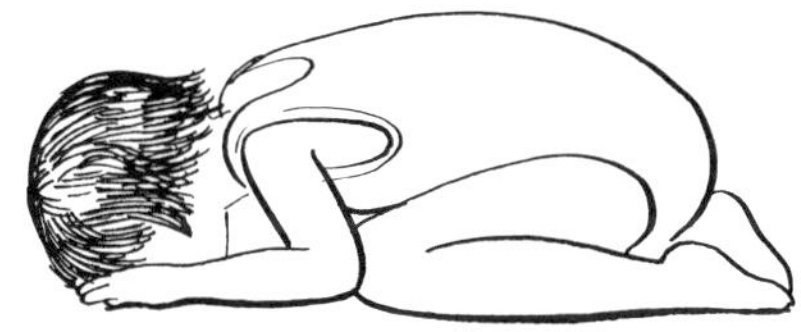

Dann machte die Katze einen Buckel. Sie war hungrig geworden und begann aus ihrem Töpfchen die gute, süße Milch zu schlecken.

Kniestand. Hände unter den Schultern auf den Boden stützen, den Kopf hinunterbeugen und mit dem Rücken einen Katzenbuckel machen. Dabei ganz ausatmen.

Anschließend die Arme beugen und den Oberkörper nahe am Boden nach vorn schieben. Einatmend die Arme wieder durchstrecken und wieder einen Buckel machen.

Die Übung noch 2mal wiederholen.

Als das Milchtöpfchen leer war, machte die Katze ein paar Schritte hin und her, schaute nach links und nach rechts und rollte sich schließlich wieder zusammen und schlief ein.

Alle Stellungen sehr langsam üben und mit der Atmung in Einklang bringen. Vergleichen Sie auch mit der Übung »die Katze« auf Seite 70.

Achten Sie darauf, daß das Kind durch die Nase atmet und seine volle Lungenkapazität ausnützt – jedoch ohne Anstrengung und Übertreibung.

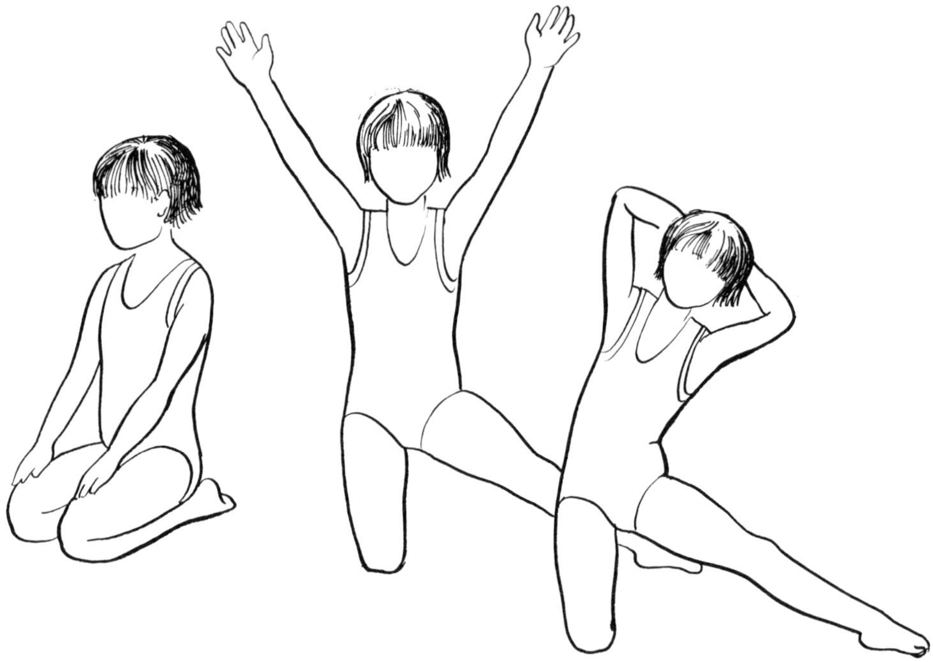

Märchen vom Sternchen

Die Sonne war hinter den Bergen untergegangen, und die Dämmerung senkte sich über die Erde. Dies ist die Zeit, wo die Sterne erwachen, und man konnte schon hie und da ein Sternchen am Himmel aufblitzen sehen.

Seht, Kinder, ein kleines Sternenkind erwacht gerade! Es dehnt und streckt sich und strahlt sein Licht nach allen Seiten aus.

Fersensitz. Einatmend das linke Bein seitwärts strecken und gleichzeitig die Arme seitlich hochheben, bis sie in V-Form über den Kopf gestreckt sind.

Den Oberkörper nach oben dehnen.

Ausatmend beide Hände hinter dem Kopf verschränken und den Oberkörper nach links neigen.

Einatmend in die Mitte zurückkehren und ausatmend die Linksbeuge wiederholen.

Einatmend wieder aufrichten, die Beine wechseln – nun das rechte Bein seitwärts strecken – und wieder die Arme V-förmig hochstrecken. Den Oberkörper nach oben dehnen.

Ausatmend die Hände hinter dem Kopf verschränken und den Oberkörper nach rechts beugen.

Einatmend in die Mitte zurückkehren und ausatmend sich noch einmal nach rechts beugen.

Einatmend wieder in die Grundstellung (Fersensitz) zurückkehren.

Nun ist das Sternchen wieder müde geworden, und, nachdem es die ganze Nacht so schön geleuchtet hat, kehrt es wieder in sein kleines, warmes Nest zurück.

4. Entspannungsübungen mit Märchen

Die Kinder spielen ein Kätzchen – vollkommene Entspannung

Bei kleinen Kindern ist es anfangs schwierig, das Gefühl einer vollkommenen Entspannung hervorzurufen. Die Einübung gelingt wieder am besten mit einer kleinen Geschichte.

Das Kind liegt auf dem Rücken, die Arme locker neben dem Körper, die Handflächen sind nach oben gerichtet, die Beine leicht gegrätscht nebeneinander. Die Augen sind geschlossen.

Sagen Sie nun dem Kind, es solle sich vorstellen, es sei ein Kätzchen.

Das Kätzchen liegt vor der Tür. Die Sonne scheint. Seine Pfötchen sind ganz locker, der ganze Körper ist ganz locker. Die Augen sind geschlossen. Das Kätzchen liegt und ruht sich aus. Brust und Bauch sind ganz locker, auch der Nacken und das Köpfchen. Die Sonne scheint warm und angenehm auf den Körper des Kätzchens.

In dieser Phase können Sie die Entspannung der Arme kontrollieren, indem Sie sie etwas vom Boden hochheben und wieder zurücksinken lassen.

Versuchen Sie dasselbe mit den Beinen. Machen Sie aber das Kind vorher aufmerksam, daß Sie es anfassen, damit es nicht erschrickt oder der Bewegung nachhilft.

Fahren Sie nun mit der Geschichte fort:

Das Kätzchen liegt da wie im Schlaf, und es hat einen wunderschönen Traum. Es träumt, daß es sich in einem wunderbaren Garten befindet, wo es verschiedene schöne Blumen und Bäume sieht. Die Bäume sind voller Obst, die Blumen blühen in allen Farben. Die Fußwege sind mit hellem Kies bestreut, und das Kätzchen spaziert dort umher und bewundert alles. In der Mitte des Gartens steht der höchste aller Bäume. Er reicht fast bis zu den Wolken, und er ist voller goldener Äpfel. Nicht weit davon steht das Kristallschloß der Prinzessin Goldhaar.

Das Kätzchen ist vom vielen Herumspazieren ganz müde geworden. Es legt sich in den Schatten des goldenen Apfelbaumes und schläft langsam ein. Seine Beinchen und Händchen sind ganz locker. Es atmet ganz regelmäßig. So ruht es sich aus.

Und dann wacht es langsam wieder auf. Es reibt sich den Schlaf aus den Augen, es reckt und streckt sich, so wie es die Kinder in der Früh in ihren Betten tun. Es atmet langsam und tief ein und aus. Dann setzt es sich auf und öffnet die Augen.

Machen Sie diese Entspannungsübung mit ihrem Kind zwischen 1 und 5 Minuten lang, je nachdem, wie es dem Kind gelingt. Verlängern Sie das Märchen stufenweise, um die Aufmerksamkeit des Kindes aufrechtzuerhalten.

Die Kinder legen sich angenehm auf die Unterlage, schließen die Augen und entspannen den ganzen Körper.

Ihr entspannt beide Hände, Beine, den Bauch und den Oberkörper und schließlich den Kopf.

Im Geiste seht ihr euch in einem Wintermärchen – ihr befindet euch im Gebirge, überall liegt viel, viel Schnee . . . viel weißer Schnee. Es sind gerade Weihnachtsferien. Ihr seid in die Berge gefahren und wohnt in einer schönen, gemütlichen Holzhütte.

Ihr macht nun einen Spaziergang zu dem kleinen Städtchen, das ganz in der Nähe ist. Atmet tief die frische klare Winterluft ein und freut euch, wie bei jedem Schritt der Schnee unter euren Füßen knirscht. Langsam kommt die Abenddämmerung, die Landschaft wird dabei immer märchenhafter, so weiß und sauber scheint es um euch herum.

Von der nahen Kirche im Ort hört ihr die Glocken klingen, die alle einladen, zur Kirche zu kommen und fröhlich zu singen und zu beten.

Es ist Heiligabend, der schönste Abend im Jahr. Alles ist schön, geheimnisvoll, und jeder freut sich auf das, was kommmen wird. Auch ihr freut euch und seid voller Spannung auf die nächsten Augenblicke. In eurem Herzen ist eine süße Vorfreude.

Überall herrscht Feststimmung und gute Laune.

Ihr hört die Weihnachtslieder, die überall gesungen werden und das Jesuskind in dieser Welt willkommen heißen.

Langsam kehrt ihr nach Hause zurück, wo eure Eltern schon auf euch warten. Wenn ihr in die Hütte eintretet, überrascht euch die angenehme Wärme des Holzfeuers, der Duft des Weihnachtszuckerwerkes und des Abendessens. Ihr fühlt euch sehr gut und angenehm im Herzen. Ein Glücks- und Freudegefühl rieselt durch euren ganzen Körper, und im nächsten Augenblick erfüllen sich alle eure geheimen Wünsche, denn unter dem Weihnachtsbaum findet ihr all das, wonach ihr euch so lange gesehnt habt.

Aber am meisten gefällt euch dieses freudige Gefühl im Herzen, der Friede und die Zufriedenheit, die zu Hause herrschen. Ihr seid euch bewußt, wie sicher und behütet ihr bei euren Eltern seid.

Euer ganzer Körper ist entspannt, und ihr erlebt das Gefühl der stillen Freude. Haltet dieses schöne Gefühl in eurem Gedächtnis fest, damit ihr es immer wieder hervorrufen könnt.

Jetzt atmet langsam tief ein und aus. Fühlt die Finger und die Fußzehen, die Beine und die Arme, euren Bauch und Brustkorb, den Kopf und schließlich den ganzen Körper. Bewegt die Finger und die Zehen, die Arme und die Beine, streckt die Arme über den Kopf und rollt euren Körper auf die rechte und auf die linke Seite. Nun legt die Hände über die Augen und macht eure Augen langsam auf. Nehmt langsam die Hände vom Gesicht und schaut euch im Raum um.

Das Weihnachts- und Wintermärchen ist nun beendet.

Vom neugierigen Sternchen

Hänschen legte sich ins Bett und deckte sich, wie jeden Abend, mit seinem angenehm warmen, kleinen Federbettchen zu. Das kleine Federbettchen lag ganz ruhig und sanft auf Hänschen. Und Hänschen lag ganz ruhig und sanft unter dem Federbettchen. Er bewegte sich nicht. Die Hände, die Beine, das Bäuchlein und der Kopf waren ganz entspannt. Mund und Augen hatte er geschlossen. So lag er nur ruhig da, ruhte sich aus und fühlte sich dabei sehr wohl.

Draußen kam langsam die Dämmerung über die Stadt und mit ihr der Abend, und dieser brachte die Dunkelheit. Nur hie und da flackerte am Himmel irgendwo ein entferntes Sternchen und ließ einen goldenen Strahl zur Erde fallen.

Ein neugieriges Sternchen sandte seinen Strahl zu Hänschen ins Zimmer, direkt in sein Bettchen, und brachte dem Jungen einen schönen Märchentraum. Und weil sich alles in so einem Märchen erfüllt, erfüllte sich für Hänschen im Traum der schönste Wunsch. Er träumte ...

(Nun kann sich jeder etwas wünschen und sich auf seinen Wunsch konzentrieren.)

..., daß er im Traumreich, im Phantasiereich ist, in dem sich alle Wünsche erfüllen – es genügt, sich auf sie zu konzentrieren. Hänschen flog auf dem Zauberteppich und sah wunderschöne Landschaften. Alles war sehr hell und strahlend, die Sonne schien von allen Seiten, der Himmel war hellblau, und die Luft hatte einen wunderbaren Blütenduft ...

Auf einmal begann der Teppich sich nach unten zur Erde zu senken und landete auf einer blumenübersäten grünen Wiese. Jetzt wußte Hänschen, wo dieser bezaubernde Duft herkam, und voller Freude ging er barfuß durch die Wiese, die voller Morgentau war und seine Füße angenehm kühlte ...

Doch in diesem Augenblick, als der kühle Morgentau Hänschens Füße berührte, verschwand der Traum ... und Hänschen war wieder in seinem Zimmer und lag zugedeckt in seinem Bettchen. Die Hände, die Beine, der ganze Körper war so entspannt, daß Hänschen sich durch und durch wohl fühlte. So lag er entspannt im Bettchen und ruhte sich aus.

Das Märchen vom kleinen Zauberfederbett

Es war einmal ein kleines Federbett, mit einem Überzug, auf dem blaue Wölkchen und die aufgehende Sonne aufgedruckt waren. Seine Pflicht war es, die kleinen Kinder zu bedecken, und das tat es sehr gerne, denn es liebte kleine Kinder.

Jedes Kind legte sich mit Wohlbehagen unter das Federbett und bettete sein Köpfchen auf das Kopfkissen und fühlte sich so gut und wohlig, daß es sich gar nicht mehr bewegen wollte.

Es lag so ruhig ..., daß es im Nu eingeschlafen war.

Das Federbett hatte eine Zauberkraft. Ein Kind, das sich mit ihm bedeckte, fühlte sich angenehm warm und wohl und blieb ganz ruhig liegen. Es lag so still, daß es seinen Atem hören konnte und fühlte, wie sich das Bäuchlein beim Atmen hob und senkte.

Und wenn ihr unter dieser Zauberdecke liegt und eure Augen brav geschlossen haltet, seht ihr bald schöne leichte und bunte Schleier zu euch schweben – der erste, der zweite und ein dritter ... Alle sind sehr fein und zart, aus einem feinen durchscheinenden Stoff, und in jedem spiegelt sich die Sonne und ihr könnt in diesem Schleier alles mögliche sehen. Aber nur dann, wenn ihr die Augen geschlossen haltet. Wer die Augen öffnet, unterbricht das Märchen und sieht nichts mehr. Es ist der Zauberschleier der Fee des Glücks und der Freude.

Diese Fee kommt nur dann, wenn ihr ganz ruhig und entspannt seid. Wenn eure Hände, Beine, das Bäuchlein und auch der Kopf ganz locker und entspannt sind.

Wer die Augen geschlossen läßt, sieht nach einer Weile alles, was er sich wünscht. Diese Zauberkraft hat das kleine Federbett.

Ihr könnt es auch zu Hause versuchen, ob das Federbett, mit dem ihr euch jeden Abend zudeckt, ein solches Zauberfederbett ist, und ob ihr auch mit ihm einen schönen Traum erleben könnt, in dem sich jeder eurer Wünsche erfüllt.

Aber ... ihr müßt etwas Geduld haben und ganz ruhig warten, bis die zarten Schleier der Zauberfee kommen ...

Vom Kätzchen und der geheimnisvollen Truhe

(Erweiterung des Märchens von S. 63)

Es war einmal ein kleines Kätzchen, das lag in der Wiese und ließ sich die warme Frühlingssonne auf sein Bäuchlein scheinen und fühlte sich pudelwohl dabei. Ganz entspannt lag es da, seine Pfötchen, die Beine, sein Bäuchlein, das Schwänzlein und der Kopf waren ganz locker und entspannt.

Und weil es so gemütlich war, dauerte es nicht lange, bis das Kätzchen eingeschlafen war. Und mit dem Schlaf kam ein Traum zu ihm ...

... es war auf einmal in einem entfernten Land, in dem es bekanntes Spielzeug und Märchenfiguren gab. Die Bäume, Häuser und auch die Gärten waren aber alle viel kleiner als sonst. Selbst die höchsten Häuser reichten dem Kätzchen gerade bis ans gehobene Schwänzchen. Stolz schritt das Kätzchen durch die Straßen, wo es bekannte Gestalten traf, Märchenprinzen und Prinzessinnen, Könige und Königinnen, Feen und Elfen, Rotkäppchen, Aschenbrödel und auch den gestiefelten Kater und die sieben Geißlein, sogar Schneewittchen und die sieben Zwerge kamen da um die Ecke.

Es war einfach wunderbar – so viele schöne lebende Märchen hatte das Kätzchen noch nie erlebt.

Nun kam das Kätzlein in einen großen Garten, in dem die Wege mit weißem Kies bedeckt waren. Ringsherum war eine wunderbar duftende Frühlingswiese, auf der Gänseblümchen und Maiglöckchen blühten.

In der Mitte des Gartens stand ein zauberhaftes Kristallschloß, das gerade von der warmen Mittagssonne beschienen war, und das Kätzchen konnte sich gar nicht sattsehen an dieser Pracht. Das Tor stand offen, und unser neugieriges Kätzlein ging mutig in das Innere des Schlosses hinein.

Gleich im ersten Saal blieb es ganz erstaunt stehen, denn mitten im Raum stand eine große weiße geschmückte Truhe im Sonnenlicht. Das Kätzchen war sehr verwundert und fragte sich, was wohl in der Truhe drinnen sei. Behutsam ging es um die Truhe herum und fragte sich immer wieder: »... was könnte drinnen sein?«

Das Kleid der Prinzessin?

Oder das Schwert des Prinzen?

Der goldene Schuh von Aschenbrödel?

Ach, wie gerne würde es erfahren, was in der Truhe ist. Doch vom vielen Herumgehen war es so müde geworden, daß es sich auf die Truhe legte und einschlief. Beim Einschlafen dachte es immer noch daran, was wohl in der Truhe sein könnte.

Langsam erwachte das Kätzchen wieder, atmete tief ein und aus, dehnte und streckte sich, rieb sich den Schlaf zuerst aus dem einen, dann aus dem anderen Auge, ... öffnete die Augen, und was sah es?

Es lag auf der Wiese, die Sonne schien ihm auf das Bäuchlein, und die Blumen kitzelten es an der Nase, und ganz verwundert fragte es sich, warum es immer an eine Truhe denken mußte ...

Am besten erzählen Sie dem Kind ein Märchen, z. B. das Märchen vom Hirt und seinen Schafen:

Es war einmal ein Hirte, der hatte hundert Schäflein. Jeden Morgen führte er sie weit hinauf in die Berge, auf eine große Wiese voller Blumen. Die Sonne strahlte vom Himmel, die Schäflein weideten im satten Gras, und der Hirte spielte auf seiner Flöte wunderschöne Melodien.

Wenn die Sonne unterging, führte der Hirt die Schäflein wieder zurück nach Hause. Am Weg floß ein kleiner Bach, über den eine ganz schmale Holzbrücke führte, so daß immer nur ein Schäflein über diese Brücke gehen konnte. Der Hirte stand am anderen Ufer und zählte seine Schäflein, damit ihm keines verloren ginge. Wir helfen ihm zählen:

Ein Schäflein – einatmen.
Zweites Schäflein – ausatmen usw.

Das Kind liegt im Bett und stellt sich vor, wie die Schäflein über die kleine Brücke gehen. Bis alle Schäflein auf der anderen Seite angelangt sind, hat sich die Sonne schon längst hinter den Bergen versteckt, und die Schäflein werden auch schlafen gehen.

So entspannt sich das Kind vollkommen und fällt bald in einen ruhigen und tiefen Schlaf.

In diese Art der Entspannung kann die Mutter oder der Vater auch eine sogenannte Sankalpa einbauen. Eine Sankalpa ist ein Vorsatz oder Wunsch, den man gerne verwirklicht haben möchte. Auf diese Weise kann man in spielerischer Art die Zeit, in der das Kind langsam einschläft, dazu nützen, in das Unterbewußtsein einen positiven Wunsch oder Vorsatz einzubringen, der sich dann nach einiger Zeit erfüllt (ähnlich wie beim autogenen Training).

Einem sehr unruhigen Kind kann man z. B. die Formel geben: »Ich bin ganz ruhig.« Verschläft das Kind in der Früh oft, nimmt man sich vor: »Ich stehe in der Früh ganz munter auf« usw.

5. Die Kinder spielen Tiere, Pflanzen und Spielsachen

Wißt ihr, Kinder, welche Tiere ihr auf dem Bauernhof, im Garten, im Teich oder im Wald sehen könnt? Es sind sehr viele, und ihr versucht nun, einige von ihnen aufzuzählen: Es sind die Katze, der Hahn, der Storch, der Frosch, die Kuh, die Taube... Wenn ihr leise durch den Wald geht und aufmerksam umherschaut, seht ihr vielleicht im Gras eine Heuschrecke oder einen Marienkäfer, ein scheues Reh, oder entdeckt eine im Gras versteckte Schlange, die den Kopf hebt und zu zischen beginnt. Auf dem Feld könnt ihr Krähen sehen und am Teich Frösche und Störche. Im Tierpark seht ihr einen Tiger oder einen Affen, der von einem Ast zum andern springt. In einem großen Vogelkäfig könnt ihr den Adler, den größten unserer Vögel, beobachten.

Nun denkt einmal an einen Park – dort könnt ihr schlanke, hohe Bäume sehen, bunte Blumen, Tulpen oder Sonnenblumen. Auf dem Spielplatz liegen vielleicht einige vergessene Spielsachen herum: eine Stoffpuppe, eine Gummipuppe, ein Luftballon. Über uns am Himmel kreist vielleicht gerade ein Flugzeug.

Alle diese Lebewesen und Dinge kennt ihr sehr gut, und das sollt ihr jetzt auch spielen.

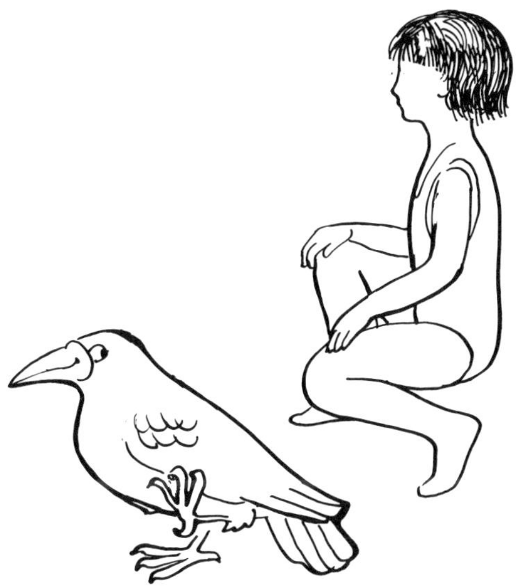

Krähengang

Auf den Zehenspitzen hocken, die Hände ruhen auf den Knien, der Rücken ist aufrecht.

Langsam mit kleinen Schritten im Raum gehen.

Wirkung: Stärkt die Knie- und Fußgelenke, wirkt gegen Plattfüße, regt den Kreislauf an und erwärmt den Körper.

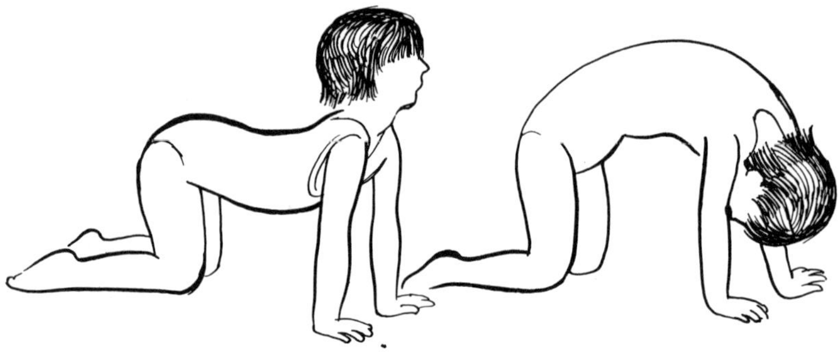

Die Katze – *Marjari*

Im Fersensitz mit geradem Rücken sitzen. Die Hände liegen auf den Knien.

Einatmend die Arme nach vorne strecken (Handflächen nach unten) und den Körper zum Kniestand aufrichten.

Ausatmend die Hände auf den Boden stellen, den Kopf zwischen die Schultern einziehen und einen Katzenbuckel machen.

Einatmend den Kopf langsam heben und in den Nacken zurücklegen. Dabei den Rücken durchdrücken und ein Hohlkreuz machen.

Ausatmend Katzenbuckel (Kinn zur Brust).

Einatmend Hohlkreuz (Kopf im Nacken).

Ausatmend Katzenbuckel.

Einatmend Hohlkreuz.

Ausatmend Katzenbuckel.

Einatmend zum Kniestand aufrichten, die Arme sind gerade nach vorne gestreckt.

Ausatmend auf die Fersen zurücksetzen und die Hände auf die Knie legen.

Wirkung: Günstig für das gesamte Atmungssystem, streckt und dehnt die Rückenmuskeln und fördert die Beweglichkeit der Wirbelsäule, erfrischt den ganzen Organismus.

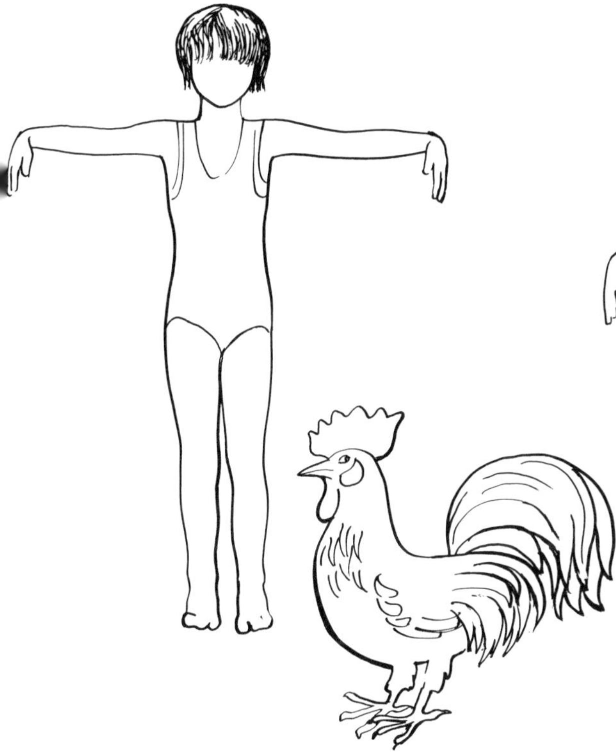

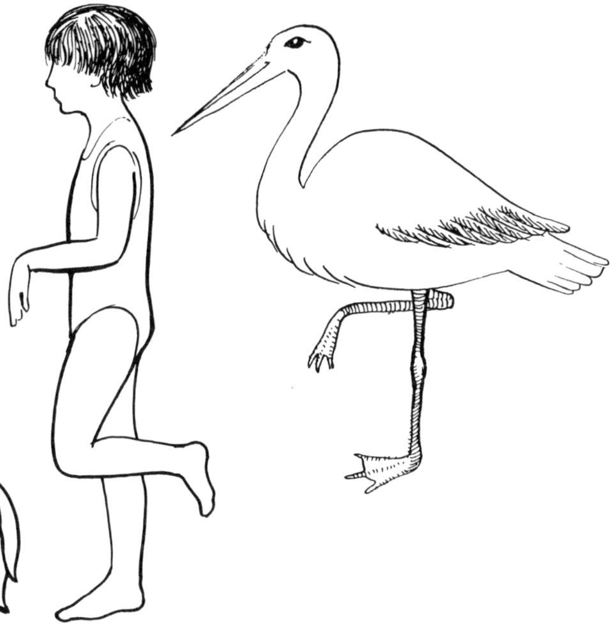

Der Storch

Aufrecht stehen.

Das Gewicht auf das rechte Bein verlagern und den linken Unterschenkel hochziehen.

Gleichzeitig den linken Unterarm bis in Taillenhöhe heben. Die Finger nach unten richten.

Bis fünf zählen und in dieser Stellung verharren.

Linken Arm und linkes Bein langsam senken und entspannen.

Die Übung mit dem anderen Bein und Arm wiederholen.

3mal auf jedem Bein üben.

Wirkung: Konzentration und Gleichgewicht werden verbessert.

Der Hahn

Aufrecht stehen.

Einatmend die Arme langsam seitwärts strekken und auf die Zehenspitzen stellen.

Kurz den Atem anhalten und in dieser Stellung bleiben (bis fünf zählen).

Ausatmend wieder auf die Fußsohlen stellen und die Arme zum Körper senken.

Kurz mit geschlossenen Augen ausruhen, dann die Übung wiederholen.

Wirkung: Gleichgewichtsübung, kräftigt Fußgelenke und Zehen.

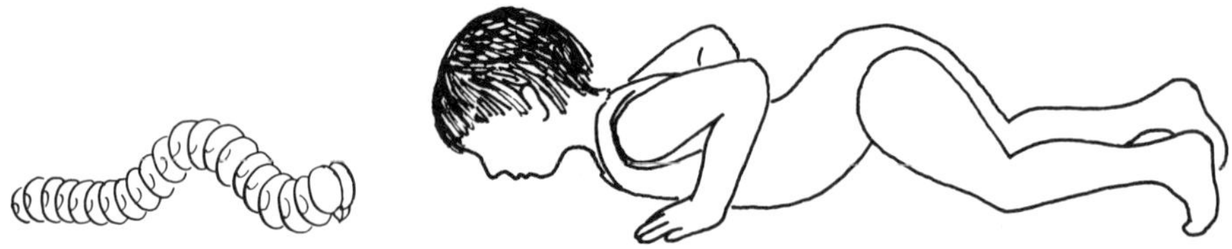

Die Raupe

Bauchlage, die Hände neben den Schultern auf den Boden stützen.

Die Ellbogen sind nach oben gerichtet, die Füße auf die Zehenspitzen gestützt.

Nun das Becken heben, so daß nur Kinn, Hände, Brust, Knie und Zehenspitzen den Boden berühren.

Langsam und regelmäßig atmen.

Dann zur Bauchlage zurückkommmen und entspannen.

3mal wiederholen.

Wirkung: Trainiert die Rücken- und Bauchmuskeln und vertieft die Atmung.

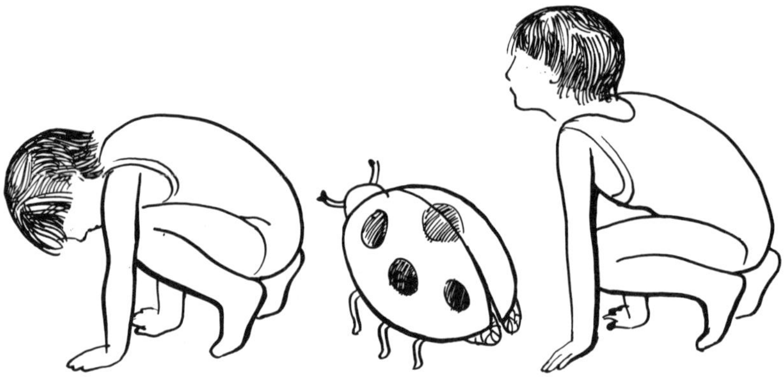

Der Marienkäfer

Hockstellung, Hände vor den Füßen auf den Boden stützen.

Ausatmend den Oberkörper nach vorne beugen und den Kopf hängen lassen.

Einatmend den Rücken aufrichten, hinaufblikken (Hände bleiben am Boden).

3mal wiederholen.

Wirkung: Stärkt die Rücken- und Nackenmuskeln.

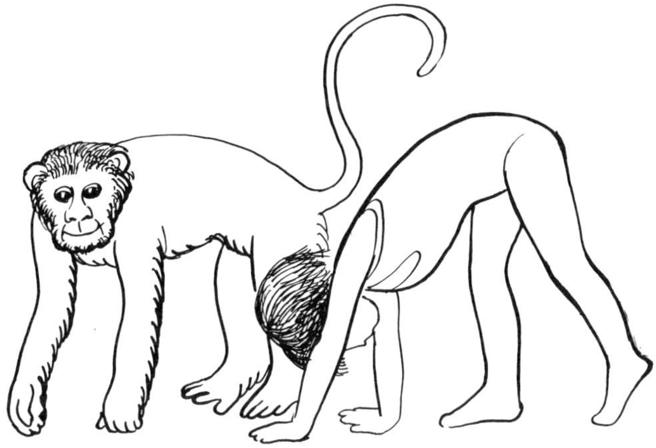

Der Affe – *Chatuspadasan*

Aus dem Stand tief nach vorne beugen, bis die Handflächen am Boden aufliegen.

Auf allen vieren wie ein Affe gehen: Die Knie bleiben möglichst gestreckt, abwechselnd das rechte Bein und die linke Hand vorsetzen und umgekehrt.

Vorwärts, rückwärts und seitlich mehrere Schritte gehen.

Variationen:

a) auf den Knien und Händen vorwärts und rückwärts gehen;

b) auf den Unterarmen und Knien vorwärts und rückwärts gehen.

Wirkung: Kräftigt Arme und Beine, wirkt gegen Skoliose (seitliche Wirbelsäulenverkrümmung).

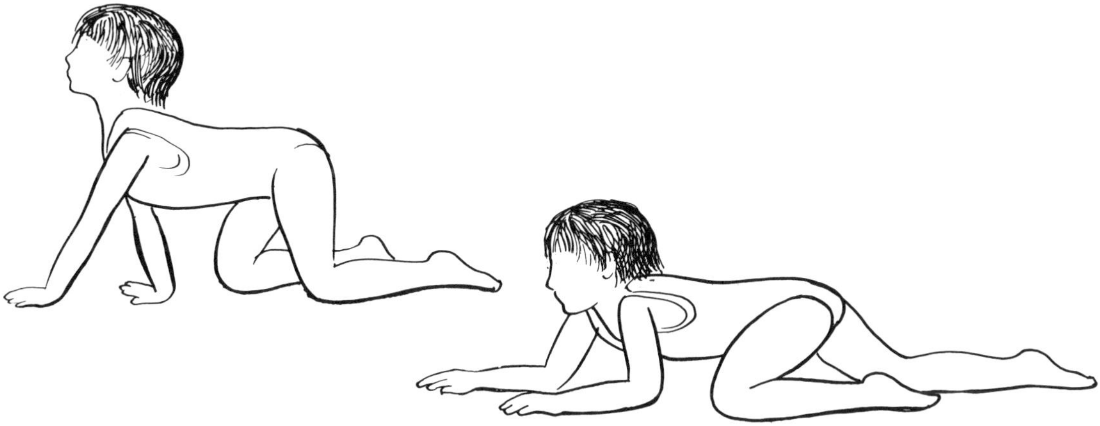

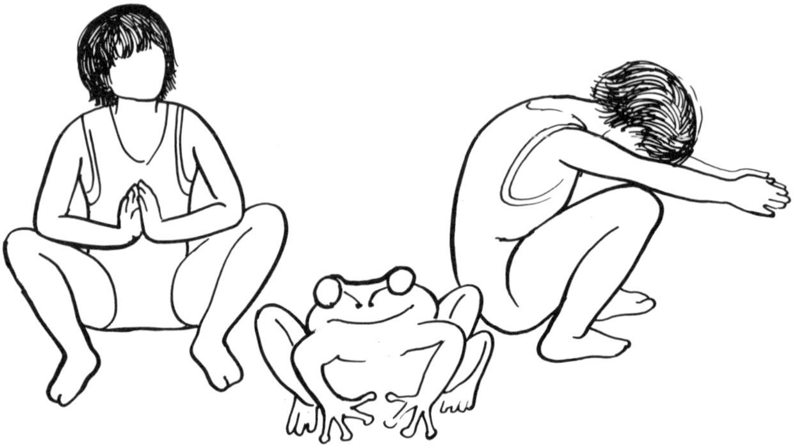

Der Frosch – *Mandukiasan*

Hockstellung, die Fußsohlen stehen ganz am Boden.

Ausatmend die Hände zwischen den Knien nach vorne strecken und falten.

Einatmend die gefalteten Hände zur Brust ziehen und dabei mit den Ellbogen die Knie soweit als möglich auseinanderdrücken.

Den Kopf dabei in den Nacken legen und nach oben schauen.

Ausatmend mit den Knien die Ellbogen zusammendrücken, den Kopf zwischen die Arme senken und die gefalteten Hände wieder nach vorne strecken.

3mal wiederholen.

Wirkung: Gut gegen Rundrücken, wirkt gegen Asthma und Bronchitis, gute Gleichgewichtsübung, lockert die Hüftgelenke.

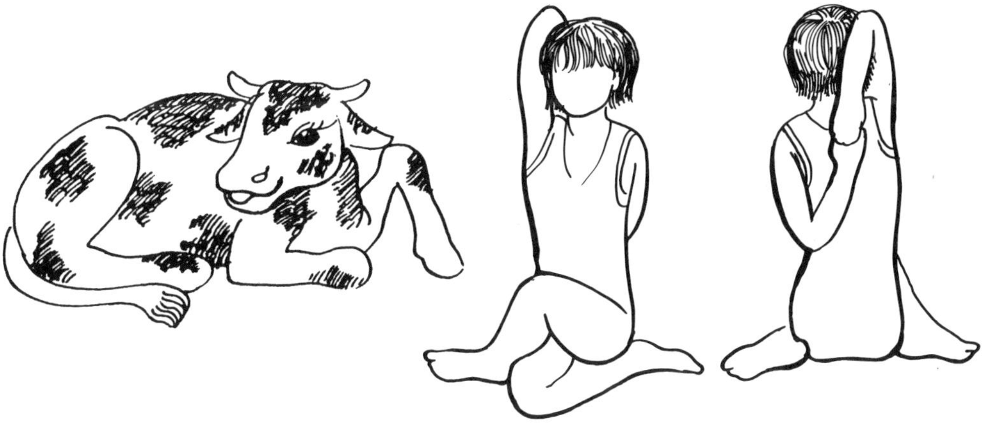

Die Kuh – *Gomukhasan*

Mit ausgestreckten Beinen sitzen.

Das rechte Knie beugen, so daß die Fußsohle möglichst nahe zum Gesäß kommt.

Das linke Bein über den rechten Oberschenkel legen, so daß die linke Ferse die rechte Gesäßhälfte berührt.

Den linken Arm von unten her mit gebeugtem Ellbogen auf den Rücken legen.

Den rechten Arm über die Schulter auf den Rücken legen, so daß sich die Finger der beiden Hände auf dem Rücken fassen können.

Rücken und Nacken aufrecht halten. Der Kopf ruht auf dem linken Ellbogen.

Bis drei zählen, dann die Stellung lösen und ausruhen.

Die gesamte Übung nach der anderen Seite durchführen.

2mal wiederholen.

Wirkung: Fördert die Beweglichkeit der Schultergelenke und Hüftgelenke. Kräftigt Hand- und Fingermuskeln, vertieft die Atmung.

Zur Beachtung
Nicht bei Gelenkschäden oder -verletzungen üben.

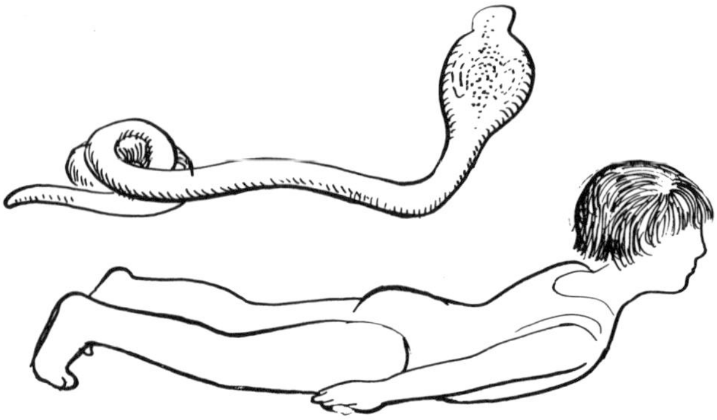

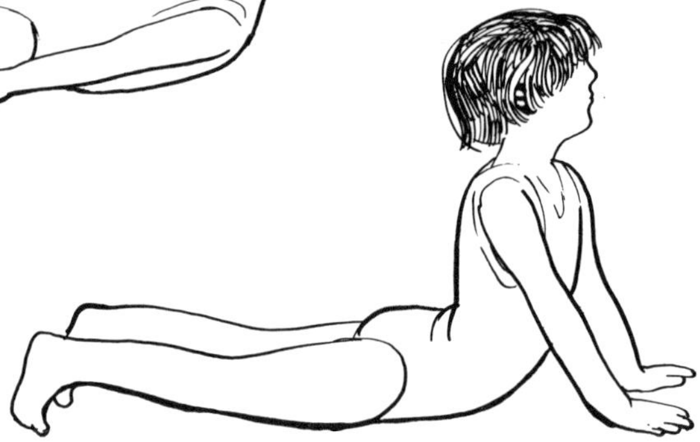

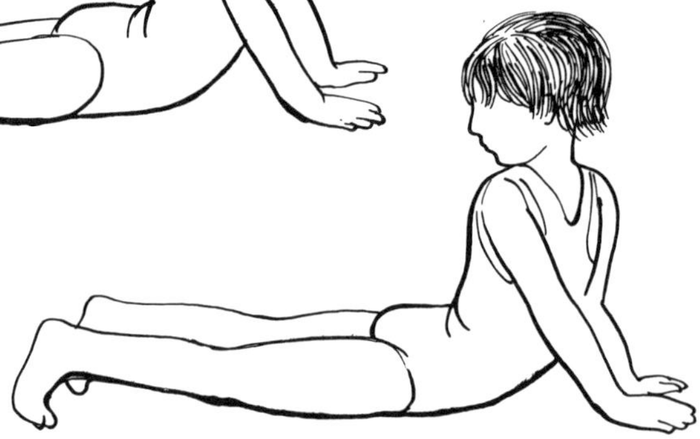

Die Schlange – *Triyak Bhujangasan*

Bauchlage, Stirn am Boden, Hände locker neben dem Körper, Handflächen nach unten gerichtet.

Mit der Einatmung zuerst nur mit Hilfe der Rückenmuskeln den Kopf und Oberkörper heben.

Dann die Hände in Schulterhöhe auf den Boden stützen und den Oberkörper weiter hochheben. Der Nabel bleibt am Boden. Die Beine sind entspannt.

Ausatmend über eine Schulter nach hinten blicken.

Einatmend wieder nach vorne schauen, und mit der nächsten Ausatmung über die andere Schulter wieder nach hinten blicken (wie eine Schlange, die sich im hohen Gras aufrichtet und sich nach allen Seiten umsieht).

Ausatmend in die Bauchlage zurückkommen, entspannen.

Wirkung: Gut für die Wirbelsäule, empfohlen bei Kyphose (Rundrücken), wirkt auf das Verdauungs- und Ausscheidungssystem (gut gegen Verstopfung) und auf die weiblichen Organe, beruhigt das Nervensystem (Abkühlung von Erregung und Zorn, gegen Minderwertigkeitskomplexe).

Zur Beachtung

Darf nicht bei Krankheiten des Verdauungssystems, bei Bruch, Basedow und erhöhter Schilddrüsenfunktion durchgeführt werden!

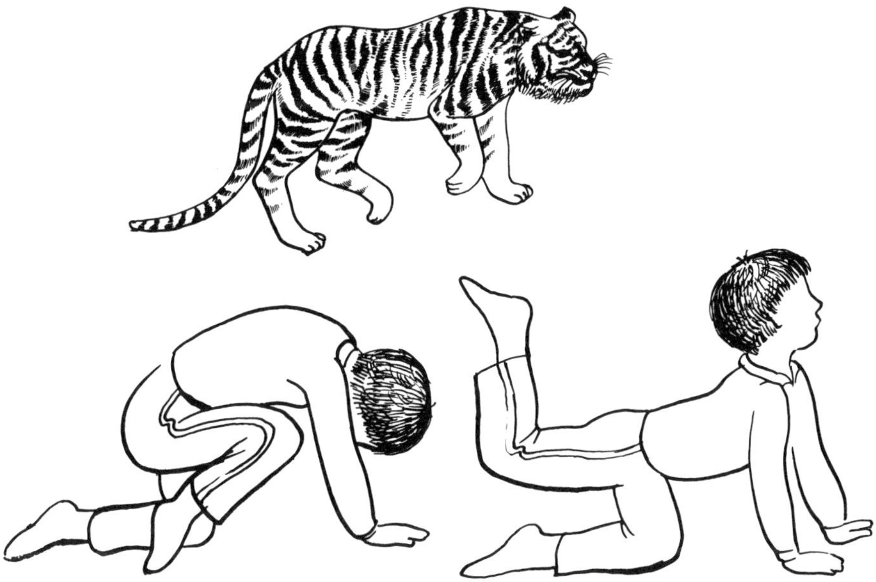

Der Tiger – *Vyaghrasan*

Kniestand, Hände auf den Boden stützen, Rücken parallel zum Boden.

Ausatmend den Kopf hinunterbeugen und das rechte Knie zur Stirne ziehen.

Einatmend den Kopf heben, hinaufschauen; gleichzeitig das rechte Bein, ohne dazwischen den Boden zu berühren, nach hinten ausstrecken.

4mal wiederholen.

Dann die gesamte Übung mit dem anderen Bein machen.

Wirkung: Gegen Rundrücken, kräftigt die Rücken- und Bauchmuskeln, trainiert die Hüftgelenke, gut für die weiblichen Organe. Fördert die Beweglichkeit der Wirbelsäule und der Hüftgelenke.

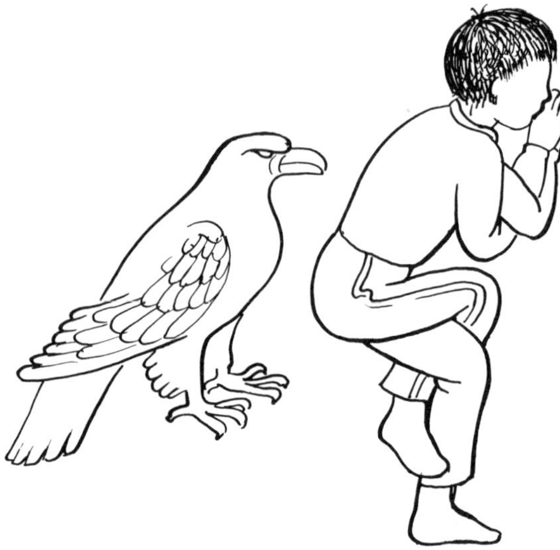

Der Adler – *Garudasan*

Aufrecht stehen, das Körpergewicht auf beide Fußsohlen gleichmäßig verteilen.

Dann das Gewicht auf den linken Fuß übertragen, das rechte Bein über das linke legen und den rechten Fuß um die linke Wade wickeln.

Den linken Arm von unten um den rechten wickeln, Handflächen aneinanderlegen.

Das linke Knie beugen, bis der linke Ellbogen das rechte Knie berührt; der Rücken soll dabei aufrecht bleiben.

Bis fünf zählen, dann langsam Arme und Beine lösen und aufstehen.

Die Übung seitenverkehrt wiederholen (linkes Bein über das rechte legen sowie den rechten Arm um den linken wickeln).

2mal wiederholen.

Wirkung: Übung des Gleichgewichts und der Konzentration sowie der Koordination der Gliedmaßen.

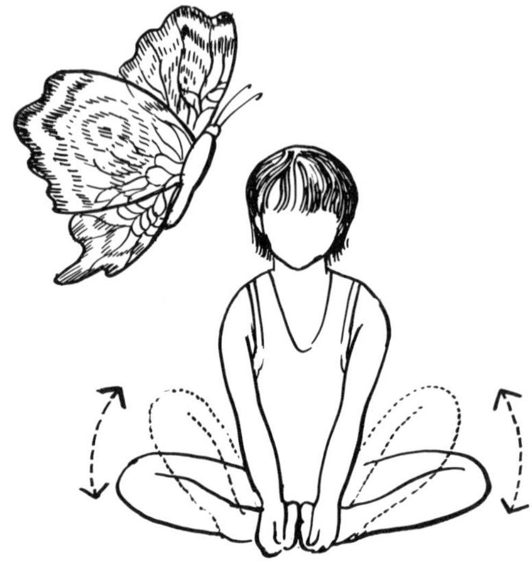

Der kleine Schmetterling

Mit gestreckten Beinen sitzen, die Hände auf den Oberschenkeln.

Die Beine zum Körper ziehen, so daß die Knie nach außen zeigen und sich die Fußsohlen berühren. Die Fersen sollen so nah wie möglich beim Gesäß sein. Die Finger halten die Zehen.

Nun die Knie nach oben und unten bewegen, so daß die Bewegung wie der Flügelschlag eines Schmetterlings aussieht.

Wirkung: Entspannt die Hüftgelenke, dehnt verkürzte Muskeln auf der Innenseite der Oberschenkel. Vorbereitung für den Yogasitz.

Zur Beachtung
Diese Übung soll nicht zu lange durchgeführt werden, da sie zu einer im Kindesalter unerwünschten Hypermobilität führen kann.

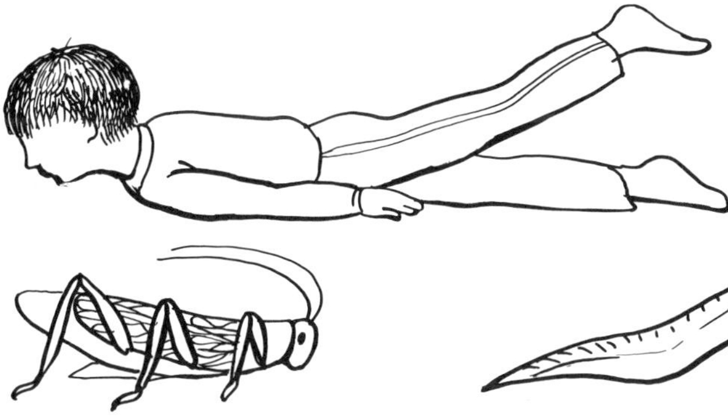

Die kleine Heuschrecke – *Ardha Salabhasan*

Auf dem Bauch liegen, die Arme sind neben dem Körper, der Kopf ist auf das Kinn gestützt.

Einatmend die Hände unter die Oberschenkel legen, die Handflächen liegen auf dem Boden. Die Arme fest gegen den Boden drücken und das linke Bein gestreckt hochheben.

Bis fünf zählen und das Bein wieder senken.

Dasselbe mit dem rechten Bein wiederholen.

3mal wiederholen, dann entspannen.

Wirkung: Unterstützt die Funktion des Darmes, kräftigt Gesäß- und Rückenmuskulatur und die Beinmuskeln.

Zur Beachtung
Kinder mit Herzschaden dürfen diese Übung nicht durchführen!

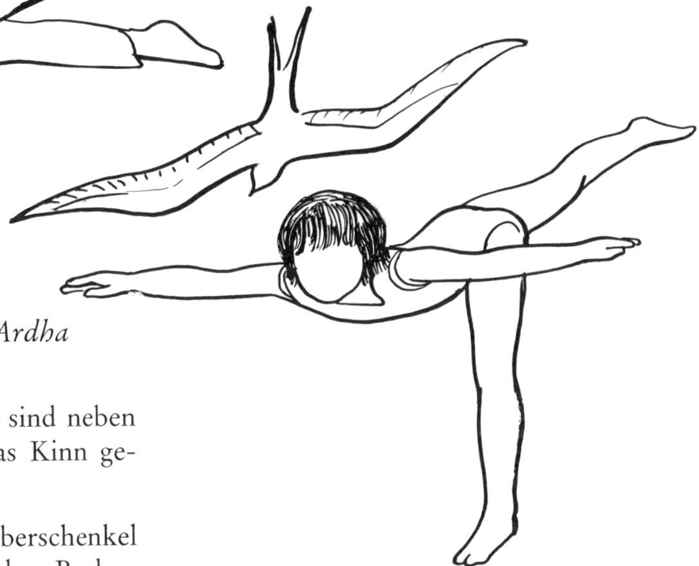

Die Schwalbe

Aufrecht stehen.

Hände seitwärts strecken und langsam vorbeugen (der Rumpf soll parallel zum Boden sein), zugleich das linke Bein nach hinten strecken, bis Bein und Rücken in einer Linie sind.

Gleichgewicht auf dem rechten Fuß halten, bis fünf zählen, dann langsam wieder aufrichten und Arme senken.

Auf dem anderen Bein stehend wiederholen.

Wirkung: Kräftigt die Muskeln und Gelenke der Beine, Gleichgewichtstraining.

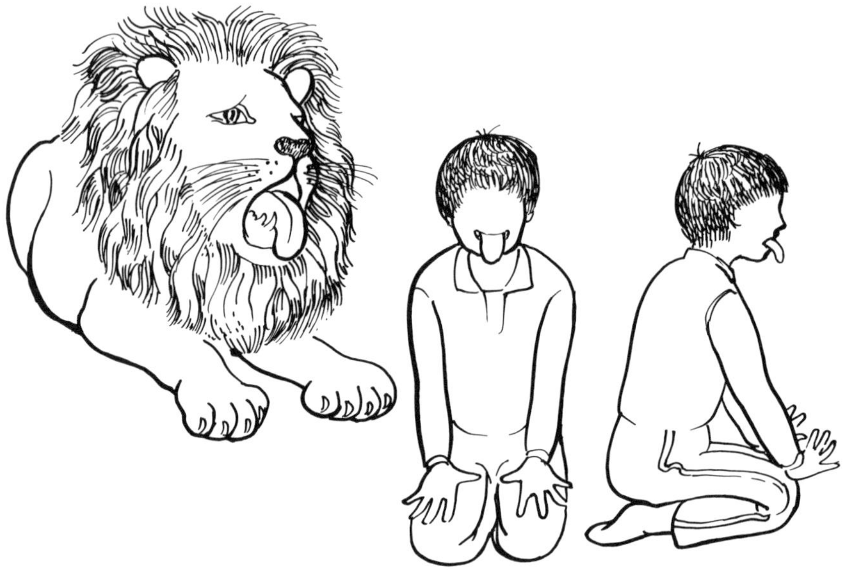

Der Löwe – *Simhasan*

Im Fersensitz sitzen. Die Knie sind leicht auseinander, die Arme gestreckt, die Handflächen auf die Knie gestützt.

Durch die Nase tief einatmen, dabei die Schultern leicht anheben.

Durch den Mund ausatmen – dabei mit den Armen nach unten drücken, die Finger spreizen, die Augen weit aufreißen, den Mund öffnen und die Zunge weit herausstrecken, ein »Löwengebrüll« loslassen: »Uuaaah.« Der Ton soll von der Nabelgegend ausgehen.

4mal wiederholen.

Wirkung: Kräftigt Gesichts-, Kinn- und Halsmuskeln, beugt Hals-, Ohr- und Nasenerkrankungen vor, wirkt gegen Entzündungen der Mandeln und des Nasen-Rachen-Raumes. Trainiert die Stimmbänder, hilft gegen Stottern.

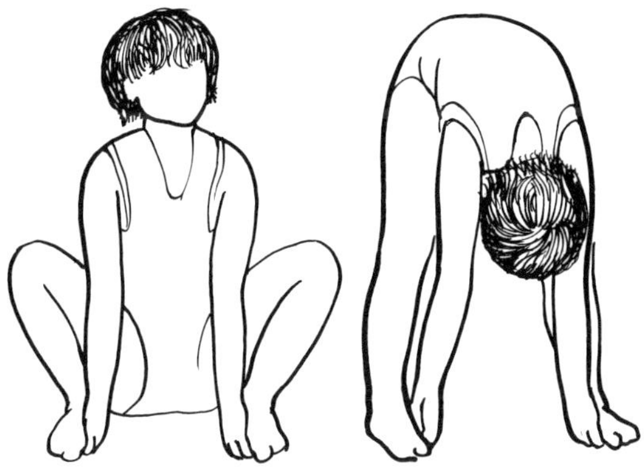

Die Gummipuppe

Auf den ganzen Fußsohlen hocken, die Knie auseinandergegrätscht, um besser Gleichgewicht halten zu können.

Die Finger von innen unter die Fußsohlen legen, Handflächen nach oben gerichtet.

Einatmend den Rücken durchstrecken und den Kopf mit Blick nach oben und nach hinten beugen.

Ausatmend die Beine durchstrecken und den Kopf locker zwischen den Schultern hängen lassen. Die Hände bleiben dabei unter den Fußsohlen.

Beim Einatmen blasen die Kinder sich auf wie eine Gummipuppe, beim Ausatmen und Aufstehen lassen sie wieder alle Luft aus.

3mal wiederholen.

Wirkung: Kräftigt die Rücken-, Arm- und Beinmuskeln, fördert die Beweglichkeit. Übung zur Vertiefung der Atmung.

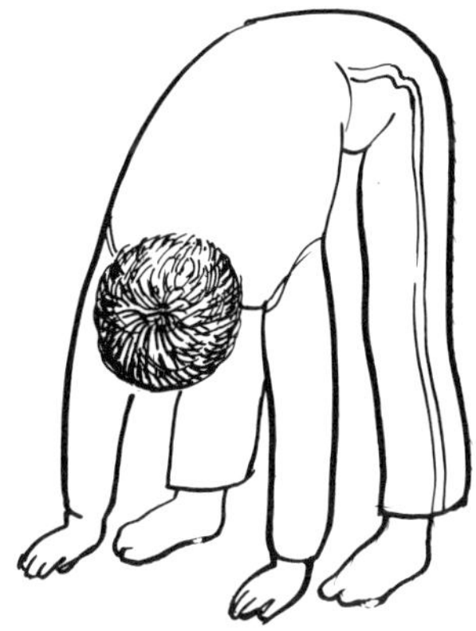

Die Stoffpuppe

Aufrecht mit leicht gegrätschten Beinen stehen.

Ausatmend langsam den Kopf auf die Brust sinken lassen, die Schultern lockern und Wirbel um Wirbel den Rücken nach vorne beugen, bis die Hände den Boden neben den Füßen berühren. Der ganze Körper soll entspannt und locker wie eine Stoffpuppe aussehen.

Kopf und Arme ausschütteln; nur die Beine bleiben gestreckt.

Einatmend sich wieder langsam aufrichten.

Wirkung: Erhöht die Beweglichkeit der Wirbelsäule, entspannt die Rücken-, Nacken-, Schulter- und Armmuskulatur.

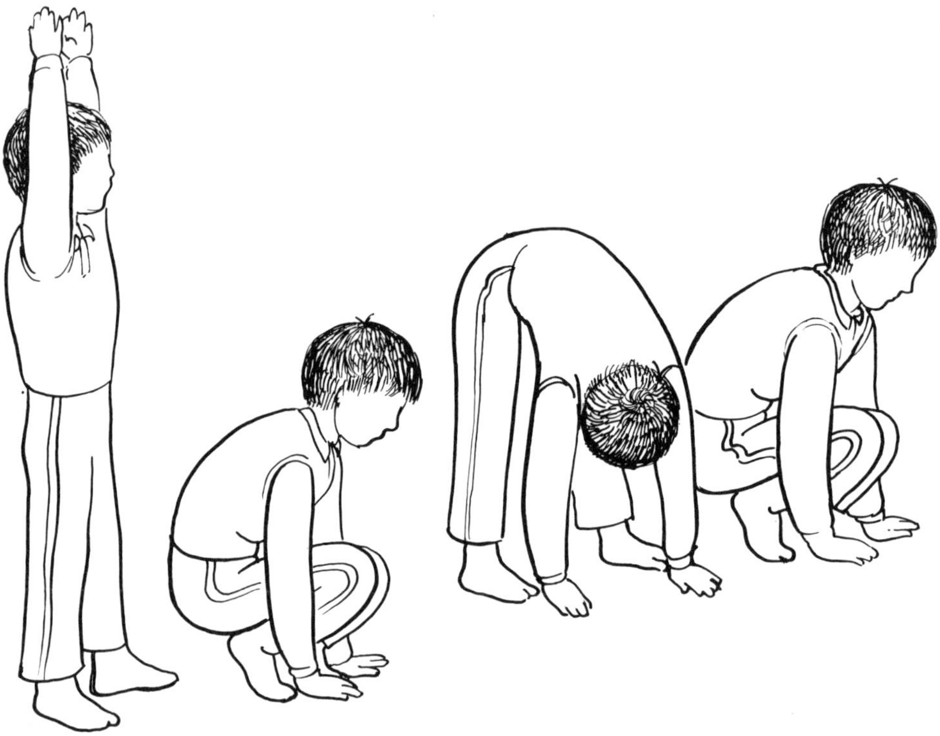

Die Federpuppe

Aufrecht mit leicht gegrätschten Beinen stehen.

Einatmend die Arme hochstrecken.

Ausatmend in die Hocke gehen, die Hände berühren den Boden neben den Füßen.

Mit der Einatmung die Knie strecken, die Hände bleiben dabei auf dem Boden.

Ausatmend zurück in die Hocke kommen.

Einatmend wieder aufrichten und die Arme hochstrecken.

2mal wiederholen.

In schnellerem Tempo üben, so daß der Körper wie eine Federpuppe aussieht.

Wirkung: Kräftigt die Arm- und Beinmuskulatur und die Rückenmuskeln und fördert die Beweglichkeit des Körpers. Regt den Kreislauf an.

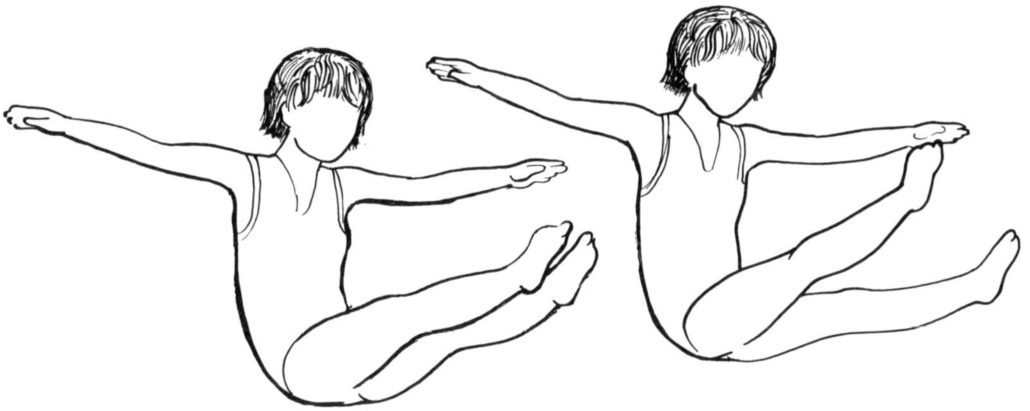

Die Holzpuppe

Mit gekreuzten Beinen sitzen (Schneidersitz), der Oberkörper ist aufrecht.

a) Einatmend die eingezogenen Beine heben und die Arme seitlich ausstrecken; die Finger sind gestreckt, die Handflächen zeigen zum Boden.
Auf dem Gesäß balancierend möglichst lang mit normalem Atem aushalten.
Ausatmend in die Grundstellung zurückkehren.

b) Einatmend die Beine strecken und gegrätscht hochheben. Die Füße stehen rechtwinkelig zum Unterschenkel (Zehen in Richtung Schienbein ziehen).
Die Arme sind seitlich gestreckt, die Handflächen zeigen nach unten.
Möglichst lange mit normalem Atem auf dem Gesäß balancieren.
Ausatmend in den Schneidersitz zurückkehren.

Jede Variation 2- bis 3mal wiederholen, dann in der Rückenlage entspannen.

Gelingt es den Kindern nicht, bei dieser Übung das Gleichgewicht zu halten, und fallen sie auf den Rücken, so sollen sie mit gehobenem Kopf, gestreckten Armen und angehobenen Beinen auf dem Rücken verharren, wie eine Holzpuppe, die umgefallen ist.

Wirkung: Trainiert die Bauchmuskeln und die Muskeln des gesamten Körpers. Übt das Gleichgewicht. Gut für stotternde Kinder.

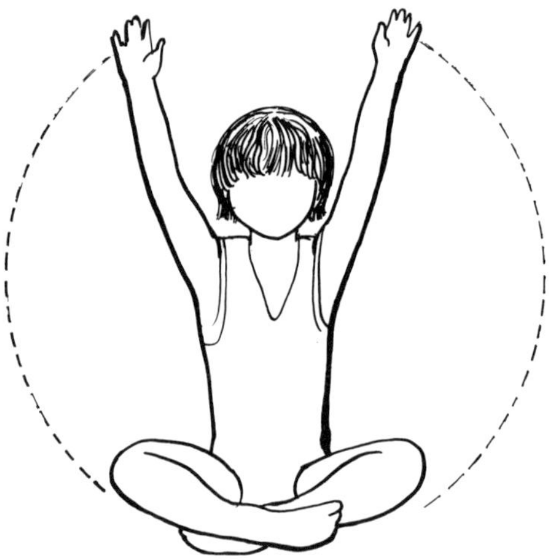

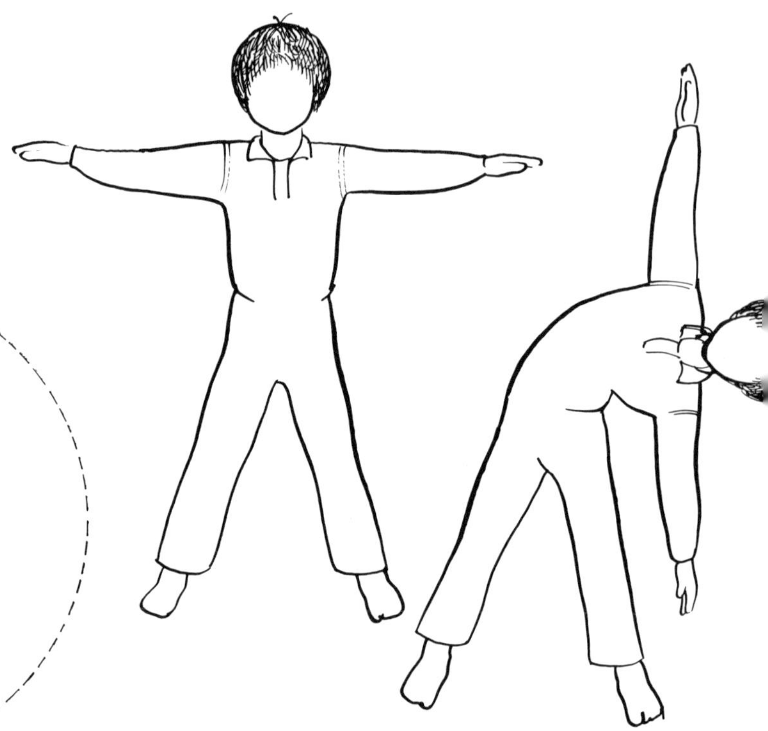

Triangel (Flugzeug) – *Trikonasan*

Aufrecht mit gegrätschten Beinen stehen, die Arme seitwärts strecken.

Das Flugzeug dreht sich nach links: Ausatmend seitwärts links beugen, bis die linke Hand den linken Knöchel berührt; der rechte Arm ist nach oben gerichtet.

Einatmend zur Grundstellung zurückkehren.

Ausatmend nach der anderen Seite neigen. (Darauf achten, daß die Kinder eine echte Seitwärtsbeuge und keine Vorbeuge durchführen.)

3mal wiederholen.

Wirkung: Streckung der seitlichen Rumpfmuskeln und Oberschenkelmuskeln sowie der Kniesehnen, Anregung des Nervensystems. Gegen seitliche Verkrümmung der Wirbelsäule.

Der Ballon

Sitz mit gekreuzten Beinen.

Die Kinder stellen sich vor, daß sie im Bauch einen Ballon haben, den sie langsam mit Luft füllen.

Langsam einatmen, dabei die Arme seitwärts bis über den Kopf strecken. Wenn die Arme hochgestreckt sind, sollte der Ballon ganz aufgeblasen sein.

Nun stellen sie sich vor, daß sie mit einer Stecknadel in den Ballon gestochen haben und die Luft ganz langsam ausgeht.

Dabei atmen sie mit leisem Zischen durch den Mund aus und senken die Arme.

5mal wiederholen.

Wirkung: Einüben der Bauchatmung.

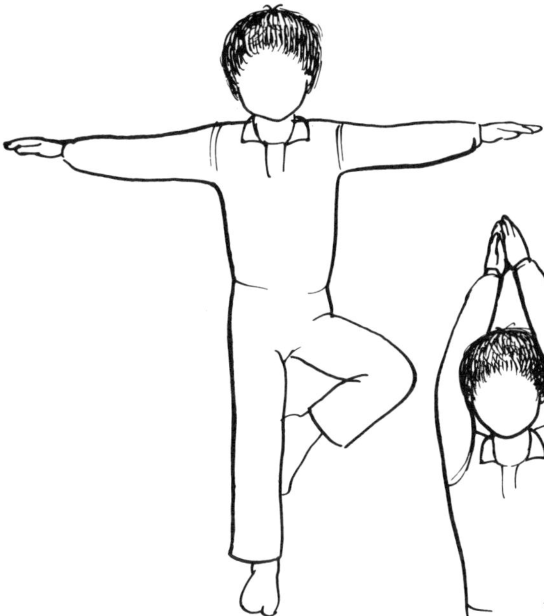

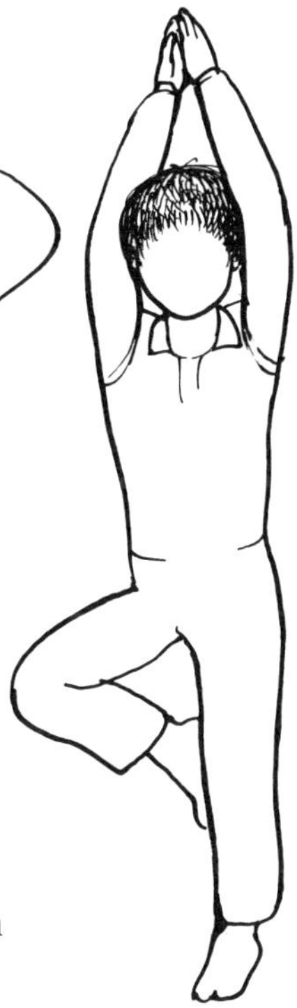

Der Baum

Aufrecht stehen.

Das Gewicht auf den rechten Fuß verlagern, das linke Knie beugen und die Fußsohle an die Innenseite des rechten Oberkörpers legen.

Langsam die Arme seitwärts strecken und über den Kopf heben; die Hände falten und zur Brust senken.

Bis 5 zählen, dann wieder zur Ausgangsstellung zurückkehren.

Die Übung auf dem anderen Bein stehend durchführen.

Wirkung: Fördert das Gleichgewicht und übt die Konzentration. Kräftigt die Bein- und Fußmuskulatur.

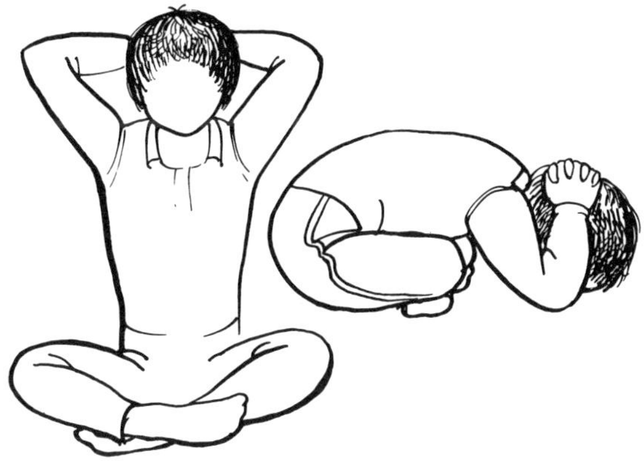

Die Sonnenblume

Sitz mit gekreuzten Beinen.

Einatmend die Finger hinter dem Kopf verschränken, dabei die Ellbogen sanft nach hinten drücken, so daß sich die Schulterblätter einander nähern.

Nun den Oberkörper langsam von links nach rechts und zurück drehen, wie sich die Sonnenblume nach der Sonne dreht.

Wenn der Tag zu Ende ist, schließt sich die Blume langsam.
Vorbeugen, bis die Stirne den Boden berührt, die Ellbogen der hinter dem Kopf verschränkten Hände locker zum Boden sinken lassen.

Wenn die Sonne wieder aufgeht, wacht die Blume auf und öffnet sich.

Den Oberkörper langsam wieder aufrichten, nach links und rechts drehen und dabei auf beide Seiten schauen.

Dann die Arme wieder senken.

2mal wiederholen.

Wirkung: Wirkt gegen Rundrücken, trainiert die Rücken- und Brustmuskulatur. Fördert die Beweglichkeit der Hüftgelenke. Vertieft die Atmung.

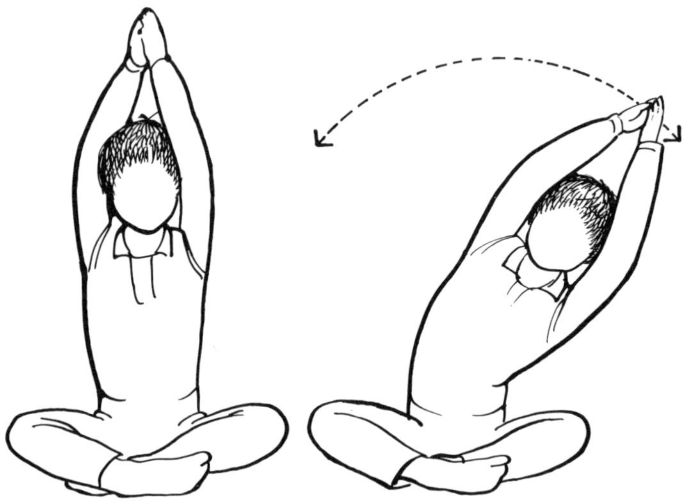

Die Tulpe

Sitz mit gekreuzten Beinen und geradem Rücken.

Einatmend die Arme langsam über den Kopf heben, die Hände falten und den Rücken hochstrecken.

Kurz in dieser Stellung verweilen.

Nun nach links und rechts, vorne und hinten beugen, so wie der Wind die Blume schaukelt.

Ausatmend die Arme senken.

2mal wiederholen.

Variation: Die hochgestreckten Arme kreuzen und dann die Hände falten.

Wirkung: Kräftigt die Arm-, Rumpf- und Hüftmuskulatur.

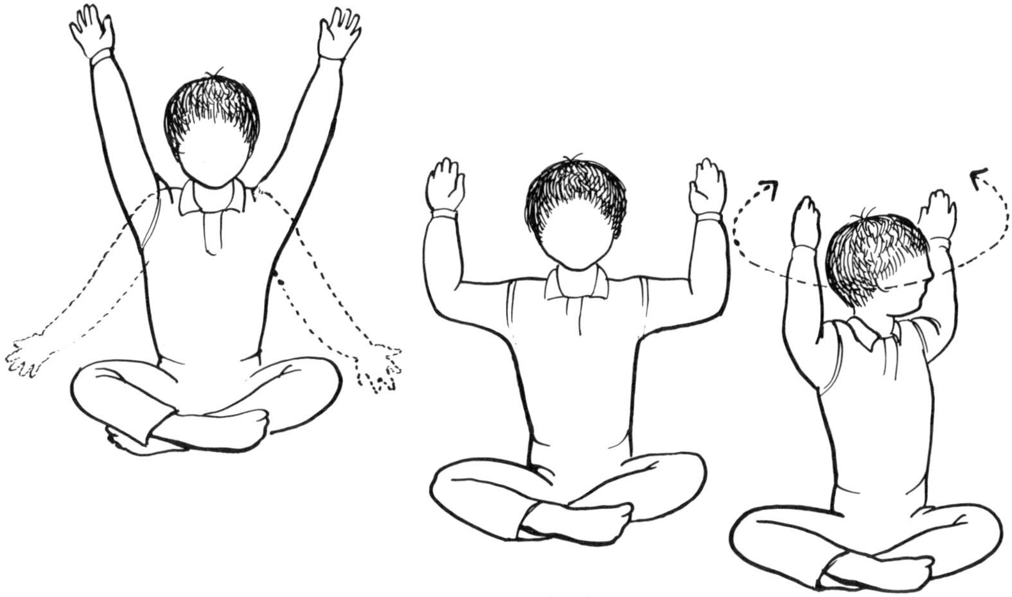

Die Osterglocke

Mit gekreuzten Beinen sitzen, der Oberkörper ist aufrecht.

Einatmend die Arme seitlich hochheben, bis sie eine V-Form bilden.

Ausatmend die Oberarme nach unten ziehen, bis sie parallel zum Boden sind, die Unterarme bleiben hochgestreckt (»Leuchterform«). Die Handflächen zeigen nach vorn, die Ellbogen sind im rechten Winkel gebeugt, die Schulterblätter werden nach hinten gezogen.

Einatmend den Oberkörper nach links drehen.

Ausatmend zur Mitte kommen.

Einatmend den Oberkörper nach rechts drehen.

Ausatmend zur Mitte zurückkehren.

Die Arme senken und entspannen.

3mal wiederholen.

Wirkung: Kräftigt die Rücken- und Schultermuskulatur und fördert die Beweglichkeit der Wirbelsäule.

Zur Beachtung
Herzkranke Kinder dürfen diese Übung nicht durchführen!

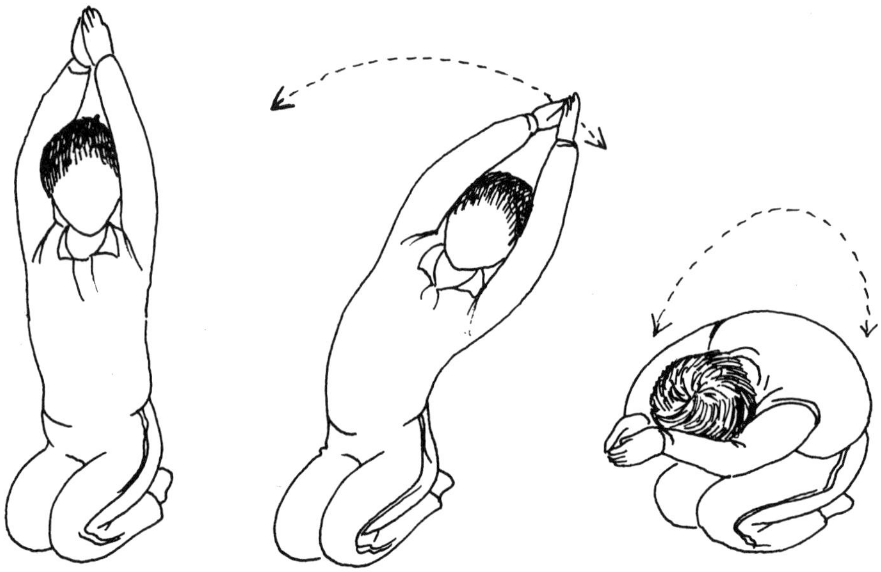

Das Steinblümchen

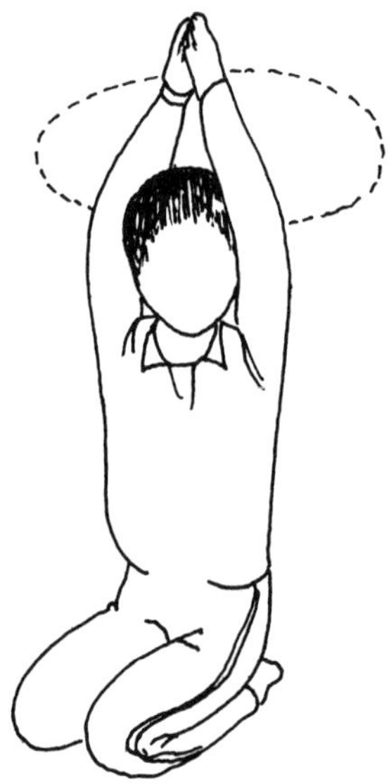

Im Fersensitz sitzen, der Rücken ist aufrecht, die Hände liegen auf den Knien.

Einatmend die Arme zuerst seitlich, dann hoch strecken und die Hände über dem Kopf falten. Die Arme nach oben dehnen.

Die Kinder stellen sich vor, eine Blume im Wald in der Nähe eines Felsens zu sein. Es weht ein milder Wind, der die Blume sanft nach rechts und nach links, nach vorne und rückwärts wiegt.

Mit Armen und Oberkörper kreisförmige Bewegungen machen. Die Augen sind dabei geschlossen.

Ausatmend die Hände zu den Knien senken. Mit geschlossenen Augen eine Weile ruhig und entspannt sitzen.

Die Kinder stellen sich vor, es wäre ein Sommermorgen, der Tag erwacht, die Sonne geht auf, und feiner Nebel steigt über Wald und Wiese auf. Eine Fee schwebt über die Wiese und berührt mit ihrem Zauberstab jede Blume, die dadurch in einen glückseligen Zauberschlaf versinkt.

Allmählich steigt die Sonne höher, der Nebel verschwindet, und die Sonnenstrahlen erwärmen die Blumen. Wieder tritt die Fee an sie heran und berührt sie mit ihrem Stab – da erwachen die Blumenkinder aus ihrem Traum.

Langsam tief einatmen und lange ausatmen. Die Augen öffnen.

Wirkung: Übt den entspannten Sitz, bereitet auf die Konzentrationsübungen vor.

Bei dem folgenden Märchen können die Kinder »mitspielen«, indem sie die Übungen mit den entsprechenden Namen (im Text halbfett) durchführen.

Das Jägermärchen

Es war einmal ein weiser und gerechter König, der eines Tages einen Spaziergang durch sein Königreich machte. Er war wie ein gewöhnlicher Mensch gekleidet, damit er von niemandem erkannt würde. Er wollte wissen, wie seine Leute leben.

Im Wald traf er auf einen Jäger mit seinem Gewehr auf dem Rücken. Der König fragte ihn:

»Jäger, wohin gehst du?«

»In den Wald, jagen«, antwortete der Jäger.

»Warum tötest du unschuldige Tiere, anstatt etwas Schönes zu arbeiten und deinen Garten zu pflegen? Geh heute nicht in den Wald, denn ich sage dir voraus, daß du nichts erjagen wirst.«

Der Jäger dachte: »Warum sollte ich nichts erjagen? Ich bin ein ausgezeichneter Schütze, und noch nie kehrte ich mit leeren Händen nach Hause zurück.« Und er ging weiter…

Auf einer Lichtung sah er ein kleines **Häschen** *(S. 91), das überrascht hochschaute, doch sonst zeigte sich kein Tier mehr, das er hätte jagen können.*

Langsam schlich sich eine **Schlange** *(S. 76) heran, sie zischte und legte sich dann faul auf einen warmen Stein und beobachtete den gegenüberliegenden* **Berg** *(S. 92), über dem der* **Adler** *(S. 78) kreiste. Am Waldrand lief eine* **Katze** *(S. 70), die kleine Verwandte des* **Tigers** *(S. 77). Der Adler ließ sich auf der Spitze eines* **Baumes** *(S. 85) nieder. Auf einem niedrigeren Zweig ruhte sich eine* **Schwalbe** *(S. 79) aus.*

Auch viele schöne Blumen waren zu sehen, zum Beispiel das **Steinblümchen**, *das sich mit dem Wind nach allen Seiten drehte (S. 88). Eine Pflanze aber bewegte sich nicht mit dem Wind, es war der ein kleiner* **Pilz**. *Er saß verborgen unter einem Baum und wartete, bis ihn jemand von der Erde hob (S. 46).*

(Es können auch noch andere Tierübungen in das Märchen einbezogen werden, z. B.: die **Raupe** und der **Marienkäfer** [S. 72], die **Heuschrecke**[S. 79] und der **Schmetterling** [S. 78], der **Frosch** [S. 74] und andere mehr.)

Der Jäger konnte an diesem Tag wirklich nichts erjagen. Vielleicht, weil der König nicht wünschte, daß man jemandem Schmerz zufügt? Auf dem Heimweg begann er darüber nachzudenken: »Wenn ich nach Hause komme, habe ich nichts in meinem Korb. Was soll ich meiner Frau sagen?… Aber es stimmt, mir würde es auch nicht gefallen, wenn mich jemand mit seinem Pfeil oder Gewehr abschießt.« Kurz entschlossen warf er sein Gewehr ins Gebüsch und setzte erleichtert seinen Weg fort.

Am Waldrand wartete auf ihn der König und fragte wieder:

»Jäger, wohin gehst du?«

»Nach Hause«, antwortete der Jäger.

»Und wirst du wieder auf die Jagd gehen und unschuldige Tiere töten?«

Der Jäger schämte sich tief und antwortete: »Nein, ich werde nicht mehr töten.«

Der König nickte zufrieden, lächelte und sagte freundlich:

»Schlechte Taten bringen auch dir selbst Unglück und Leid. Wenn du glücklich leben willst, höre auf Unrecht zu tun und zu töten. Niemand hat das Recht, einem anderen das Leben zu nehmen. Du kannst nicht Leben geben, also hast du auch kein Recht, es zu nehmen.«

Der Jäger ging frohen Herzens über seinen Entschluß nach Hause und fragte sich warum er nicht schon früher darauf gekommen war. Mußte erst der König kommen, um ihm das bewußt zu machen? Und als er nach Hause kam, begann er sofort seinen Garten umzugraben und Gemüse anzupflanzen.

6. Übungsreihe »Gruß an Khatu«

(d. h. an den Ort, wo der Meister lebt)

Die Übungsreihe *Khatu Pranam* kann sowohl Kindern als auch Erwachsenen sehr empfohlen werden. Sie dehnt und aktiviert die Rückenmuskulatur, unterstützt die physiologische Krümmung der Wirbelsäule und führt daher automatisch zu der richtigen Körperhaltung. Außerdem wird durch diese Übungsreihe das Atmungssystem trainiert und gekräftigt. Kinder sollen während den einzelnen Stellungen des *Khatu Pranam* ganz natürlich weiteratmen und den Atem nicht anhalten.

Am Anfang ist es günstig, mit den Kindern die verschiedenen Haltungen einzeln einzuüben und sie erst dann zu einer fließenden Bewegung zu verbinden.
Zur Motivation und Inspiration der Kinder kann das *Khatu Pranam* mit einer Erzählung begleitet werden, die den Sinn und Ursprung dieser Übung erklärt.

In einem weit entfernten Land – in Indien –, wo fast das ganze Jahr lang die Sonne scheint, liegt in der Wüste in der Nähe eines felsigen Gebirges das kleine Dorf Khatu.

Khatu ist ein ganz besonderer Ort, es ist ein »Zauberort«, an dem alle Wünsche erfüllt werden, die man mit reinem und aufrichtigem Herzen spricht. Kommt aber einer dorthin mit eigennützigen oder bösen Absichten, so enthüllt sich ihm dieser Zauber nicht. Nur ganz reine Menschen können ihn erfahren.

Vor mehr als hundert Jahren wurde in diesem Dorf ein Knabe geboren, der schon als Kind in seinem Herzen nur eine Sehnsucht hatte: allen Menschen zu helfen, ihnen Gutes zu tun und allen Liebe, Weisheit und Erkenntnis zu schenken. Sein Name war Mahaprabhu Deep (sprich: Mahaprabudîp), das bedeutet »das große Licht der Sonne«.

Schon als kleiner Junge versetzte er seine Eltern und die anderen Dorfbewohner durch seine Weisheit und Herzensgüte oft in Erstaunen. Sein Ruf verbreitete sich bald, und als er herangewachsen war, kamen immer mehr Menschen aus den umliegenden Dörfern und Städten nach Khatu, um ihn aufzusuchen und von ihm Rat und Hilfe zu erbitten. Über ganz Rajasthan leuchtete die Sonne seiner Weisheit und noch weit darüber hinaus in die Länder der Welt – und sie strahlt dort noch bis heute, obwohl Mahaprabhu Deep nicht mehr auf der Erde weilt.

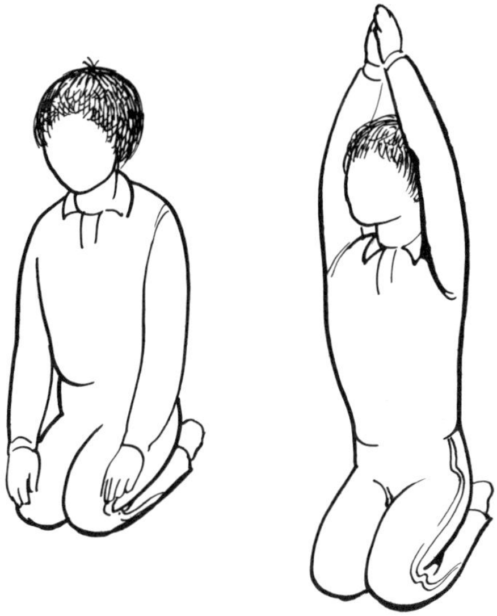

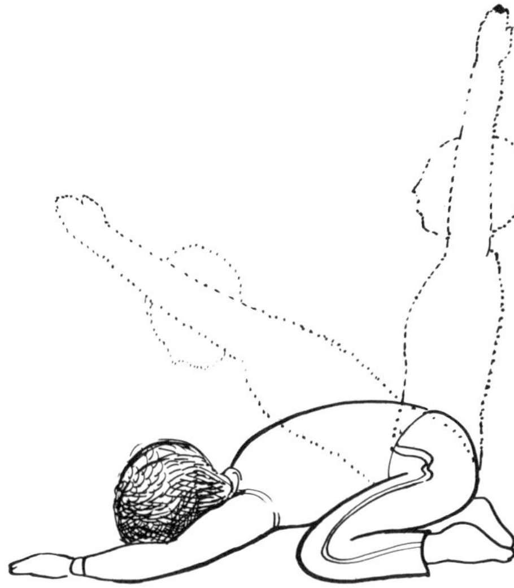

1. Stellung: **Gruß zur Sonne**

Fersensitz *(Vajrasan)* einnehmen.

Einatmend die Arme in einer großen Kreisbewegung über den Kopf strecken, die Hände falten. Den Oberkörper aus den Hüften heraus hochziehen und zu den Händen hinaufblicken.

Nicht nur die Kinder und Erwachsenen heißen die Sonne willkommen, sondern auch die Tiere.

2. Stellung: **Der Hase** – *Shaskankasan*

Ausatmend mit gestreckten Armen und geradem Rücken (Arme und Rücken sind in einer Linie) langsam nach vorn beugen, bis der Bauch die Oberschenkel berührt. Dann die Stirn, beide Handflächen und die Unterarme auf den Boden legen. Das Gesäß bleibt auf den Fersen.

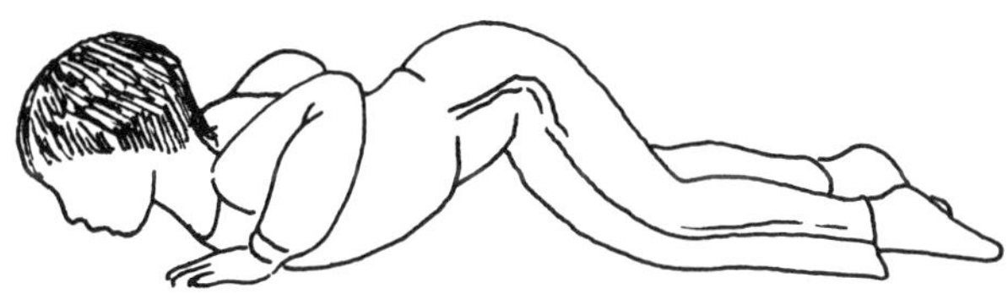

3. Stellung: **Die Raupe**

Einatmend den Oberkörper entlang des Bodens nach vorn ziehen, so daß Kinn, Brust, Handflächen, Knie und Zehen den Boden berühren. Oberschenkel, Becken und Bauch sind nicht im Kontakt mit dem Boden. Normal atmen.

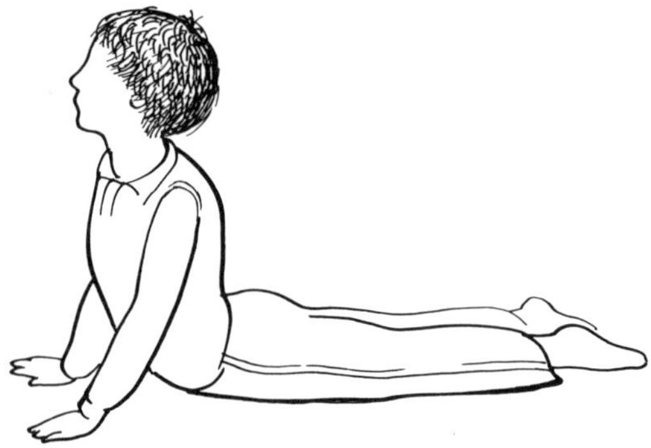

4. Stellung: **Die Kobra** – *Bhujangasan*

Einatmend den Oberkörper weiter vorschieben, bis der Bauch auf dem Boden liegt. Den Oberkörper hochheben und nach hinten durchstrecken. Die Arme nur so weit strecken, daß der Bauch bis zum Nabel noch auf dem Boden liegt. Die Schultern nach unten drükken. Die Beine sind entspannt, die Füße liegen flach auf dem Boden. Den Blick nach oben richten.

Auch der hohe Berg in der Nähe der Wüste und alle Einwohner von Khatu grüßen Mahaprabhu Deep – den Held ihres Herzen.

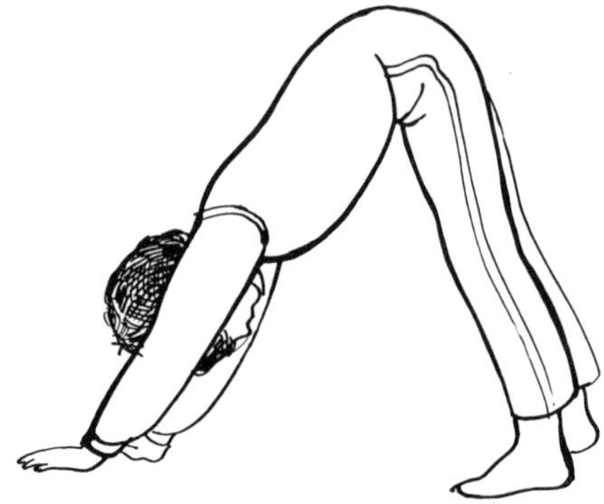

5. Stellung: **Der Berg** – *Sumeruasan*

Ausatmend das Gesäß hochheben, bis die gestreckten Arme und der Oberkörper eine Linie bilden und die Stellung wie ein Berg aussieht. Die Beine sind durchgestreckt, und die ganzen Fußsohlen berühren den Boden. Der Kopf hängt locker zwischen den Armen, der Blick ist auf den Nabel gerichtet.

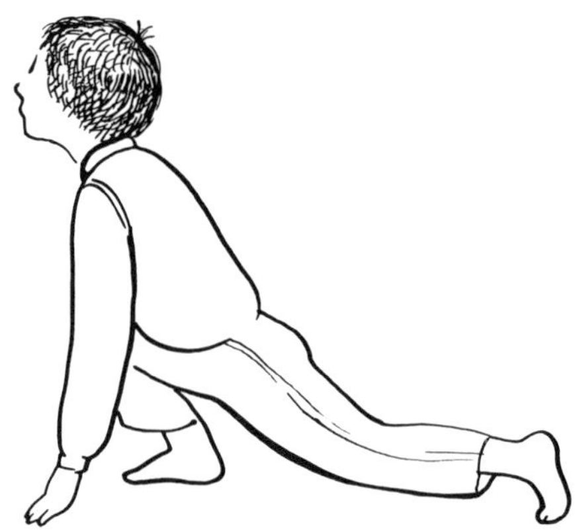

6. Stellung: **Sprinterstellung** – *Ashva Sanchalanasan*

Einatmend den rechten Fuß zwischen die Hände stellen, so daß der Unterschenkel senkrecht zum Boden steht und der Oberschenkel den Bauch berührt. Die Zehen des linken Fußes aufstellen, den Blick nach oben richten. (Bei der nächsten Runde das linke Bein nach vorn stellen.)

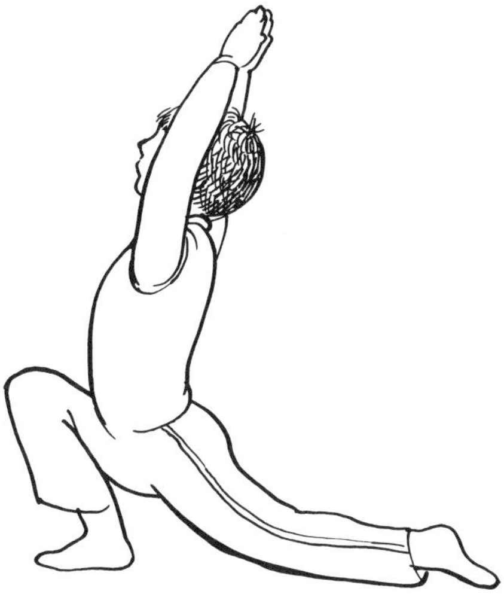

7. Stellung: **Heldenstellung** – *Virasan*

Ausatmend die gefalteten Hände über den Kopf heben und etwas weiter zurückbewegen. Den Blick auf die Hände richten.

8. Stellung: **Sprinterstellung** – wie 6.

Das Sonnenlicht scheint auf die Kleinen und auch auf die Großen.

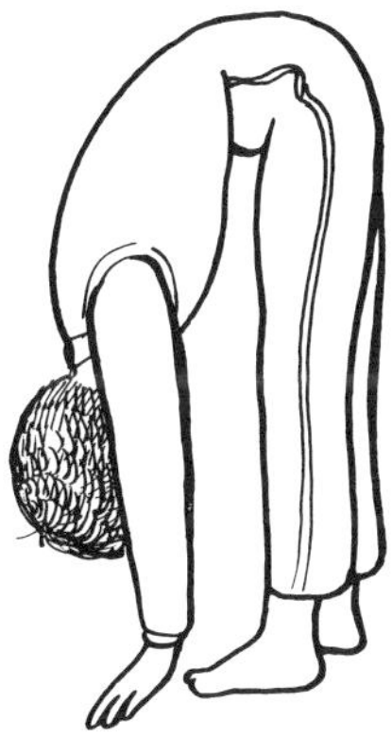

9. Stellung: **Vorbeuge**

Ausatmend den hinteren linken Fuß neben den rechten nach vorn stellen. Die Beine durchstrecken. Oberkörper, Kopf und Arme locker nach unten hängen lassen.

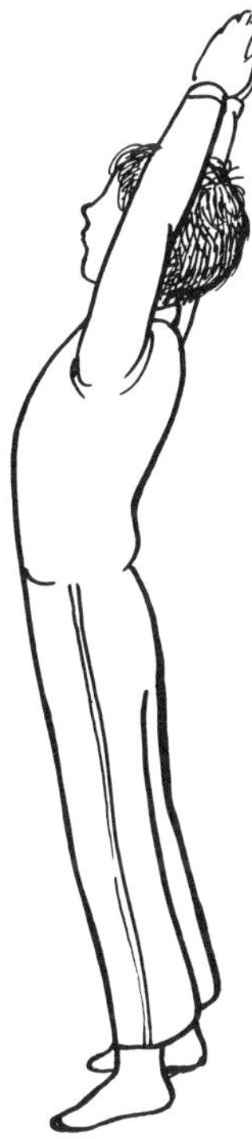

10. Stellung: **Streckung**

Einatmend Oberkörper und Arme langsam nach oben bewegen. Den Oberkörper weit nach oben und etwas zurück strecken. Den Blick auf die hochgestreckten, gefalteten Hände richten.

Es bringt allen Menschen Glück, Gesundheit und Zufriedenheit.

11. Stellung: **Vorbeuge** – wie 9.

12. Stellung: **Sprinterstellung** – wie 8.

13. Stellung: **Heldenstellung** – wie 7.

Alle Menschen grüßen Mahaprabhu Deep – die Sonne ihres Herzens auch heutzutage.

14. Stellung: **Sprinterstellung** – wie 8.

15. Stellung: **Der Berg** – wie 5.

Nicht nur die Menschen begrüßen die Sonne, auch die Berge und die Tiere,

16. Stellung: **Die Kobra** – wie 4.

17. Stellung: **Die Raupe** – wie 3.

die Kobra, die Raupe und der kleine Hase.

18. Stellung: **Der Hase** – wie 2.

Denn ohne Sonne und ohne Licht kann es kein Leben, keine Liebe und kein Glück geben.

19. Stellung: **Gruß zur Sonne** – wie 1.

20. Stellung: Ausatmend die Grundstellung (Fersensitz) einnehmen und die Hände auf die Oberschenkel legen.

Anschließend an diese Übung entspannen die Kinder in Rückenlage.

Hier können Sie noch folgende Geschichte anschließen:

Eine Puppe lag in ihrem Puppenbettchen, warm und liebevoll von ihrer Puppenmutti zugedeckt – und sie träumte einen wunderschönen Traum.

Sie träumte, daß eine kleine, weiße Wolke sich zu ihr niedersenkte und die Puppe sich auf sie setzte und mit ihr in den blauen Himmel flog. Sie flog hoch über den Menschen, den Bäumen und den Häusern und stieg immer höher in den wolkenlosen, von der Sonne durchstrahlten Himmel hinauf.

Sie überflog viele Städte, breite Flüsse und hohe Gebirge. Plötzlich begann sich die Wolke wieder zur Erde niederzulassen, und sie landete in einer wunderschönen Stadt, in der alle Häuser mit Blumen geschmückt waren und die Straßen breit und hell waren. Der Puppe gefiel es in dieser Stadt sofort. Sie ging langsam durch die Gassen über weiße Marmorsteine, und überall traf sie Märchenwesen: die Prinzessin auf der Erbse, Schneewittchen und die sieben Zwerge, Dornröschen mit ihrem Prinzen, Aschenputtel und ihre Schwestern. Sie traf auch den Langen, den Breiten und den Scharfsichtigen, das tapfere Schneiderlein, Frau Holle, Schneeweißchen und Rosenrot, die gute Fee und noch viele andere.

Dann kam die Puppe zu einem wunderschönen Schloß. Sie trat durch das Tor in einen herrlichen Garten. Sie wanderte durch die von Rosenbüschen gesäumten Wege und kam zu einem Schloßteich, in dem sich viele Goldfische tummelten. Da legte sich die Puppe am Rand des Reiches nieder und reckte genüßlich ihre Arme und Beine und ihren ganzen kleinen Körper. Die Sonne schien warm, und die Puppe fühlte sich sehr, sehr wohl.

Da kam ein leichter, lauer Wind und strich sanft über die Puppe. Er berührte ihre Stirn, ihre Augenlider und Wangen. Da atmete die Puppe ganz tief ein und aus, streckte und reckte sich, drehte und rollte sich von einer Seite zur anderen und öffnete schließlich die Augen. – Und was sah sie? Daß sie zu Hause in ihrem Bettchen lag und geträumt hatte.

IV

Übungen für das Schulalter

1. Was das Kind im Schulalter durch Yogaübungen gewinnen kann

Lebensfreude, Freude an der Bewegung.

Bewußtsein und Verständnis für seine Umgebung.

Steigerung der Konzentrationsfähigkeit und Verbesserung der schulischen Leistungen.

Verständnis und Beobachtung der Prozesse und Vorgänge im Körper.

Gleichmäßige Entwicklung des gesamten Organismus und geistige Ausgeglichenheit.

Richtige Körperhaltung, gerade Wirbelsäule.

Verbesserung des Blutkreislaufes.

Richtiges Atmen, Tiefatmung gegen Asthma und Heuschnupfen.

Verbesserung des Gleichgewichtssinnes.

Erhöhte Widerstandsfähigkeit gegen Krankheiten.

Korrektur des Körpergewichtes.

Beseitigung nervöser Störungen, von Hautproblemen und Akne.

Selbständigkeit und Verbesserung der Kontaktfreudigkeit und Kommunikation.

2. Yoga und Erziehungsaspekte

Die Kinder sind die Zukunft des Landes.
So wie wir unsere Kinder erziehen,
so wird unser Land sein.

Yoga ist eine Wissenschaft von Körper, Geist und Bewußtsein. Yoga hilft dem Menschen, die größtmögliche Entfaltung seiner Persönlichkeit zu erreichen. Durch Yoga erlangt er die Kontrolle über seinen Körper und seine Psyche, die ihm in allen Lebenssituationen hilft. Yoga ist eine Lebensweise, die lehrt, aufrichtig und zufrieden zu sein. Yoga ist ein Weg, in Frieden mit der Natur und dem Mitmenschen zu leben und Verständnis für alle Lebewesen – Menschen und Tiere – zu empfinden.

Die **zehn** ethischen Prinzipien des Yoga:

Regeln der äußeren Disziplin *(Yama)*:

Gewaltlosigkeit *(Ahimsa)*

Wahrhaftigkeit *(Satya)*

Nichtstehlen *(Asteya)*

Reiner Lebenswandel *(Brahmacharya)*

Mäßigkeit *(Aparighraha)*

Regeln der inneren Disziplin *(Niyama)*:

Reinheit *(Saucha)*

Zufriedenheit *(Santosha)*

Selbstbeherrschung *(Tapah)*

Studium der Schriften *(Svadhyaya)*

Hingabe an Gott *(Ishvara Pranidhan)*

Das beste Beispiel für die Kinder sind ihre Eltern. Das Kind wird dann die besten Fortschritte in Yoga machen, wenn auch die Eltern Yoga üben.

Wachsen die Kinder in einer Atmosphäre von Harmonie, Verständnis und gegenseitiger Rücksichtnahme auf, werden sie selbst zu liebevollen und friedliebenden Menschen herangebildet. In einer Umgebung hingegen, in der Streit, Spannungen, Unzufriedenheit und Gewalt vorherrschen, wird das Kind bald dieselben Eigenschaften zeigen.

Die ersten Sinneseindrücke, die Sie am Morgen, unmittelbar nach dem Aufwachen haben, steigen tief in das Unterbewußtsein hinab und üben eine langfristige Wirkung im gesamten Tagesablauf aus. Bei Kindern kommt diese Tatsache noch unmittelbarer als beim Erwachsenen zum Ausdruck. Deshalb sollten die Eltern sich bemühen, das Erwachen für das Kind so schön wie möglich zu machen. Es ist sehr wichtig, worauf der erste Blick beim Aufwachen fällt. Das Schönste für das Kind ist sicher das Lächeln des Vaters oder der Mutter, das ihm ein Gefühl der Geborgenheit und Sicherheit gibt. Die Farben des Schlafzimmers sollten sanft und harmonisch sein, und die Bilder an den Wänden sollten angenehme Gefühle hervorrufen. Am besten geeignet sind Landschafts- und Naturbilder (Meeresblick, Sonnenaufgang, Blumen usw.) oder Fotos von den Eltern oder anderen geliebten oder verehrten Personen. Völlig ungeeignet für das Schlafzimmer sind Bilder von Raubtieren, Jagdszenen oder Autorennen, Motorrädern und anderen Motiven, die aggressiv und gewalttätig wirken.

Auch das Spielzeug der Kinder soll frei von negativen und aggressiven Aspekten sein, sondern unterhaltend, lehrreich und positiv wirken.

Die Eltern sollen in ihren Kindern positive Gedanken erwecken, sie zur Feinfühligkeit, zum Verständnis für andere, zur Liebe zur Musik und Kunst anleiten. Sie sollen ihnen solche Märchen und Geschichten erzählen, die ihr ethisches Empfinden fördert und die moralischen Prinzipien festigt.

Das Kind soll sich frei entfalten können und ein natürliches Selbstwertgefühl ohne Komplexe entwickeln. Die Eltern sollen seine Kreativität, Phantasie und Spontaneität fördern und ihm Raum zur Entfaltung seiner eigenen kleinen Persönlichkeit geben. Sie sollen das Kind durch Lob und Aufmunterung dort unterstützen, wo das Kind sich zum Positiven entwikkelt; und durch eine feste, konsequente Haltung von schädlichen Einflüssen und Richtungen fernhalten. So lernt das Kind allmählich selbst die Unterscheidung der Werte und entwickelt sich zu einer reifen, verantwortungsbewußten Persönlichkeit.

Das stärkste Band zwischen dem Kind und den Erwachsenen ist die Liebe. Die Liebe mißt sich nicht am Wert der Geschenke, die ein Kind erhält, sondern an der Zeit, die man ihm widmet. Die Liebe des Kindes sollte sich nicht nur auf die Mutter oder den Vater beschränken, sondern sich auch zu weiteren Beziehungspersonen und zu allen Mitmenschen entfalten können. Durch ihr Beispiel und Vorbild sollen die Eltern die Kinder lehren, alle Menschen ungeachtet ihrer Rasse, ihres Standes und ihrer Religion zu achten und ihnen Verständnis entgegenzubringen. Der Respekt, mit denen die Eltern Lehrer und ältere Menschen behandeln, wird ihnen selbst einmal zugute kommen, wenn sie alt geworden sind, und von ihren Kindern dann ebenso behandelt werden, wie sie es ihnen vorgezeigt haben.

Liebe ist stark. Durch Liebe und Einfühlung können wir viel Gutes tun.

Noch stärker aber sind Worte. Durch Worte können wir Liebe hervorrufen, und durch Worte können wir schöne Gefühle in Enttäuschung, Schmerz und Haß verwandeln. Deshalb soll man den Kindern schon vom frühesten Alter an klarzumachen versuchen, was Worte bewirken können. Auch die Eltern sollen stets bedenken, welche Gedanken und Gefühle ihre Worte im Innern ihres Kindes auslösen und sich vor unbedachten Worten hüten, die sie verletzen oder erschrecken.

Die Eltern sollen auch wissen, in welcher Gesellschaft sich ihre Kinder aufhalten und mit welchen Freunden sie zusammen sind. Durch schlechten Umgang kann das Kind großen psychischen Schaden davontragen.

Auch der Tagesabschluß soll für das Kind angenehm und ruhig sein. Ebensowichtig wie die ersten Eindrücke beim Erwachen sind die letzten Gedanken vor dem Einschlafen. Das Kind sollte am Abend keine aufregenden Geschichten lesen oder Filme sehen. Es sollte am Abend den Eltern seine Tageserlebnisse und -spannungen erzählen können und von den Geschehnissen des Tages unbelastet zu Bett gehen.

Sicherlich sind hier ideale Verhältnisse beschrieben, die in der Familie nicht immer vorhanden sein können.

Mit Liebe, Bemühung und positivem Bewußtsein ist es jedoch möglich, auch schwierige Situationen und Zeiten zu meistern, ohne daß das Kind eine Schädigung seiner Entwicklung erhält.

3. Hinweise für das Üben mit Schulkindern

Übungszeit

Regelmäßig, täglich, nach Möglichkeit immer zur gleichen Zeit üben.

Zunächst soll die Übungsdauer ca. 10 Minuten betragen; allmählich kann sie verlängert werden. Wichtig ist, daß das Kind Spaß daran hat und das Üben nicht als lästige »Pflicht« empfindet.

Grundsätzlich mit leerem Magen üben, 1 bis 3 Stunden nach dem Essen.

Übungsort

In einem gutgelüfteten, wohltemperierten Raum, der ruhig und ohne störende Einflüsse (Lärm o. ä.) ist; im Sommer im Freien.

Kleidung

Bequeme, nicht einengende Kleidung, z. B. Jogginganzug, Turnzeug; Gürtel, Schmuck, Schuhe usw. ablegen.

Durchführung der Übungen

Beim Üben soll stets durch die Nase und nicht durch den Mund geatmet werden, soweit nicht spezielle Atemübungen durchgeführt werden.

Langsam, entspannt und mit Konzentration üben.

Die Asanas (Stellungen) höchstens 5 Sekunden einhalten. Das Kind soll sich in jeder Stellung wohl, bequem und entspannt fühlen.

Die Asanas dürfen keine Schmerzen verursachen. Niemals mit äußerster Anstrengung üben.

Entspannung und Yogavollatmung im Liegen (ca. 5 Minuten).

Gelenkigkeitsübungen (ca. 10 bis 15 Minuten).

Entspannung (ca. 3 Minuten).

Asanas und gezielte Ausgleichsübungen, Übungsmärchen, Khatu-Pranam oder Guru-Pranam (ca. 20 Minuten).

Entspannung mit einem Märchen (ca. 5 Minuten).

Atemübung (Pranayama) (ca. 5 bis 10 Minuten).

Konzentrationsübung (ca. 5 bis 10 Minuten).

Die Übungsstunde beginnt mit einer Entspannung des ganzen Körpers – verbunden mit Yogavollatmung – zum Abreagieren von allen Eindrücken und Problemen des Tages und zur Einstimmung auf die Yogaübungen. Erst danach werden die Körperübungen durchgeführt.

Während der Entspannung und Übungen kann man leise und angenehme Musik spielen lassen, die eine entspannte und angenehme Atmosphäre schafft.

Zur Auflockerung des Übungsprogramms können immer wieder die spielerischen Übungen und Übungsmärchen aus dem 3. Kapitel durchgeführt werden.

Je nach dem Alter und der Yogapraxis der Kinder werden nach den Körperübungen stufenweise aufbauend die Atem- und Konzentrationsübungen eingeübt und durchgeführt.

Übung bei Krankheit oder Behinderung

Gelingt es dem Kind aufgrund physischer Behinderungen (z. B. nach einem Unfall) nicht, bestimmte Asanas richtig auszuführen, soll es die Übung bis zu dem Grad durchführen, zu dem es imstande ist. Dann kurz in der Stellung verharren und im Geist an etwas Angenehmes oder Schönes (die Sonne, eine Blume, eine schöne Landschaft o. ä.) denken. Schon nach kurzer Zeit wird eine spürbare Verbesserung in der Ausführung der Übung festzustellen sein.

Wenn das Kind aufgrund mangelnder Beweglichkeit zur Durchführung einer Übung nicht imstande ist, soll es diese im Geiste durchführen. Es soll die Übung in seiner Vorstellung ganz genauso ausführen wie in Wirklichkeit (am besten unterstützt durch den Lehrer, der die Übungsfolge langsam ansagt).

Am wirksamsten ist es, diese mentale Durchführung einer Übung abends vor dem Schlafengehen durchzuführen. Nach einigen Wiederholungen wird das Kind imstande sein, die Übung auch körperlich durchzuführen (wenn dies nicht durch eine bleibende Behinderung unmöglich gemacht wird). Jedenfalls wird durch die geistige Ausführung einer Übung die positive Wirkung dieser Stellung bis zu einem gewissen Grad körperlich zur Entfaltung kommen.

Die mentale Ausführung von Übungen kann auch im Krankenhaus oder bei längerer Krankheit zu Hause geübt werden.

4. Entspannung und Entspannungshaltungen

Eine wichtige Basis und Voraussetzung für die Übungen ist die Entspannung. Man beginnt ab der ersten Yogastunde damit, sie mit den Kindern zu üben.

Die Entspannung soll ungefähr 5 bis 10 Minuten dauern. Zuerst werden die einzelnen Körperteile entspannt, dann der ganze Körper.

Es gibt mehrere Entspannungsmöglichkeiten:

Entspannung mittels Bewegung

Entspannung mit Hilfe des Atems

Entspannung mittels Anspannung

Entspannung in der Ruhelage

Die einzelnen Techniken können je nach Bedarf kombiniert werden.

Entspannung mittels Bewegung

Durchschütteln der Gliedmaßen

Arme und Beine ausschütteln, bis sie ganz locker sind.

Diese Entspannungsart eignet sich sehr gut für die Lockerung zwischen den einzelnen Asanas.

Hängenlassen des Oberkörpers

Im Stehen den Oberkörper tief vorbeugen, so daß Arme und Kopf ganz locker herunterhängen und leicht hin und her baumeln.

Strampeln mit Armen und Beinen:

In der Rückenlage heben die Kinder Arme und Beine hoch und strampeln (siehe die Übung »Der Käfer«, S. 40). Die Strampelbewegung wird immer schneller, wie bei einem Käfer, der auf dem Rücken liegt, dann werden die Bewegungen abgebrochen, und die Kinder bleiben ganz passiv auf dem Boden liegen und ruhen sich aus.

Die letzte Übung kann auch mit lautem Lachen kombiniert werden: hahaha, hehehe, hihihi, hohoho, huhuhu... Dieses anfangs künstlich hervorgerufene Lachen geht meist spontan in echtes Lachen über. Wenn sich die Kinder ausgelacht haben, können sie noch eine Weile ganz bewegungslos auf dem Rücken liegen und entspannen.

Auf diese Weise wird der ganze Körper, die inneren Organe und das Atmungssystem vollkommen entspannt und bei den Kindern gute Laune und eine positive Einstellung hervorgerufen.

Entspannung mit Hilfe des Atems

Diese Art der Entspannung eignet sich besonders zwischen den Asanas, während einer kurzen Ruhepause im Sitzen oder Liegen.

Sie machen den Kindern den Atemvorgang bewußt und leiten sie an, sich in ihrer Phantasie vorzustellen, daß sie beim Einatmen frische Energie (z. B. als kleine Lichtkugeln, als Lichtstrahl in Weiß oder anderen Farben) in den Körper leiten. Bei der Ausatmung lassen sie in der Vorstellung negative Eigenschaften, Müdigkeit, Traurigkeit und ähnliche Gefühle und Gedanken los und befreien sich von ihnen.

Entspannung mittels Anspannung (im Liegen)

Diese Art der Entspannung folgt durch die Anspannung einzelner Körperteile mit nachfolgender spontaner und natürlicher Entspannung beim Loslassen der Spannung.

Einen Arm anspannen, die Faust ballen, dann das Handgelenk, den Unter- und Oberarm anspannen, so fest es geht. Nach kurzem Halten dieser Anspannung alle Muskeln lockern und den Arm ganz entspannt am Boden liegen lassen.

Dasselbe mit dem anderen Arm wiederholen.

Nun wird ein Bein angespannt, beginnend mit den Zehen, Fuß, Fußgelenk, Wade, Oberschenkel – und die Spannung nach kurzer Zeit wieder gelöst. Das Bein sinkt entspannt zu Boden.

Mit dem anderen Bein wiederholen.

Danach die Muskeln des Hinterteils, Rückens, des Bauches, der Brust, der Schultern, des Halses usw. schrittweise anspannen und wieder lockerlassen.

Schließlich auch die Gesichtsmuskeln anspannen: Zähne zusammenbeißen, Lippen zusammenpressen, Stirne runzeln, Augen zudrücken usw., und danach wieder lösen und entspannen.

Zum Abschluß noch einmal den ganzen Körper, Arme, Beine, Gesicht, Rücken, Bauch und Brust anspannen und mit tiefem Ausatmen den Körper wieder entspannt in die Rückenlage sinken lassen.

Entspannung in der Ruhelage

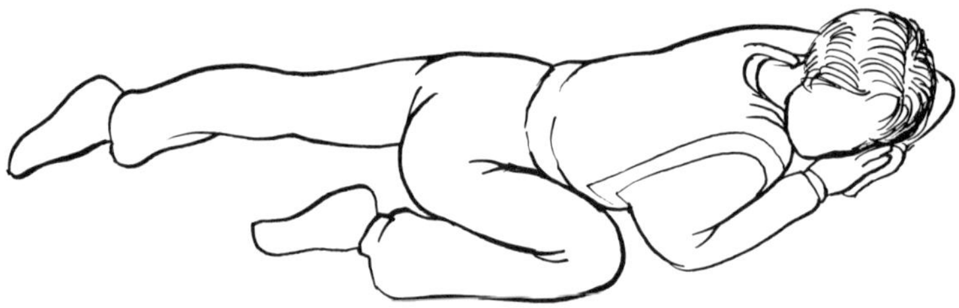

Der ruhende Tiger

Auf dem Bauch liegen und den Körper etwas auf die linke Seite drehen. Die linke Wange liegt auf dem linken Ellbogen. Die rechte Hand über die linke Hand legen (der Ellbogen weist nach unten) und das rechte Knie anziehen, so daß es den rechten Ellbogen berührt.

Diese Stellung beruhigt und entspannt den ganzen Körper, besonders die Wirbelsäule. Sie wird von Kindern als sehr angenehm empfunden und gerne durchgeführt. Empfehlenswert für Kinder mit Wirbelsäulenverkrümmung.

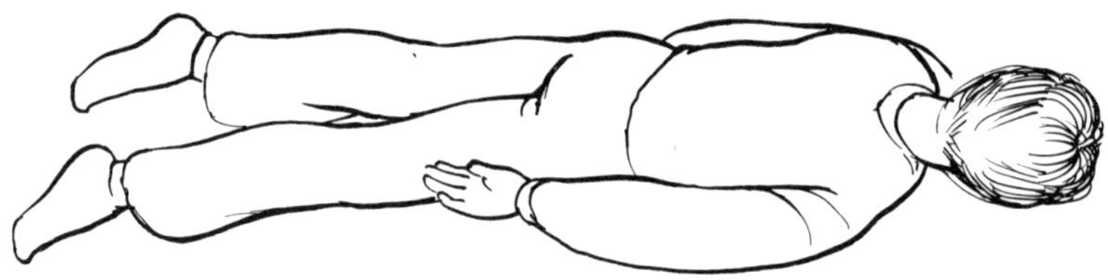

Entspannung in der Bauchlage
(**Krokodil** – *Makarasan*)

Auf dem Bauch liegen, die Arme sind locker neben dem Körper, die Handflächen nach oben gerichtet. Der Kopf wird zur Seite auf eine Wange gelegt. Die Beine sind leicht gegrätscht, die Zehen weisen nach außen. Mit jedem Atemzug soll die Entspannung bewußt vertieft werden.

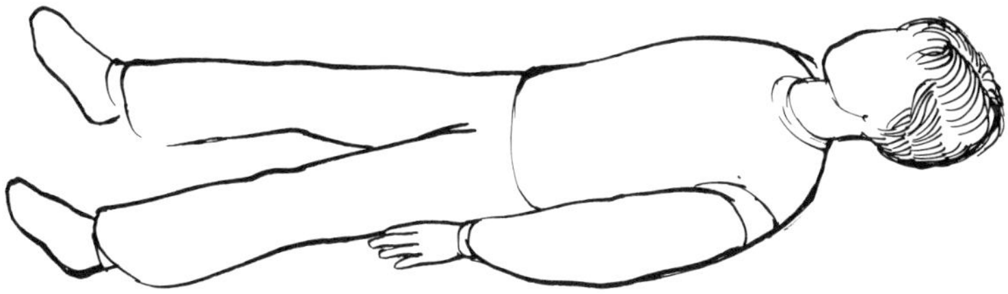

Entspannung in der Rückenlage

Diese Art einer tieferen Entspannung kann mit Kindern ab dem 6. Lebensjahr durchgeführt werden, eventuell schon früher, wenn das Kind bereits an Yogaübungen gewöhnt ist. Die Dauer der Entspannung kann von ca. 3 Minuten langsam auf 8 bis 10 Minuten gesteigert werden.

Die Kinder liegen auf dem Rücken, die Arme locker neben dem Körper, Handflächen weisen nach oben. Die Beine sind leicht gegrätscht. Die Augen sind geschlossen, der Atem ist ruhig.

Nun lockern sie bewußt und schrittweise alle Muskeln, entspannen die Nerven und den Atemvorgang.

Ihr entspannt die Zehen, die Fußsohlen, Fußgelenke, Waden, Knie und Oberschenkel. Beide Beine sind ganz locker und entspannt.

Ihr entspannt das Gesäß, die Hüften, den unteren Teil des Rückens, die Bauchmuskeln, den Brustkorb und den oberen Teil des Rükkens.

Ihr entspannt die Finger, die Hände, Handgelenke, Unterarme, Ellbogen und Oberarme, die Schultern, den Nacken und Kehlkopf.
Arme, Bauch und Rücken sind ganz entspannt.

Ihr entspannt den Kopf, die Gesichtsmuskeln, Wangen, Augenlider, Nase, Lippen und Zunge und auch den Hinterkopf.
Der Kopf und das Gesicht sind ganz entspannt.

Nach einer kurzen Weile in Ruhe und Stille, wo ihr die Entspannung genießt, ruft ihr euch euer Körperbewußtsein wieder zurück.

Ihr fühlt eure Arme und Beine, ihr fühlt die Teile des Körpers, die den Boden berühren. Ihr bewegt langsam Finger und Zehen, Hände und Füße, atmet tief ein und aus, streckt Arme und Beine, rollt den Körper von links nach rechts. Dann legt ihr die Handflächen auf die Augen, öffnet die Augen und setzt euch langsam auf.

Diese Entspannung heißt *Anandasan* (ananda = Glückseligkeit) und entspannt Körper, Geist und Seele.

Bei kleineren Kindern, die noch nicht lange durchhalten können und bei der Aufzählung der Körperteile eher unruhig werden, erzählen Sie statt dessen eine kleine Geschichte, durch die Sie die Aufmerksamkeit der Kinder fesseln können.

Entspannung im Sitzen

Die Kinder sitzen aufrecht, mit geradem Rükken, und ziehen die Beine an den Körper an. Die Fußsohlen sind am Boden.

Nun legen sie den Kopf auf die Knie und umfassen die Knie mit den Armen.

Dabei atmen sie normal und entspannt.

Führung einer Entspannungsübung durch den Yogalehrer

Entspannt euren ganzen Körper, entspannt die Muskeln, Nerven und den Atemvorgang. Euer Körper liegt ganz ruhig auf dem Boden. Eure Augen sind geschlossen. Ihr bleibt ganz bewegungslos und ruhig liegen. Während ich nun die Teile eures Körpers nenne, sollt ihr im Geiste diesem Körperteil den Befehl geben, sich mehr und mehr zu entspannen.

Entspannt die Finger der rechten Hand, die Handfläche, das Handgelenk,

den rechten Unterarm, Oberarm und die rechte Schulter,

die rechte Seite des Körpers, die Taille und Hüfte,

den rechten Oberschenkel, das rechte Knie, Wade, Knöchel, Ferse, Fußsohle, Vorfuß und die Zehen des rechten Fußes.

Nun alle Finger der linken Hand, die Handfläche, das Handgelenk.

Die rechte und linke Gesäßhälfte, das gesamte Gesäß.

Den Bauch.

Die rechte und linke Seite der Brust, die gesamte Brust.

Den Nacken und den Kehlkopf.

Den Hinterkopf, die Kopfhaut, den oberen Teil des Kopfes.

Die Stirn, rechte und linke Augenbraue, rechtes und linkes Auge, die Augenlider und Augäpfel, beide Augen.

Die Nase, beide Nasenflügel, die rechte und die linke Wange, beide Wangen, die Ober- und Unterlippe, die Kiefergelenke, die Zunge.

Das gesamte Gesicht, den gesamten Kopf, den gesamten Rumpf, beide Arme und Beine.

Der ganze Körper ist nun vollkommen entspannt.

Fühlt nun vollkommene Ruhe und Frieden in eurem Körper. Auch euer Geist ist ruhig und friedvoll. Entspannt euch nun geistig. Stellt euch vor, ihr liegt auf einer grünen Wiese im Sommer, über euch ist ein schöner hellblauer Himmel. Die Sonne scheint. Ihr fühlt euch angenehm warm. Ihr seid glücklich.

Haltet dieses Gefühl des Glücklichseins fest und vergeßt es nie mehr!

Wendet eure Aufmerksamkeit nun eurem Atem zu. Beobachtet euren Atem. Seid euch eures Körpers bewußt. Fühlt euren ganzen Körper vom Kopf bis zu den Zehen. Fühlt eure Finger und eure Zehenspitzen.

Bewegt nun langsam eure Finger und Zehen. Bewegt euren Körper von einer Seite zur anderen. Atmet tief ein und aus. Reibt eure Handflächen zusammen und legt sie über die Augen. Öffnet die Augen und setzt euch langsam auf.

Für eine kürzere Entspannung kann die Übung abgekürzt werden:

Entspannt den rechten Arm, den linken Arm, das rechte Bein, das linke Bein, den gesamten Rumpf und den Kopf.

Entspannt den gesamten Körper, der ganze Körper ist entspannt.

Entspannt alle Muskeln, Nerven und den Atem.

Beobachtet den Atemvorgang, das Ein- und Ausatmen.

Mit jeder Einatmung empfangt ihr frische Luft und Gesundheit, mit jeder Ausatmung verläßt euch die verbrauchte Luft und Müdigkeit.

Konzentriert euch auf die Stille in euch.

Der Abschluß dieser Entspannung ist derselbe wie bei der vorhergehenden.

5. Einübung der yogischen Vollatmung

Mit dem ersten Atemzug beginnt das Leben, mit dem letzten Ausatmen endet es. Leben ist ohne Atmung unmöglich. Ohne zu essen, kann man ein paar Monate leben, ohne zu trinken ein paar Tage, doch ohne zu atmen, kann man nur wenige Minuten überleben.

Der menschliche Körper besteht aus fünf Elementen: Erde, Wasser, Feuer, Luft und Äther (Raum). Für das Leben ist die Luft das wichtigste Element. Durch sie werden alle anderen Elemente gereinigt, und zwar mittels Lebensenergie, die den gesamten Körper durchdringt. Diese Energie nennt man Prana.

Das Wort *»Pranayam«* stammt von *Prana* = Lebensenergie, und *yam* = üben, regulieren. *Pranayam* bedeutet also, durch bestimmte Übungen die Lebensenergie im Körper zu regulieren – sie zu erhalten und zu speichern sowie eventuell bestehende Energieblockaden zu lösen.

Eine kurze, schnelle und flache Atmung ist ungesund. Sie ruft Unruhe, Nervosität und Spannung im ganzen Organismus hervor. Am gesündesten ist eine ruhige, tiefe und langsame Atmung. Es ist sehr wichtig, daß Kinder schon sehr früh lernen, richtig zu atmen und die ganze Lungenkapazität auszunützen.

Man unterscheidet:
- Bauchatmung
- Brustatmung
- Schlüsselbeinatmung.

Durch die Kontrolle der Atmung wird größere Harmonie und größeres Gleichgewicht des Organismus erreicht. Es wurde bewiesen, daß unruhige und nervöse Kinder sehr flach und kurz atmen. Wenn es gelingt, ihre Atemweise zu korrigieren, fallen viele Probleme weg.

Einübung der yogischen Vollatmung in der Rückenlage

Entspannungshaltung auf dem Rücken liegend *(Anandasan)* einnehmen. Zur besseren Entspannung der Bauchdecke können die Beine angewinkelt werden.

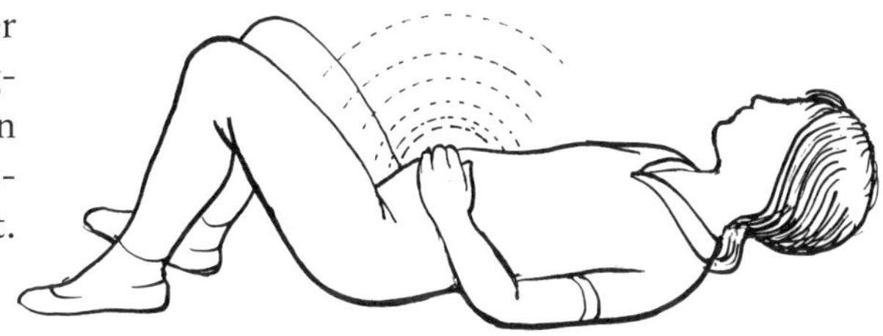

Sich der Bauchatmung bewußt werden

Eine Hand auf den Bauch legen und das Ein- und Ausatmen beobachten.

Beim Einatmen wölbt sich der Bauch leicht nach außen, beim Ausatmen zieht er sich wieder zusammen.

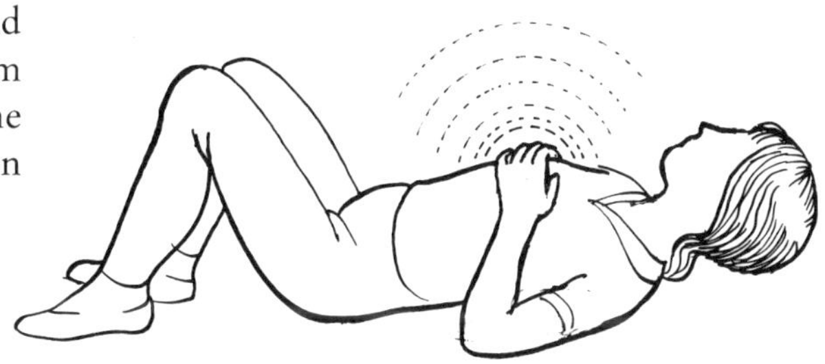

Beobachtung der Brustatmung

Die Hände seitlich auf den Brustkorb legen. Die Fingerspitzen berühren einander.

Bei der Einatmung dehnt sich der Brustkorb, und die Fingerspitzen entfernen sich voneinander.

Bei der Ausatmung zieht sich der Brustkorb wieder zusammen, und die Finger berühren einander wieder.

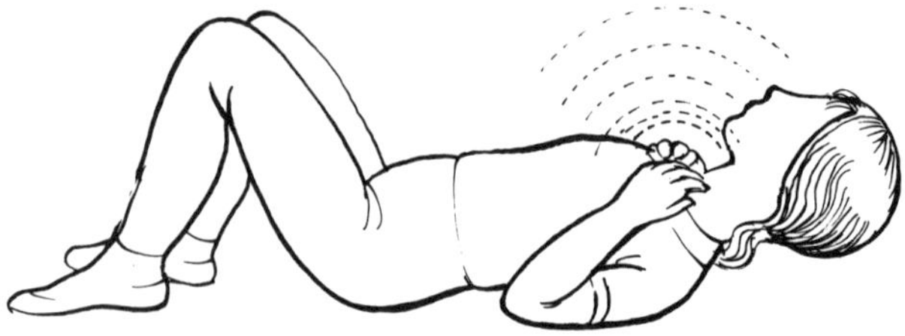

Beobachtung der Schlüsselbeinatmung

Die Hände auf die Schlüsselbeine legen.

Bei der Einatmung werden die Hände durch die Ausdehnung des oberen Teils des Brustkorbes etwas hochgehoben.

Bei der Ausatmung senken sie sich wieder.

Einübung der yogischen Vollatmung im Sitzen

Sobald die Kinder die vorhin beschriebene Atemübung beherrschen, gehen Sie dazu über, die Vollatmung im Fersensitz zu beobachten und gleichzeitig die richtige Körperhaltung im Sitzen einzuüben.

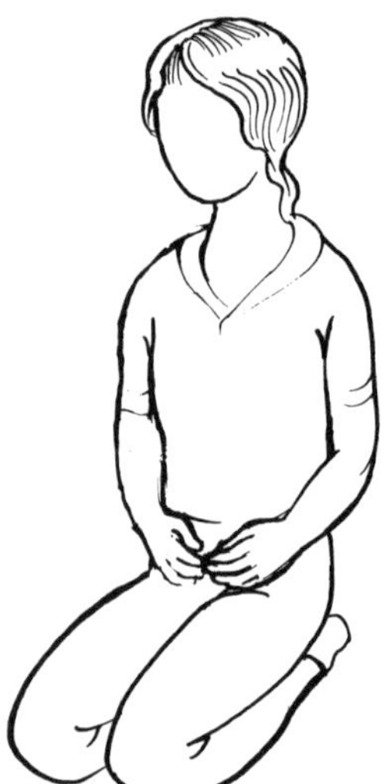

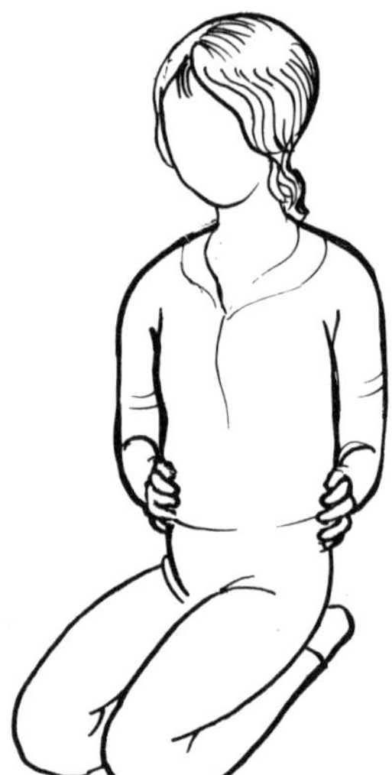

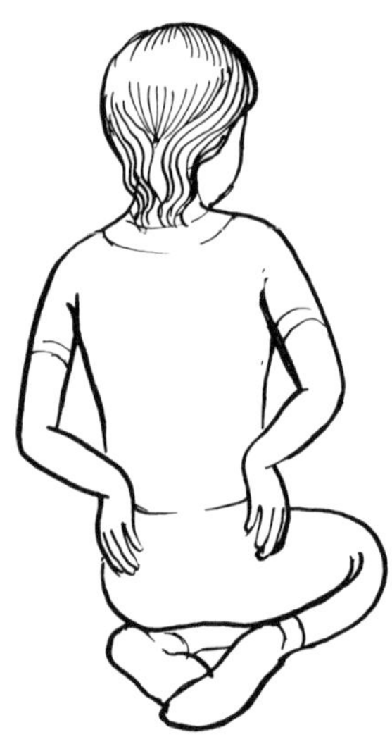

Fersensitz *(Vajrasan)* einnehmen, der Oberkörper ist gerade, die Hände ruhen auf den Knien.

Nun die Hände abwechselnd auf den Bauch und in die Taille legen, um die Atembewegung wahrzunehmen.

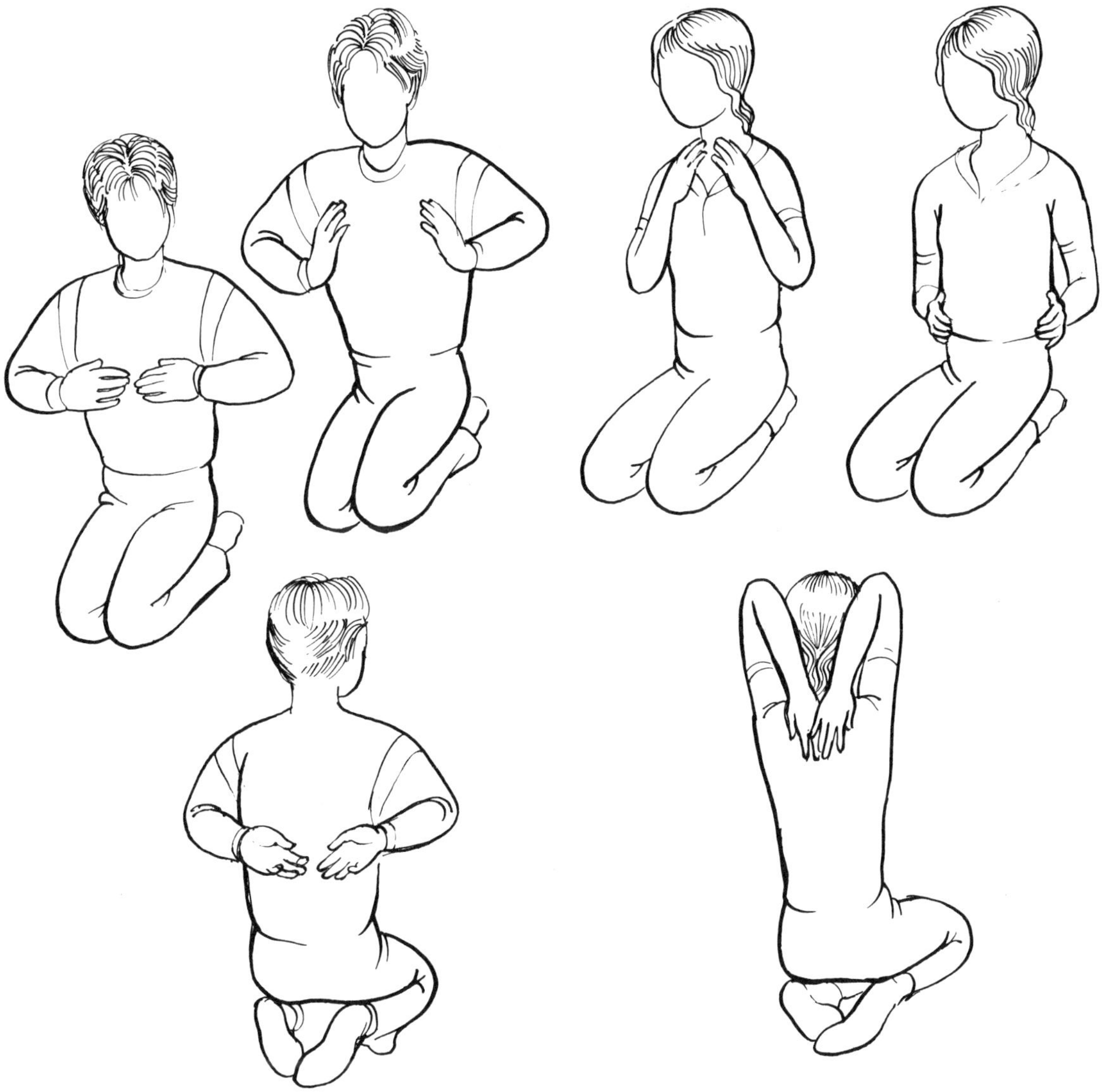

Dann die Hände vorne und seitlich auf die Brust und anschließend auf den Rücken legen und den Atem eine Zeitlang dort beobachten.

Zuletzt die Hände auf die Schlüsselbeine, in die Taille und auf die Schulterblätter legen und Atem und Körperdehnung spüren.

Um den Kindern zu zeigen, wie der Atem sich durch diese Übung vertieft, machen Sie folgendes Experiment:

Fersensitz einnehmen, Hände liegen auf den Knien, Oberkörper ist gerade.

Nun während einer Minute die Anzahl der normalen Atemzüge zählen.

Anschließend 3 Minuten lang die yogische Vollatmung bewußt durchführen.

Die Hände wieder auf die Knie legen und 1 Minute lang die Atemzüge zählen. Wurde richtig geübt, dann sind die Atemzüge nun länger und tiefer geworden.

Die Einübung der yogischen Vollatmung soll täglich solange durchgeführt werden, bis sie vom Kind beherrscht und ganz spontan durchgeführt wird. Erst dann kann zu weiteren Atemübungen fortgeschritten werden!

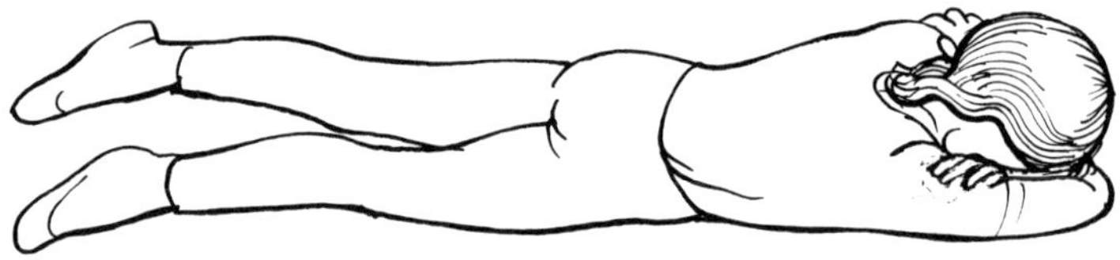

Einübung der yogischen Vollatmung in der Bauchlage

Diese Übung hilft bei zahlreichen gesundheitlichen Problemen: bei Asthma, Diabetes, nervlicher Labilität und schlechter Körperhaltung.

Bauchlage *(Makarasan)* einnehmen, die Arme sind über den Kopf gestreckt.

Die Beine etwas grätschen und die Füße nach außen drehen.

Die Arme kreuzen, so daß die linke Hand die rechte Schulter und die rechte Hand die linke Schulter faßt. Die Ellbogen sollen dabei soweit wie möglich nach vorn geschoben sein. Den Kopf mit dem Kinn oder der Stirn auf die verschränkten Arme stützen.

In dieser Stellung tief atmen.

Bei der Einatmung werden dabei der Bauch und die inneren Organe des Bauches sanft massiert.

Bei der Ausatmung fühlt man, wie sich die Entspannung des ganzen Körper, insbesondere der Wirbelsäule vertieft.

6. Gelenkigkeitsübungen I – *Saraw Hitta Asan*

Saraw Hitta Asan sind eine Folge einfacher Übungen zur Gelenkigkeit und Stärkung der Muskeln, die als Vorbereitung für die schwierigeren Körperübungen dienen.

Ausgangsstellung für alle Übungen dieser Serie ist der aufrechte Sitz mit gestreckten Beinen. Die Arme liegen entspannt auf den Oberschenkeln (wie auf dem Bild rechts) oder werden hinter dem Körper leicht abgestützt, die Finger zeigen nach hinten (unten).

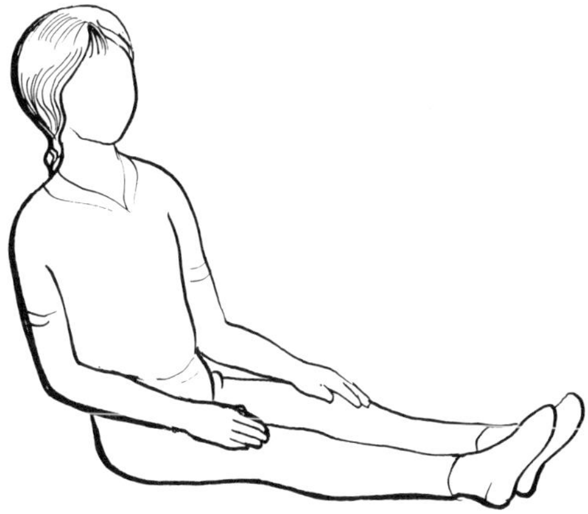

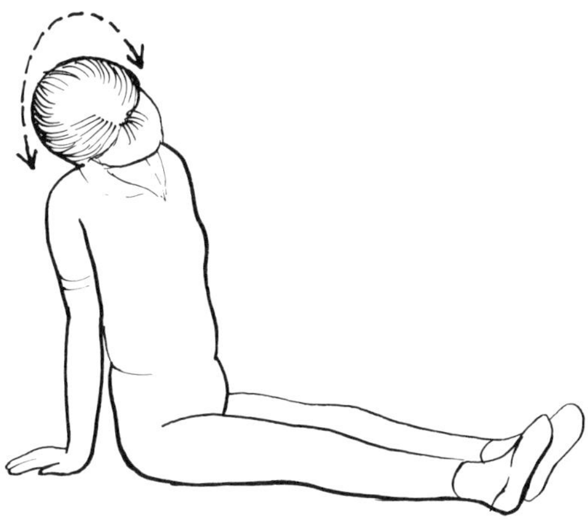

1. Nackenübung 1

Ausatmend den Kopf seitlich zur rechten Schulter neigen.

Die Schulter soll nicht gehoben und der Kopf nicht gewendet werden!

Einatmend den Kopf langsam heben.

Ausatmend den Kopf zur linken Schulter senken.

Einatmend den Kopf wieder heben.

3mal wiederholen.

Wirkung: Entspannung der Nackenmuskulatur.

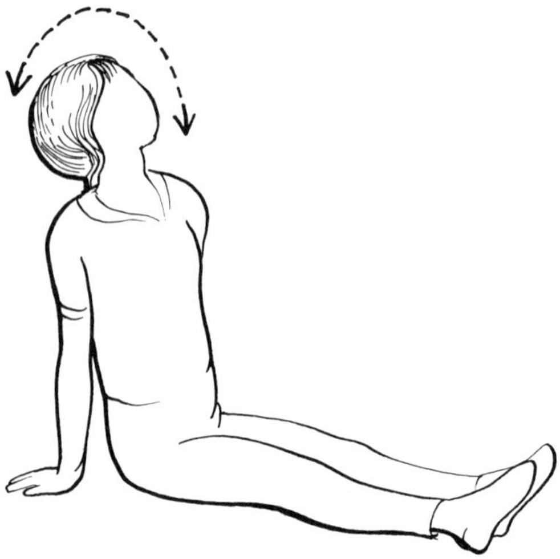

2. Nackenübung 2

Ausatmend den Kopf nach vorn zum Brustkorb neigen.

Einatmend den Kopf langsam heben und nach hinten in den Nacken legen.

Einatmend wieder zur Ausgangsstellung zurückkehren.

Bei der Ausführung dieser Übung soll darauf geachtet werden, daß die Kinder die Beugung nicht übertreiben und besonders die Rückwärtsbewegung langsam und ohne Überdehnung ausführen!

3mal wiederholen.

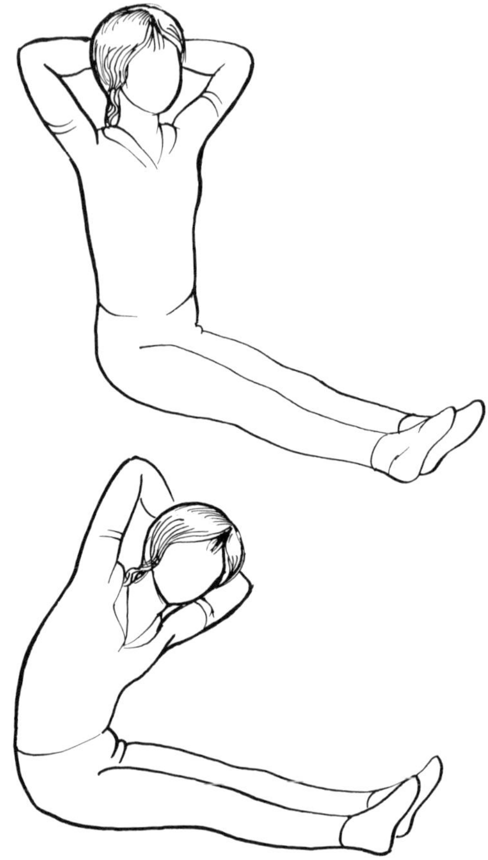

3. Seitliche Rumpfbeugung

Die Hände hinter dem Kopf verschränken.

Ausatmend den Oberkörper seitlich nach rechts beugen.

Einatmend langsam in den aufrechten Sitz zurückkehren.

3mal nach links und rechts wiederholen.

Wirkung: Kräftigung der Rückenmuskulatur sowie der seitlichen Rumpfmuskeln.

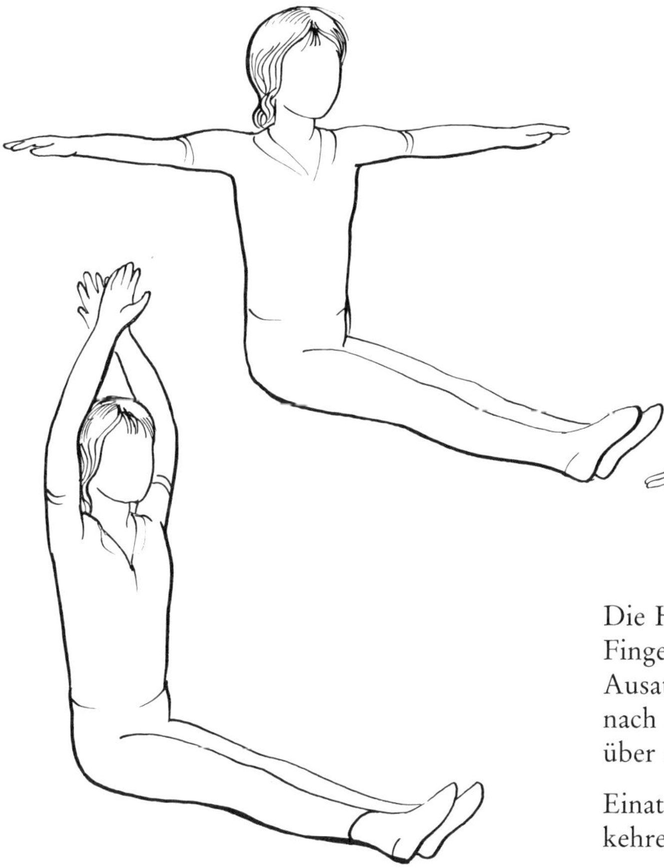

4. Arme über dem Kopf kreuzen

Die Arme seitlich ausstrecken, die Handflächen zeigen nach unten.

Einatmend die gestreckten Arme hochheben und über dem Kopf kreuzen. Die Handflächen zeigen dabei nach vorne.
Der Oberkörper soll von der Taille aus möglichst hoch gezogen werden.

Ausatmend die Arme wieder seitlich strecken.

3mal wiederholen.

Wirkung: Kräftigung der Schulter- und Rükkenmuskeln. Vertiefung der Atmung.

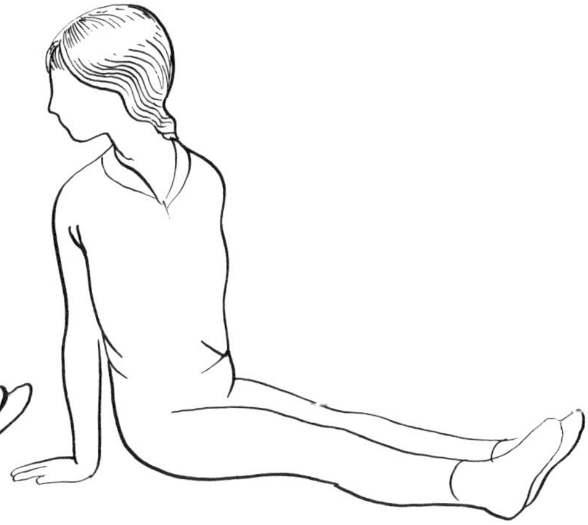

5. Drehübung

Die Hände hinter dem Körper abstützen, die Finger weisen nach hinten.
Ausatmend den Oberkörper von der Taille aus nach rechts drehen und zugleich nach hinten über die rechte Schulter schauen.

Einatmend in die Ausgangsstellung zurückkehren.

Ausatmend den Oberkörper von der Taille aus nach links drehen und über die linke Schulter nach hinten blicken.

Einatmend in die Ausgangsstellung zurückkehren.

3mal wiederholen.

Wirkung: Förderung der Beweglichkeit der Wirbelsäule. Anregung der Nieren und des Verdauungssystems.

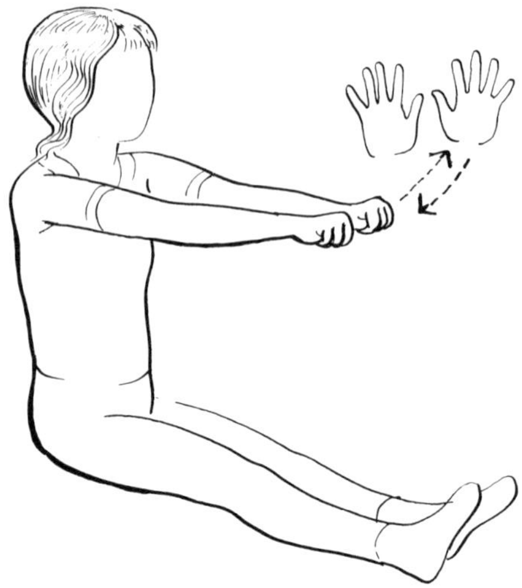

6. Finger spreizen

Die Arme nach vorn strecken, Handflächen zeigen nach unten.

Die Finger spreizen.

Eine Faust machen; der Daumen ist in der Faust.

3mal wiederholen.

Wirkung: Durchblutung der Handflächen und Finger.

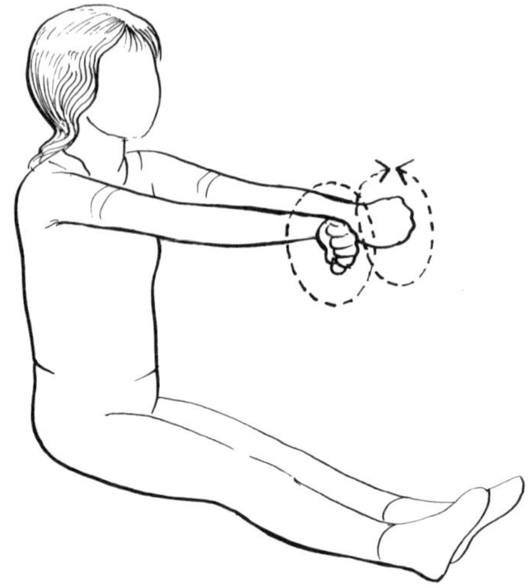

7. Faust kreisen

Die Arme nach vorn strecken, die Handflächen zeigen nach unten.

Eine Faust machen (Daumen innen).

Von den Handgelenken aus die Fäuste nach rechts drehen.

Anschließend die Fäuste in umgekehrter Richtung (nach links) drehen.

Je Seite 3mal wiederholen.

Zur Beachtung
Diese Übung nicht täglich durchführen und die Rundenanzahl nicht steigern, da es bei einer forcierten Durchführung zur Lockerung der Wachstumsknorpel, Sehnen und Bänder kommen könnte.

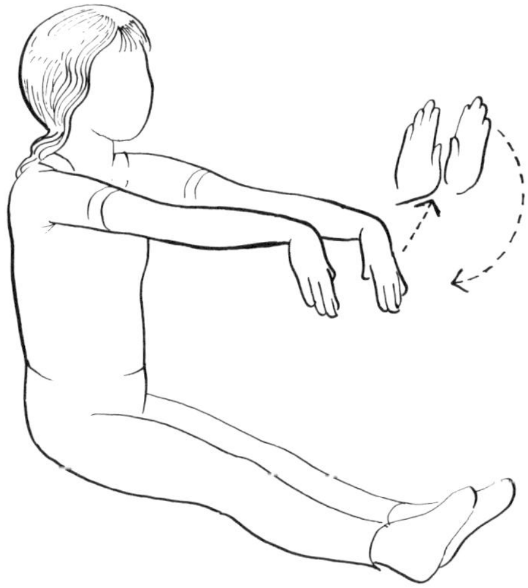

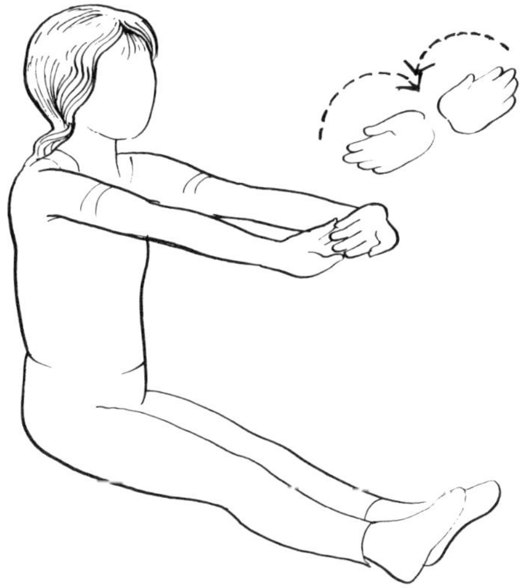

8. Handgelenke beugen

Die Arme nach vorn strecken, Handflächen zeigen nach unten.

Die gestreckten Hände vom Handgelenk aus nach unten und nach oben klappen.

3mal wiederholen.

Wirkung: Kräftigung der Handgelenke und der Armmuskulatur.

9. Handgelenke drehen

Die Arme nach vorn strecken, die Handflächen zeigen nach vorn und die Fingerspitzen nach oben.

Die Fingerspitzen nach innen und nach außen drehen.

3mal wiederholen.

Wirkung: Kräftigung der Handgelenke und Schultermuskulatur.

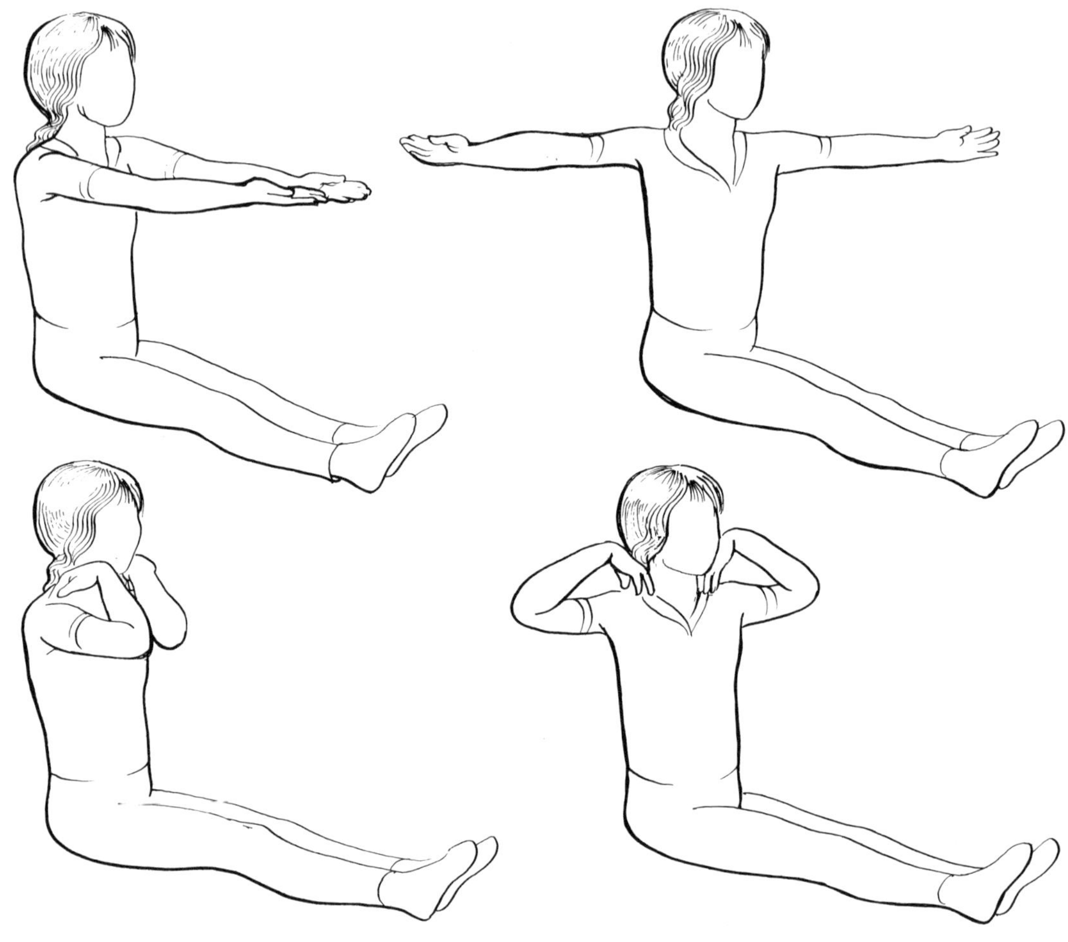

10. Arme beugen 1

Die Arme nach vorn strecken, die Handflächen zeigen nach oben.

Einatmend die Arme beugen und mit den Fingerspitzen die Schultern berühren.

Ausatmend die Arme wieder ausstrecken.

3- bis 4mal wiederholen.

Wirkung: Kräftigung der Schulter- und der Armmuskulatur.

11. Arme beugen 2

Die Arme seitlich strecken, die Handflächen zeigen nach oben.

Einatmend die Arme beugen und mit den Fingerspitzen die Schultern berühren.

Ausatmend die Arme wieder seitlich ausstrecken.

3- bis 4mal wiederholen.

Wirkung: Kräftigung der Rücken- und seitlichen Rumpfmuskulatur sowie der Arme.

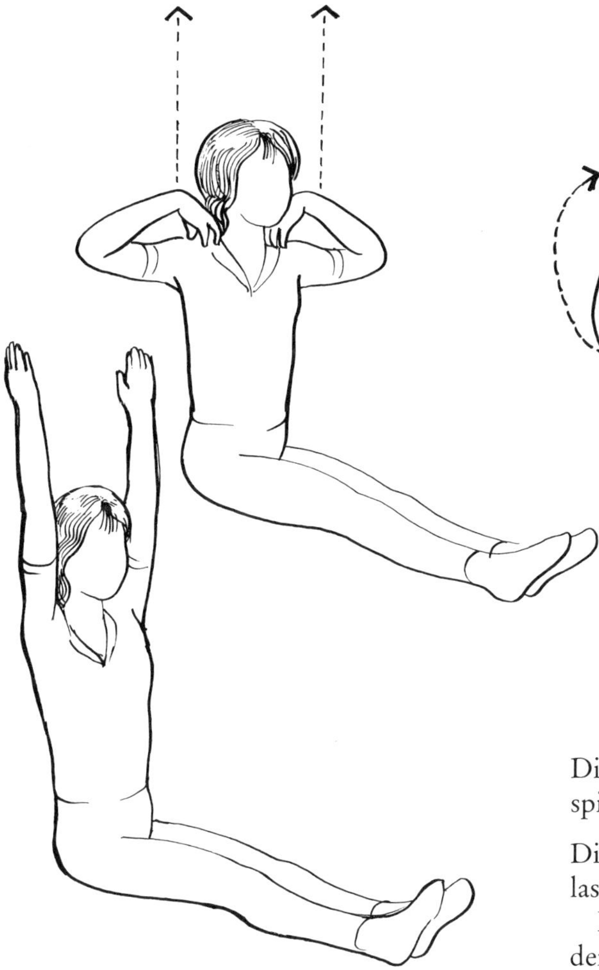

12. Arme hochstrecken

Arme seitlich strecken und beugen, so daß die Fingerspitzen die Schultern berühren.

Einatmend die Arme hochstrecken; die Handflächen zeigen zueinander. Dabei den Oberkörper von der Taille aus hochziehen.

Ausatmend die Fingerspitzen wieder auf die Schultern legen.

3- bis 4mal wiederholen.

Wirkung: Stärkung der Rücken- und seitlichen Rumpfmuskulatur, der Muskulatur des Nacken- und Schulterbereiches.

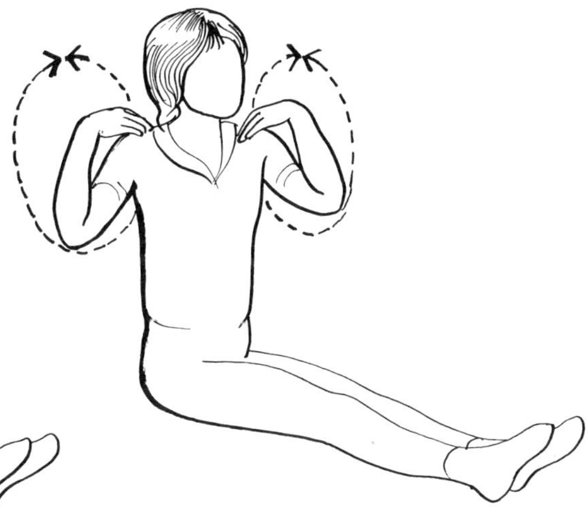

13. Schultern kreisen

Die Arme seitlich beugen, so daß die Fingerspitzen die Schultern berühren.

Die Schultern von hinten nach vorn kreisen lassen.

Bei der Vorwärtsbewegung ausatmen; bei der Rückwärtsbewegung einatmen.

3- bis 4mal wiederholen.

Wirkung: Kräftigung der Schultergelenke, der Rücken- und Brustmuskulatur. Förderung der Schulterbeweglichkeit, Vertiefung der Atmung.

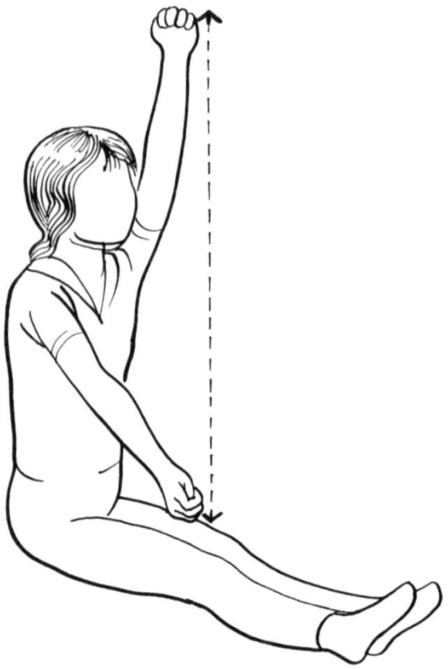

14. Seilziehen

Die Hände ruhen locker auf den Knien (Grundstellung).

Einatmend den linken Arm hochstrecken und eine Faust bilden (Daumen innen).

Ausatmend langsam den Arm senken, als ob man etwas sehr Schweres herunterziehen würde.

3- bis 5mal abwechselnd mit dem rechten und linken Arm wiederholen.

Wirkung: Durchblutung und Kräftigung der Arm-, Rücken- und seitlichen Rumpfmuskulatur.

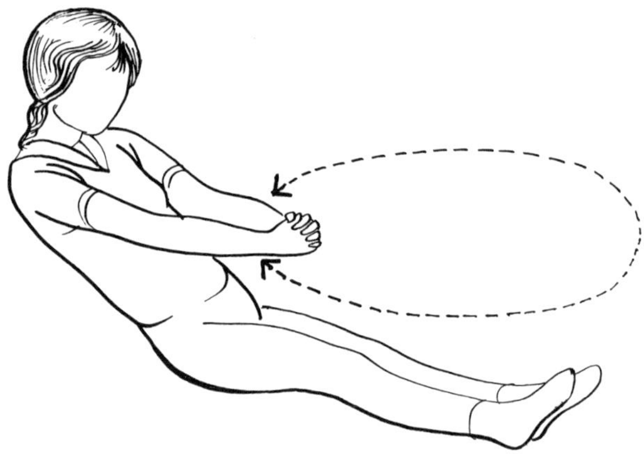

15. Mahlen

Die Arme nach vorn strecken und die Finger verschränken.

Mit gestreckten Armen und geradem Rücken mit dem Oberkörper kreisförmige Bewegungen vollziehen.

Beim Vorbeugen ausatmen, beim Zurückbeugen einatmen.

3- bis 5mal von rechts nach links und 3- bis 5mal von links nach rechts drehen.

Wirkung: Steigerung der Beweglichkeit der Hüftgelenke und der Wirbelsäule, Kräftigung der Bauch-, Hüftgelenks- und Rückenmuskeln. Die Bewegung im Atemrhythmus wirkt günstig auf die Psyche.

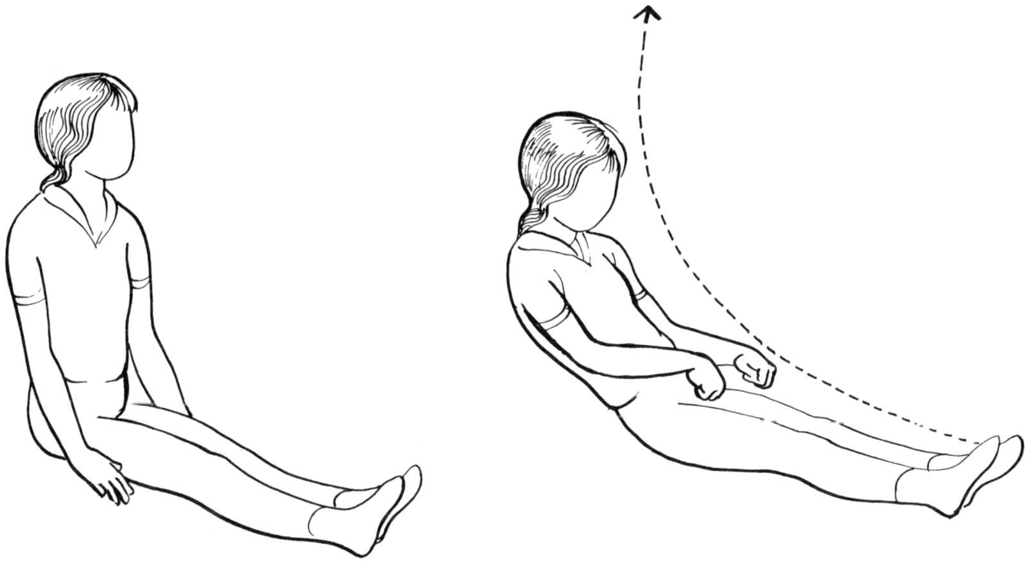

16. Rudern 1

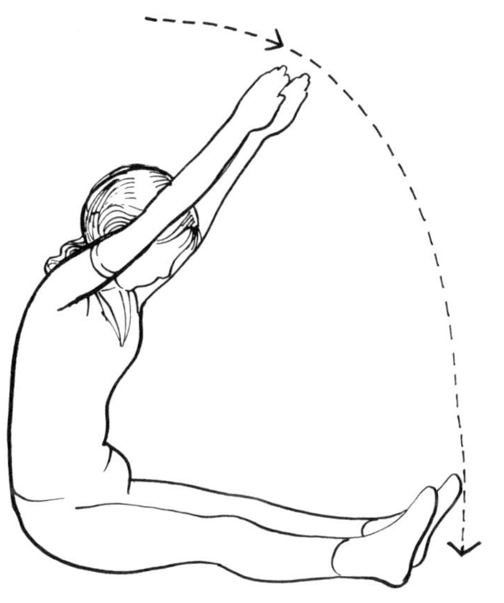

Die Arme ausstrecken, die Hände mit den Handflächen nach unten neben die Knie legen.

Einatmend die Arme zurückziehen; dabei eine Faust machen (Daumen innen) und den geraden Rücken weit zurückbeugen.

Den Oberkörper wieder aufrichten, dabei die Arme hochstrecken und die Fäuste öffnen.

Ausatmend den Oberkörper mit gestreckten Armen weit nach vorn beugen.

Einatmend die Arme zurückziehen... (von neuem beginnen).

3- bis 5mal wiederholen.

Wirkung: Kräftigung der Hüftgelenks- und Bauchmuskulatur, Förderung der Beweglichkeit der Schulter- und Hüftgelenke und der Wirbelsäule.

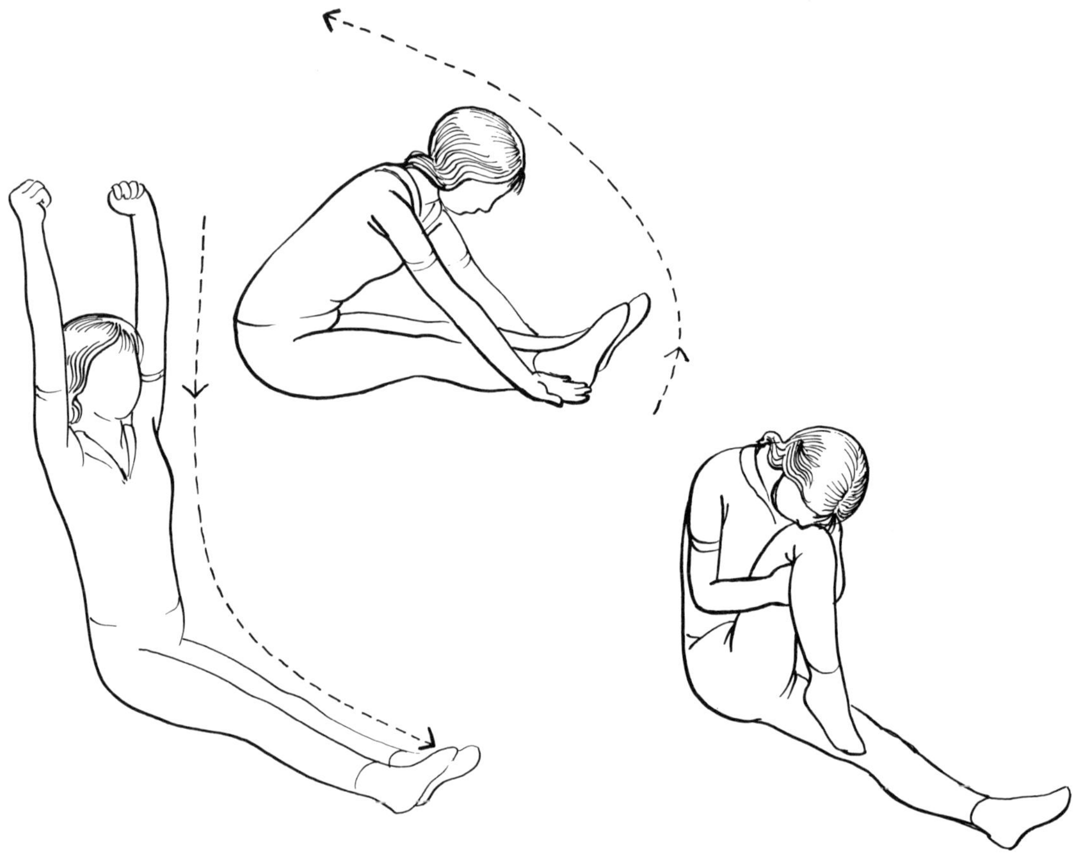

17. Rudern 2

Die Arme ausstrecken, die Hände mit den Handflächen nach oben neben die Füße legen.

Ausatmend den Oberkörper mit geradem Rücken und gestreckten Armen weit nach vorn beugen.

Den Oberkörper wieder aufrichten; dabei die gestreckten Arme einatmend über den Kopf heben, Fäuste machen.

Die Arme herunterziehen und den Oberkörper weit zurückbeugen, Fäuste öffnen.

Ausatmend den Oberkörper mit den gestreckten Armen weit nach vorn beugen... (von neuem beginnen).

3- bis 5mal wiederholen.

18. Bein an den Körper pressen

Die Hände unter dem rechten Knie verschränken; dabei das rechte Bein etwas vom Boden abheben; der Oberkörper bleibt gerade.

Ausatmend das Knie beugen und den Oberschenkel gegen den Körper pressen; den Kopf beugen und mit der Nase das Knie berühren; die Zehen weisen gestreckt nach unten.

Einatmend das Knie strecken (mit dem Bein nicht den Boden berühren).

3mal mit dem rechten und mit dem linken Bein durchführen.

Wirkung: Vergrößerung des Bewegungsumfanges der Knie- und Hüftgelenke; günstige Wirkung auf die Verdauung.

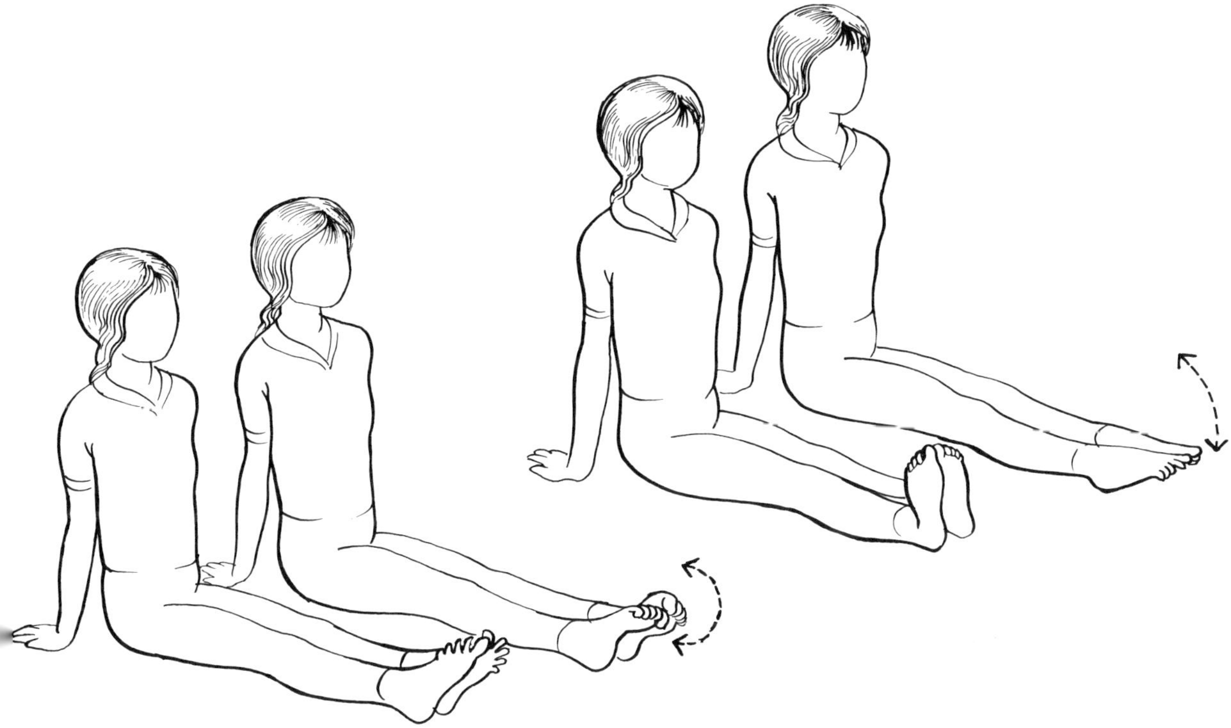

19. Zehenübung

Mit ausgestreckten Beinen sitzen.

Die Füße aufrichten, so daß sie einen rechten Winkel zum Boden bilden.

Die Zehen zusammenziehen.

Die Zehen spreizen.

3- bis 5mal abwechselnd die Zehen zusammenziehen und spreizen.

Wirkung: Steigerung der Beweglichkeit der Zehen. Kräftigung der Fußmuskulatur. Massage der Fußsohlen, Anregung der Blutzirkulation der Beine.

20. Füße strecken und anziehen

Mit gestreckten Beinen sitzen. Die Arme hinter dem Körper aufstützen.

Die Füße nach vorn strecken, so daß der Fußrist völlig gestreckt ist.

Die Füße zum Körper ziehen, so daß sie einen rechten Winkel zum Boden bilden.

Füße abwechselnd 3mal strecken und zum Körper ziehen.

Wirkung: Kräftigung der Fußgelenke, Dehnung der Unterschenkel- und Fußmuskulatur. Verbesserung der Blutzirkulation in den Beinen.

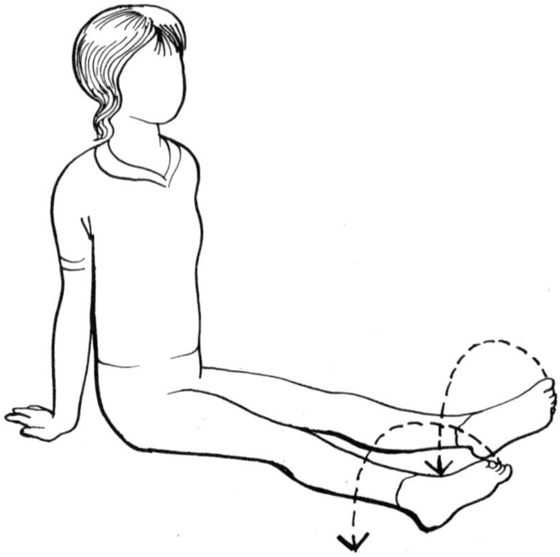

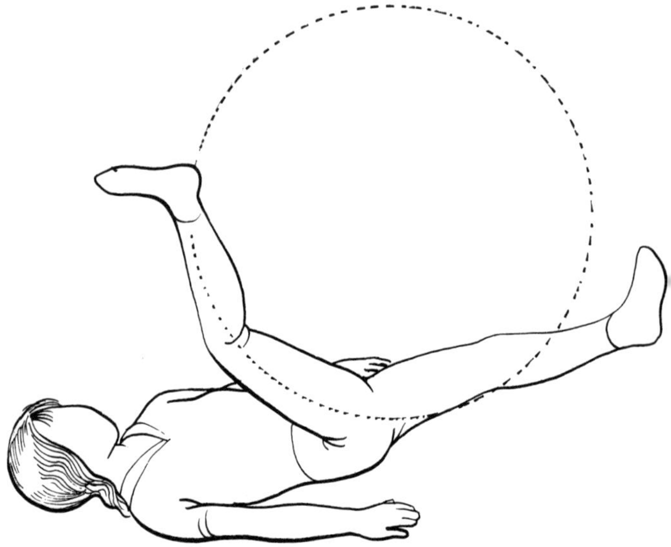

21. Füße kreisen

Mit gestreckten Beinen sitzen; Handflächen hinter dem Körper aufstützen.

Die gestreckten Füße von rechts nach links kreisen, dann von links nach rechts.

Abwechselnd von rechts nach links und von links nach rechts, 3mal wiederholen. Zuerst mit geschlossenen, dann mit leicht gegrätschten Beinen durchführen.

Zur Beachtung
Es gelten die gleichen Vorsichtsmaßregeln wie beim Drehen der Fäuste: die Übung nicht täglich durchführen und die Bewegung nicht forcieren!

22. Radfahren 1

Rückenlage einnehmen; die Arme liegen neben dem Körper, die Handflächen weisen nach unten.

Während der Übung soll die Lendenwirbelsäule möglichst den Boden berühren (kein Hohlkreuz machen).

Das rechte Bein anheben und nur mit dem rechten Bein Radfahrbewegungen ausführen.

3- bis 5mal nach vorn, 3- bis 5mal rückwärts.

Dasselbe mit dem linken Bein wiederholen.

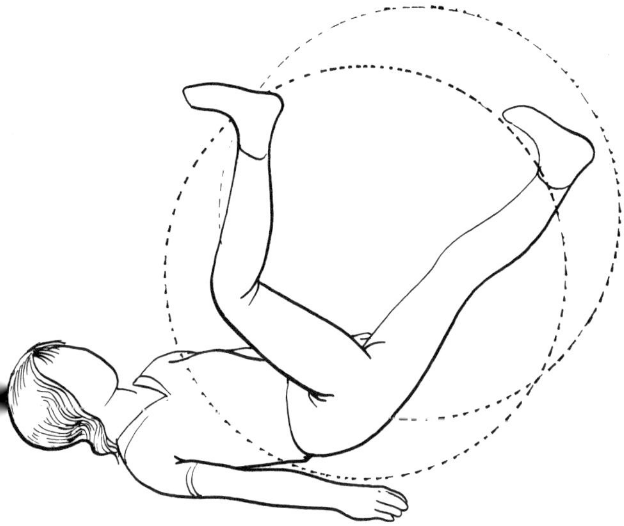

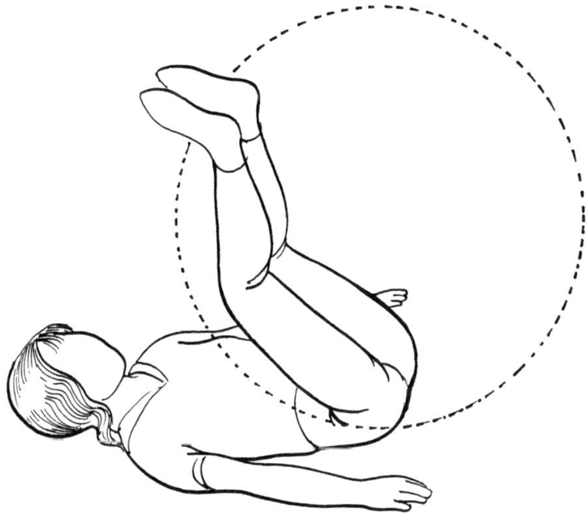

23. Radfahren 2

In derselben Ausgangsstellung bleiben.

Beide Beine anheben und mit beiden Beinen abwechselnd Radfahrbewegungen durchführen.

3- bis 5mal nach vorn und 3- bis 5mal rückwärts radfahren.

24. Radfahren 3

In derselben Ausgangsstellung bleiben.

Beide Beine anheben und mit beiden Beinen gleichzeitig Radfahrbewegungen ausführen.

3- bis 5mal nach vorn und 3- bis 5mal rückwärts radfahren.

Wirkung: Kräftigung der Bauch- und Beinmuskulatur. Erhöhung der Beweglichkeit der Knie- und Hüftgelenke. Anregung des Kreislaufs.

Die Gelenkigkeitsübungen können auf zwei Arten geübt werden:

1. So wie beschrieben, als Aufwärm- und Gelenkigkeitsübungen.
2. Mit einer größeren Anzahl von Wiederholungen (bis zu 10mal) zur Kräftigung der Muskulatur des gesamten Körpers. Etwa vom 10. Lebensjahr an. Insbesondere die Positionen 3, 4, 8, 10, 19, 20, 22 bis 24.

Zur Beachtung
Übungen, die auf die Dehnung der Muskulatur (z. B. 8, 21) zielen, nicht zu oft und zu lange üben!

7. Gelenkigkeitsübungen II

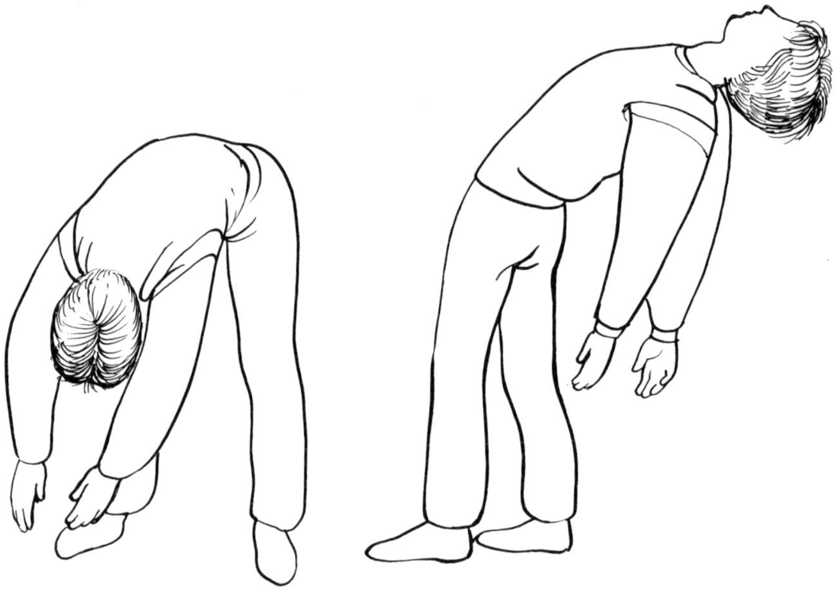

1. Rumpf beugen 1

Aufrecht mit gegrätschten Beinen stehen.

Ausatmend den Oberkörper tief nach vorn beugen; Arme und Kopf hängen entspannt und locker herunter.

Einatmend in den Stand zurückkehren; dabei mit den Schultern einen Halbkreis nach oben beschreiben und die Schulterblätter zueinander drücken. Die Arme hängen locker neben dem Körper.

Ausatmend den Oberkörper und den Kopf nach hinten beugen. Die Arme hängen frei nach unten, die Handflächen zeigen nach vorn.

Einatmend wieder in die Grundstellung zurückkehren.

Es ist darauf zu achten, daß die Kinder beim Vor- und Zurückbeugen ganz entspannt sind.

3mal wiederholen.

Wirkung: Entfaltung des Brustkorbes, Vergrößerung der Beweglichkeit der Wirbelsäule.

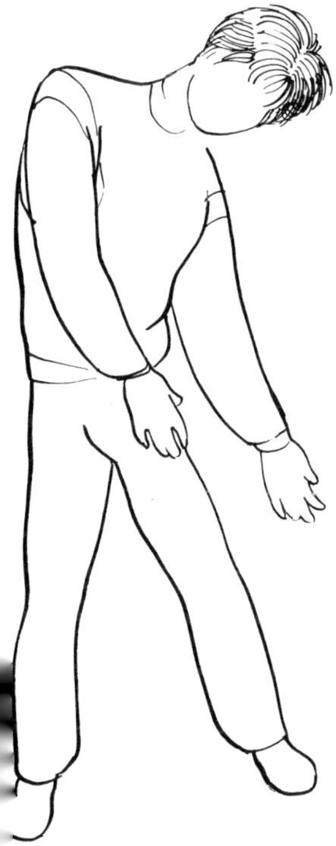

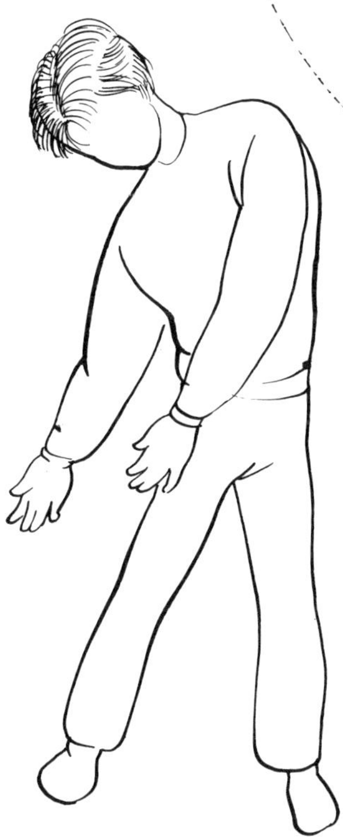

2. Rumpf beugen 2

Aufrecht mit gegrätschten Beinen stehen.

Ausatmend Kopf und Oberkörper nach links beugen; die Arme bleiben locker hängen.

Einatmend aufrichten.

Ausatmend Kopf und Oberkörper nach rechts beugen.

3mal wiederholen.

Wirkung: Entspannung des Nackens und des Rumpfes, Vergrößerung der Beweglichkeit der Wirbelsäule.

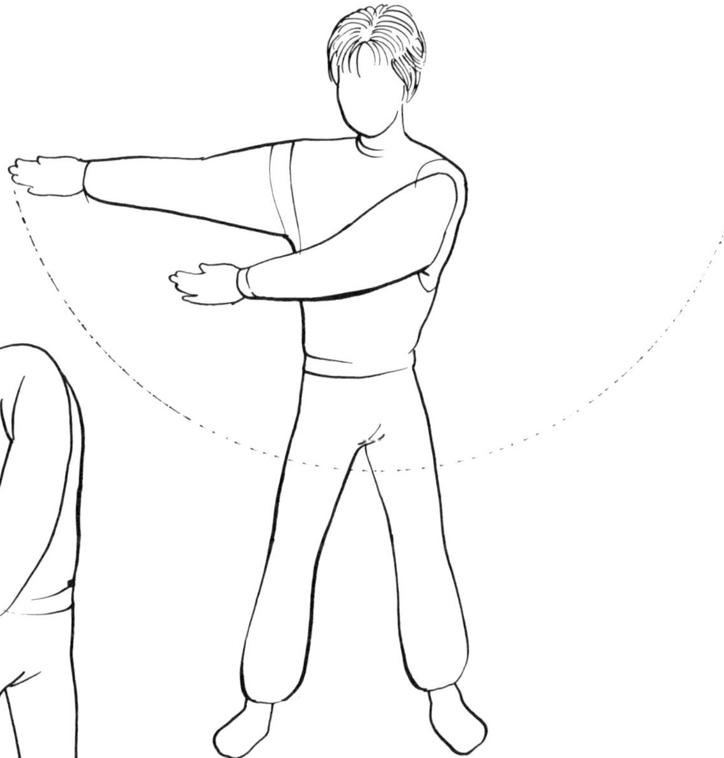

3. Das Röckchen

Aufrecht mit gegrätschten Beinen stehen.

Die Arme leicht ausschütteln und entspannt neben dem Körper hängen lassen.

Die Arme nun langsam und entspannt von einer Seite zur anderen schwingen, so daß sie sich fast um den ganzen Körper herumdrehen und einen Rock formen.

Die Bewegung beschleunigen, bis die Arme durch das Schwingen bis in Schulterhöhe kommen.

Langsamer werden, die Arme allmählich sinken lassen und anhalten.

Wirkung: Entspannung der Rücken- und Brustmuskulatur sowie der Schultergelenke.

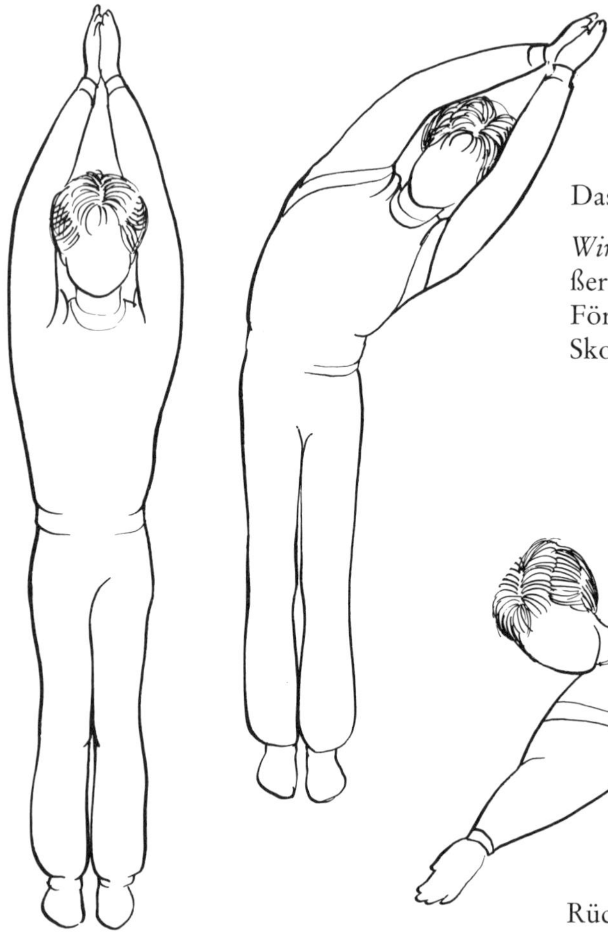

4. Der Halbmond – *Ardha Candrasan*

Aufrecht mit geschlossenen Beinen stehen.

Einatmend die Arme seitlich und nach oben strecken, die Hände über dem Kopf falten.

Ausatmend den Oberkörper seitlich nach links beugen (die Dehnung der Brust- und Seitenmuskeln soll dabei spürbar sein). Der Körper soll dabei ganz gerade, weder nach vorn noch nach hinten geneigt sein.

Die Position beibehalten, solange sie als angenehm empfunden wird.

Langsam in die Grundstellung zurückkehren.

Dasselbe nach der anderen Seite üben.

Wirkung: Dehnung des Brustkorbes, Vergrößerung der Beweglichkeit der Wirbelsäule. Förderung der Atmung auf die Seite. Gegen Skoliose.

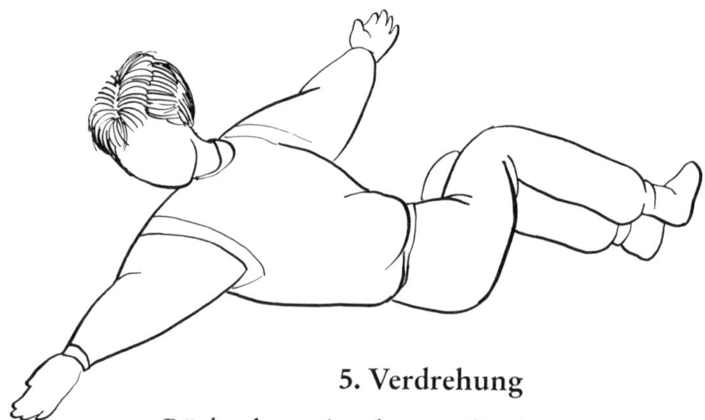

5. Verdrehung

Rückenlage einnehmen, die Arme seitwärts strecken, Handflächen zeigen nach oben.

Die Beine anwinkeln und die Füße auf den Boden stützen.

Ausatmend die Beine nach links senken und zugleich den Kopf nach rechts drehen. Die Beine bleiben fest geschlossen.

Einatmend in die Grundstellung zurückkehren.

Ausatmend die Bewegung auf die andere Seite durchführen (Beine fallen nach rechts, Kopf dreht nach links).

4mal nach jeder Seite wiederholen.

Wirkung: Entspannung der Rückenmuskeln, Vorbeugung gegen Skoliose.

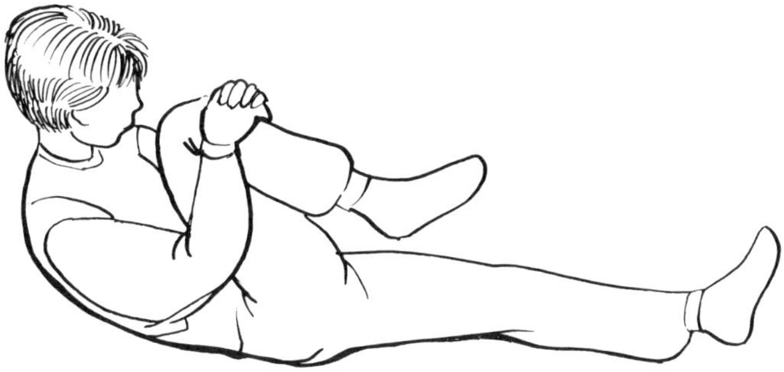

6. Knie zum Kopf – *Pawan Muktasan*

Rückenlage einnehmen; Arme liegen neben dem Körper, die Handflächen sind nach oben gerichtet.

Einatmend das rechte Bein heben und zum Körper ziehen.

Ausatmend mit beiden Händen das Knie umfassen und möglichst nahe zur Brust heranziehen. Gleichzeitig den Kopf heben und mit Stirn oder Nase das Knie berühren.

Einatmend Kopf und Arme wieder auf den Boden legen.

Ausatmend das rechte Bein ausstrecken und zu Boden senken.

3mal mit jedem Bein durchführen.

Anschließend die Übung 3mal mit beiden Beinen zugleich üben.

Wirkung: Gegen Verstopfung und Blähungen, gegen Müdigkeit; Dehnung der Rückenmuskeln und Hüftmuskeln.

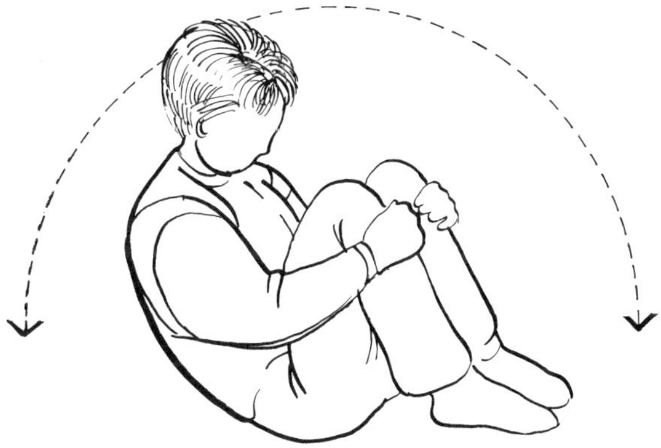

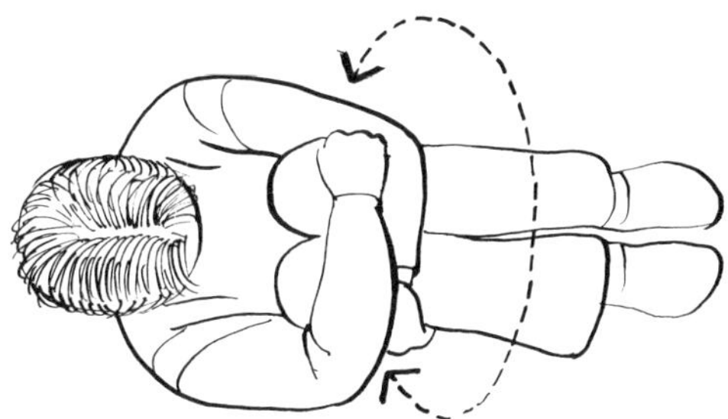

7. Knäuel

Rückenlage einnehmen, Arme neben dem Körper.

Die Knie zum Körper ziehen und mit den Händen umfassen.

Langsam auf dem Rücken schaukeln.

5mal vor- und rückwärts und 5mal nach links und rechts schaukeln.

Wirkung: Dehnung der Rückenmuskulatur; Massage des Rückens und der Nieren; Belebung des gesamten Organismus.

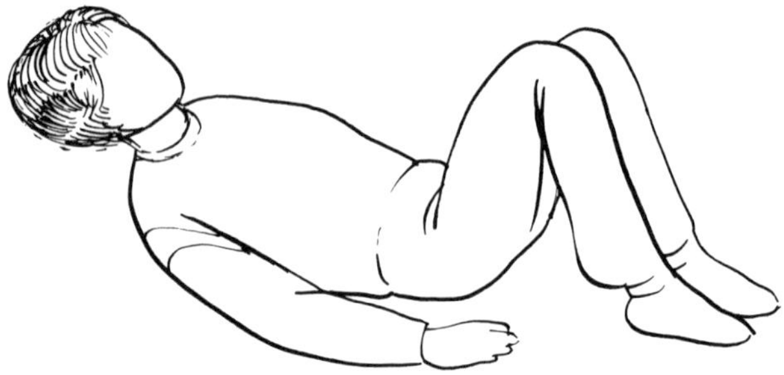

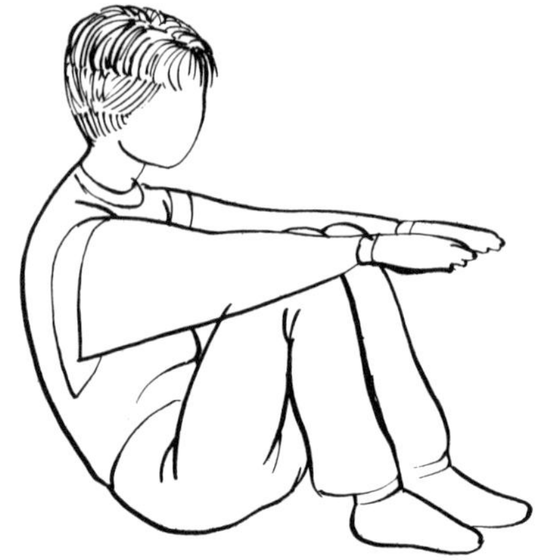

8. Wiege

Rückenlage einnehmen, Arme neben dem Körper.

Die Knie anwinkeln, so daß die Fußsohlen am Boden stehen.

Die Bauchmuskeln entspannen.

Ausatmend Arme und Oberkörper langsam heben und sich aufsetzen. Die Fußsohlen bleiben dabei auf dem Boden.

Einatmen.

Ausatmend sich ganz langsam zurücklegen und den Rücken Wirbel für Wirbel abrollen. Die Beine bleiben unverändert auf dem Boden stehen.

Sobald der Oberkörper auf dem Boden liegt, die Beine ausstrecken und den gesamten Körper entspannen.

Wirkung: Massage der Rückenmuskulatur. Stärkung der Bauchmuskeln und Hüftbeugemuskeln. Anregung der Funktion der Bauchorgane.

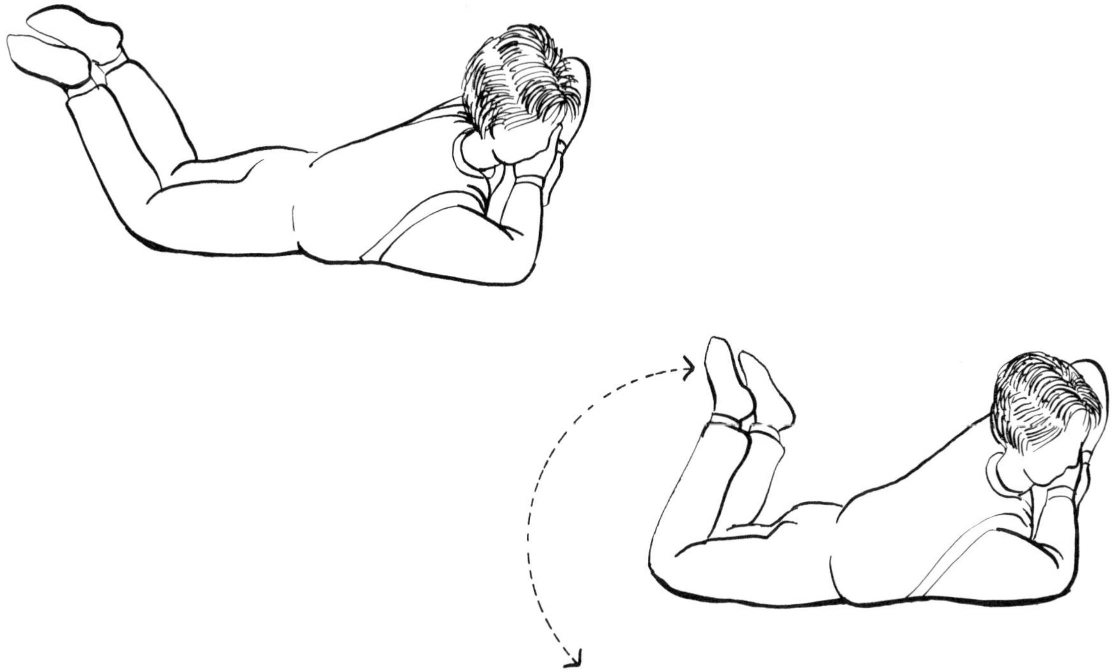

9. Übung für die Wirbelsäule 1

Bauchlage einnehmen, die Arme unter den Kopf legen, die Hände liegen locker aufeinander.

Das Kinn ist zwischen Zeige- und Mittelfinger aufgestützt.

Die Beine sind geschlossen, die Knie gebeugt, so daß die Fußsohlen nach oben zeigen.

Ausatmend beide Beine nach links senken und den Kopf zugleich auch nach links drehen. Zu den Fersen blicken.

Einatmend mit den Beinen und dem Kopf zur Mitte kommen.

4mal nach jeder Seite wiederholen.

Wirkung: Streckung der Wirbelsäule und Entspannung aller Schichten der Rücken- und Bauchmuskulatur.

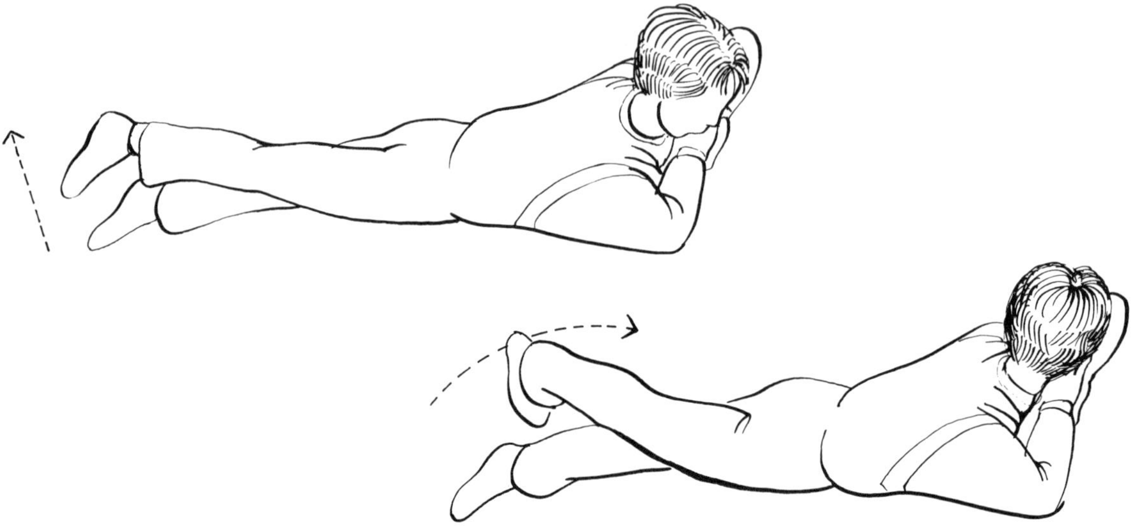

10. Übung für die Wirbelsäule 2

Bauchlage einnehmen, Arme liegen unter dem Kopf, die Hände locker aufeinander.

Das Kinn ist zwischen Zeige- und Mittelfinger aufgestützt.

Das rechte Bein aus der Hüfte heraus gestreckt anheben.

Ausatmend das rechte Bein über das linke kreuzen und gleichzeitig den Kopf nach links drehen.

Einatmend in die Ausgangsposition zurückkehren.

Ausatmend das linke Bein gestreckt anheben und über das rechte kreuzen; Kopf nach rechts drehen.

4mal ohne Unterbrechung nach jeder Seite durchführen.

Wirkung: Erfrischende Wirkung auf den ganzen Körper, Entspannung des Nacken- und Beckenbereiches.

8. Körperhaltungen – *Asanas*

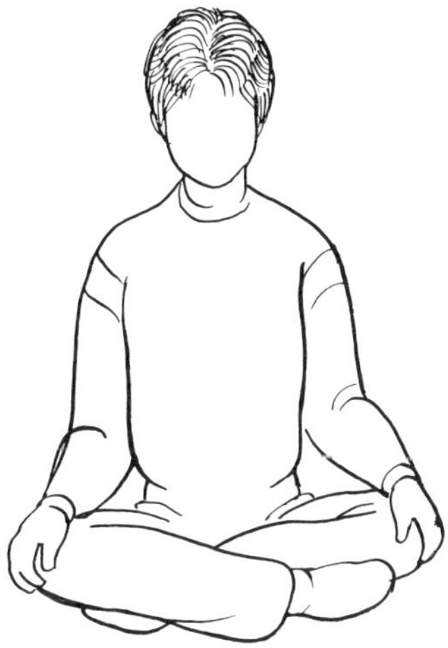

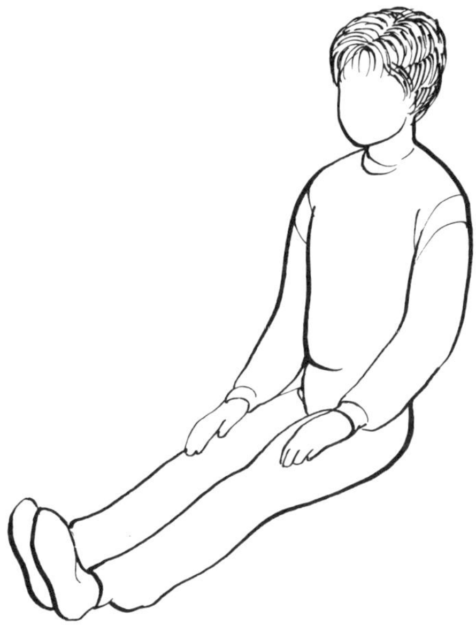

Türkischer Sitz – *Sukhasan*

Mit gekreuzten Beinen sitzen, die Hände liegen locker auf den Knien. Kopf, Nacken und Rücken sind in einer geraden Linie. Die Wirbelsäule ist aufrecht.

Dies ist der einfachste und bequemste Sitz für alle Atem- und Konzentrationsübungen.

Wirkung: Beruhigung des Geistes.

Zur Beachtung
Zu langes Sitzen in dieser Stellung lockert die Kniebänder!

Aufrechter Sitz

Auf dem Boden mit geschlossenen und gestreckten Beinen sitzen. Die Hände liegen auf den Oberschenkeln, der Rücken ist gerade. Rücken, Nacken und Kopf bilden eine gerade Linie.

Diese Sitzhaltung ist die Grundstellung für die meisten Gelenkigkeitsübungen.

Wirkung: Kräftigung der Rücken-, Lenden-, Bauch- und Beckenmuskulatur; Streckung der Muskeln an der Rückseite der Oberschenkel.

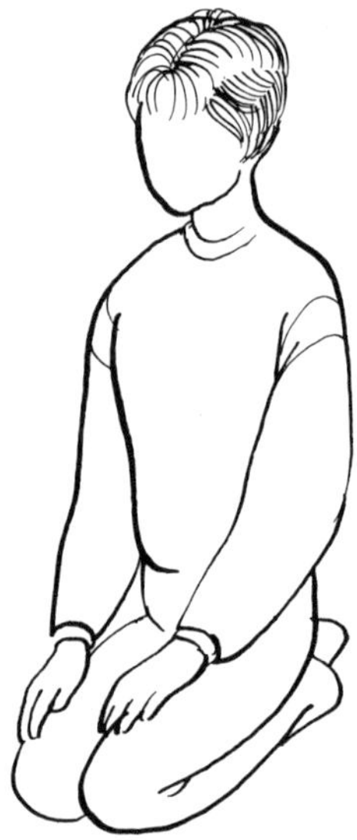

Fersensitz – *Vajrasan*

Fersensitz einnehmen. Die Knie sind etwa eine Handbreit auseinander, die Zehen zeigen nach innen. Man sitzt zwischen den Fersen. Die Hände liegen locker auf den Knien. Die Augen sind geschlossen, die Atmung ruhig. Diese Sitzhaltung ist für alle Konzentrations- und Atemübungen hervorragend geeignet.

Zur Einübung und Festigung der richtigen Körperhaltung kann der Fersensitz mit einer dynamischen Bewegung verbunden werden:

Fersensitz mit geschlossenen Beinen und aufgestellten Zehen einnehmen.

Einatmend die Arme über den Kopf heben, die Finger verschränken und die Handflächen nach oben richten.

Kurz mit normalem Atem in dieser Stellung verweilen.

Ausatmend die Arme seitlich sinken lassen.

Wirkung: Die Dehnung der Fußsohlenmuskeln beugt Plattfüßen vor. Die Armbewegung kräftigt die Rücken- und Schultermuskeln und hilft zur Einübung der richtigen Körperhaltung.

Palme – *Tadasan*

Aufrecht, mit geschlossenen Beinen stehen.

Einatmend das Becken leicht aufrichten, den Oberkörper aus den Hüften nach oben ziehen, den Brustkorb dehnen und die Schulterblätter nach hinten ziehen. Die Arme hängen frei nach hinten (ca. 5 cm vom Körper entfernt), die Finger sind gestreckt.

Kurze Zeit in dieser Stellung verharren, normal atmen.

Bei gestreckten Armen die Finger vor dem Körper verschränken, die Handflächen sind nach außen gerichtet.

Einatmend die Arme hochstrecken. Den ganzen Körper nach oben strecken, auf den Zehen stehen.

Ausatmend zum normalen Stand zurückkehren.

3mal wiederholen.

Wirkung: Anregung des Körperwachstums, wirkt gegen Verstopfung, wenn man vorher drei Gläser lauwarmes Wasser trinkt und auf den Zehenspitzen einige Schritte geht.

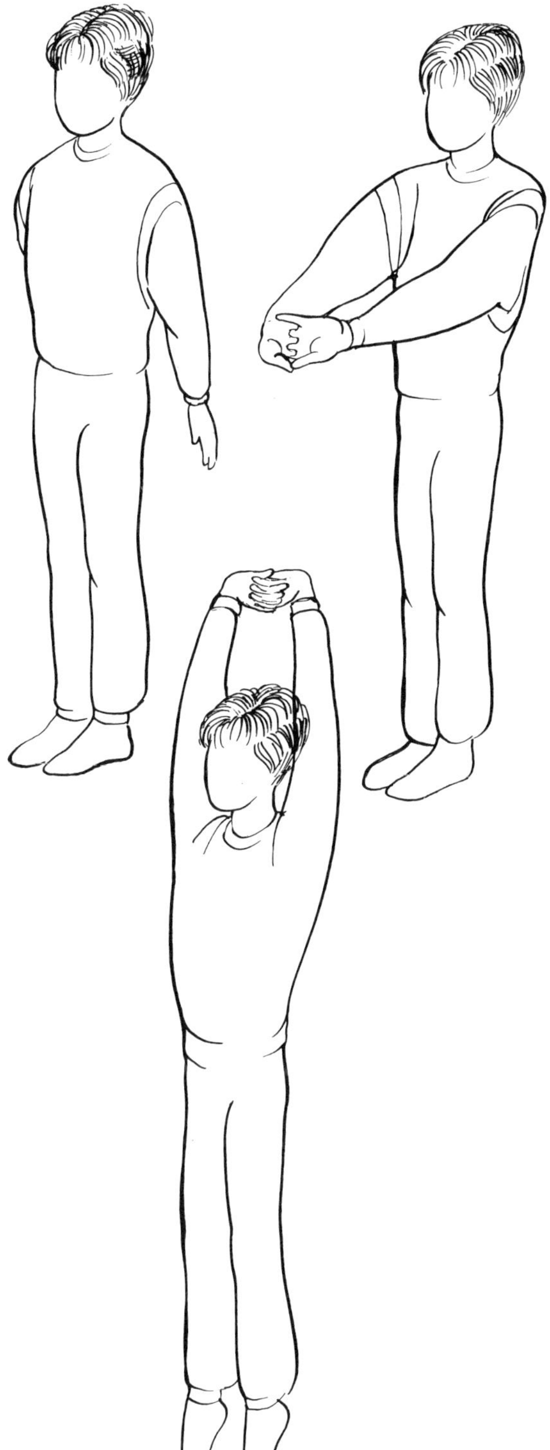

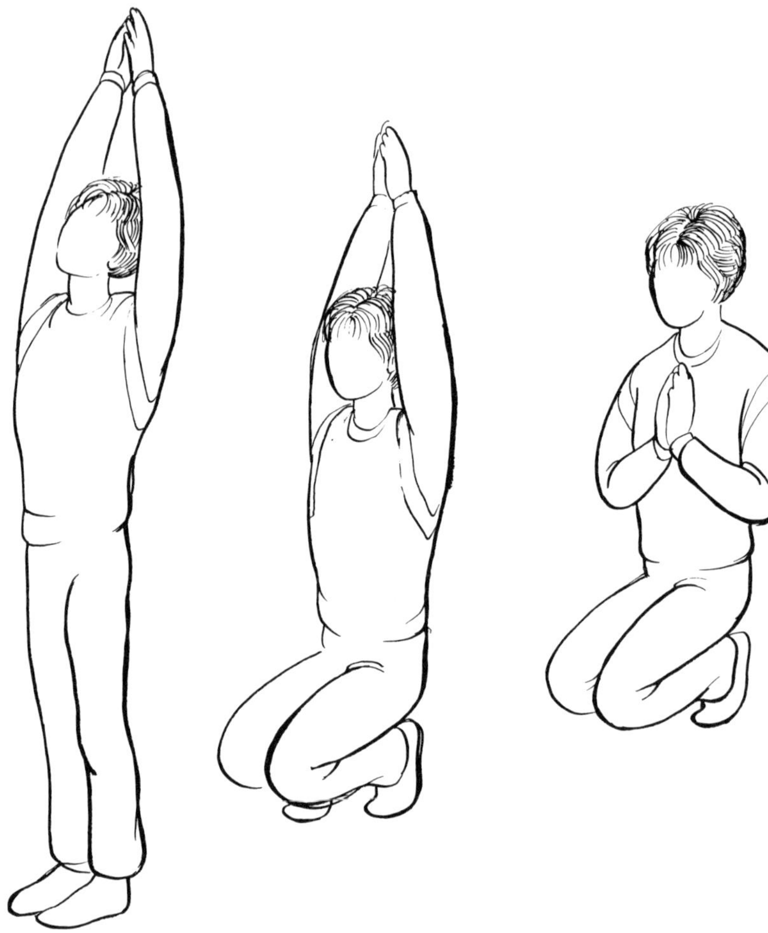

Held – *Virasan*

Aufrecht stehen.

Einatmend die Arme hochstrecken und die Hände über dem Kopf falten. Die Ellbogen sind leicht nach hinten gedrückt, der Oberkörper wird nach oben gezogen. Der Blick ist zu den Händen gerichtet.

Ausatmend langsam und mit geradem Rücken in die Knie gehen, das Gewicht auf die Zehen verlagern. Die Arme bleiben hochgestreckt. Nach vorne blicken.

Mit normalem Atem das Gleichgewicht auf den Zehen halten. Die gefalteten Hände langsam zur Brust ziehen. In dieser Position bleiben, solange es angenehm ist.

Einatmend wieder aufrichten und die Hände über den Kopf strecken. Nach oben blicken.

Ausatmend die Arme langsam seitlich sinken lassen.

Wirkung: Übung des Gleichgewichts und der Konzentration, Stärkung der Beinmuskeln und der Rückenmuskulatur.

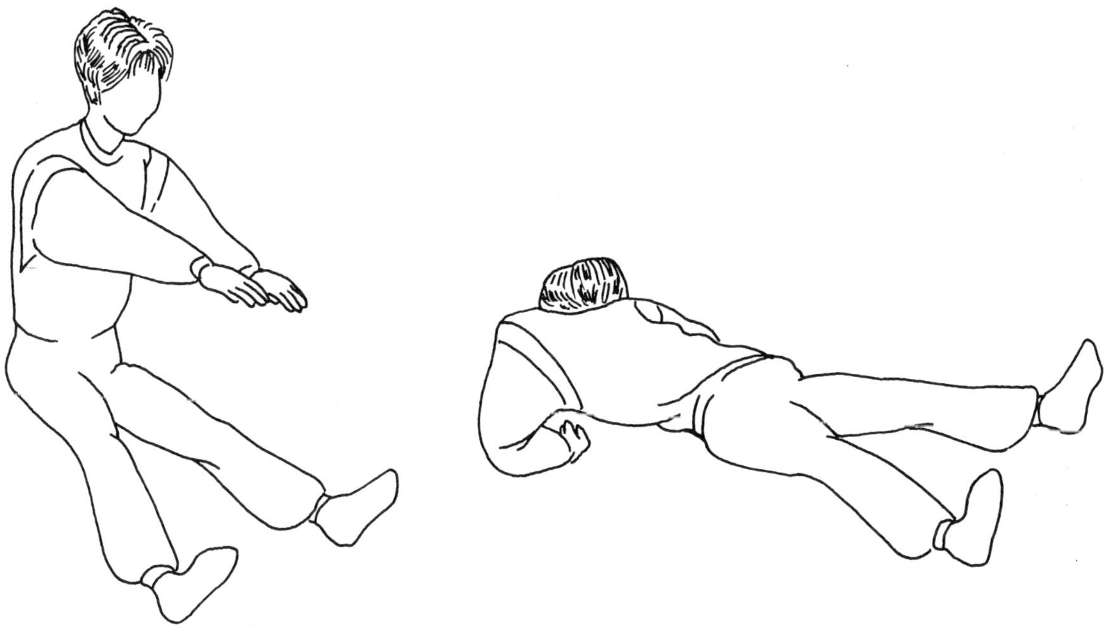

Gruß der Erde – *Bhumananasan*

Mit gestreckten Beinen auf dem Boden sitzen, der Rücken ist gerade, die Hände sind hinter dem Körper aufgestützt, die Finger zeigen nach hinten.

Einatmend die Arme nach vorn strecken, den Oberkörper aus der Taille hochziehen.

Ausatmend den Oberkörper zur rechten Seite drehen und beugen, die Hände seitlich hinter dem Körper auf dem Boden aufstützen, die Ellbogen beugen und mit der Stirn den Boden berühren – dabei die linke Gesäßhälfte möglichst wenig vom Boden abheben.

Einatmend mit gestreckten Armen hochkommen.

Ausatmend zur Mitte drehen und die Hände auf die Oberschenkel legen.

Die gesamte Übung abwechselnd nach links und rechts 3mal wiederholen.

Wirkung: Für die Elastizität der Wirbelsäule, gut für die Schultern, Hüftgelenke und Rükkenmuskulatur. Empfohlen bei seitlicher Verkrümmung der Wirbelsäule.

Zur Beachtung
Nicht bei Nabel- oder Leistenbruch üben!

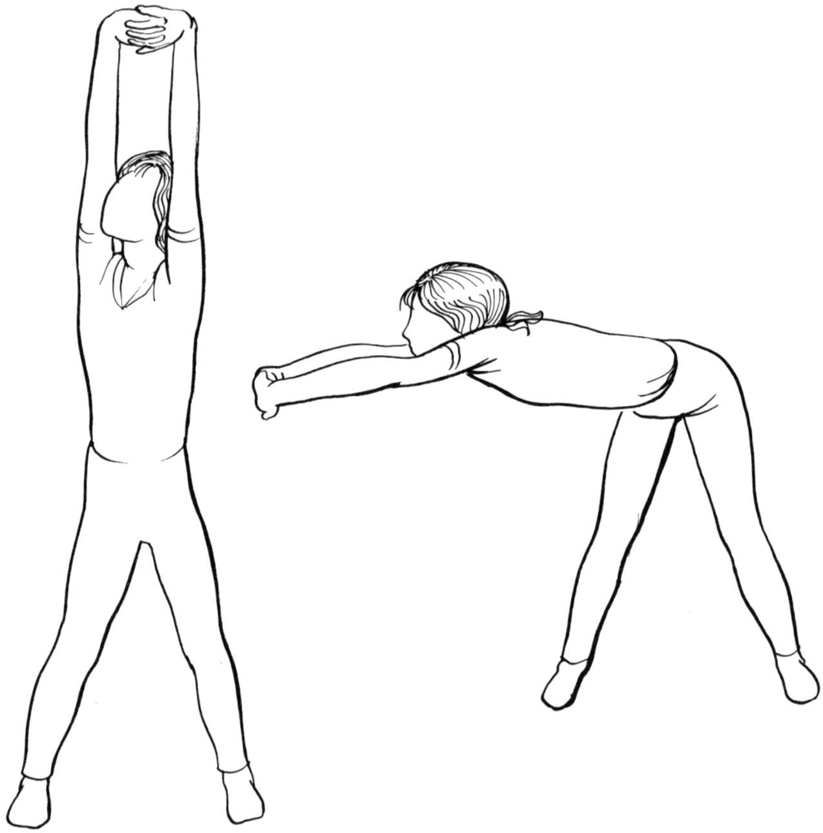

Ziehbrunnen – *Katichakrasan*

Mit leicht gegrätschten Beinen stehen, der Oberkörper ist aufrecht und entspannt.

Die Hände vor dem Körper verschränken, Handflächen sind nach außen gerichtet.

Einatmend die Arme über den Kopf heben und zu den Fingern blicken.

Ausatmend den Oberkörper mit gestreckten Armen langsam nach vorn beugen, der Rücken bleibt dabei gerade, der Blick ist weiterhin auf die Finger gerichtet.

Einatmend den Oberkörper langsam nach links drehen.

Ausatmend zur Mitte kommen.

Einatmend den Oberkörper langsam nach rechts drehen.

3mal nach links und rechts wiederholen.

Wirkung: Stärkung der Rückenmuskulatur, dehnt die seitliche Rumpfmuskulatur und die Oberschenkelmuskeln.

Zur Beachtung
Nicht bei hohem Blutdruck und Schwindel durchführen!

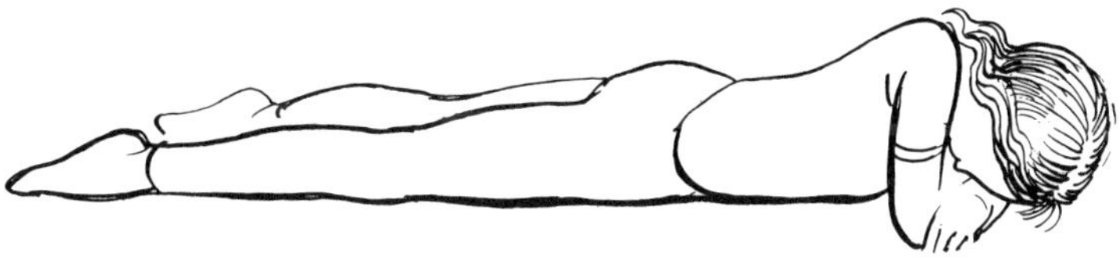

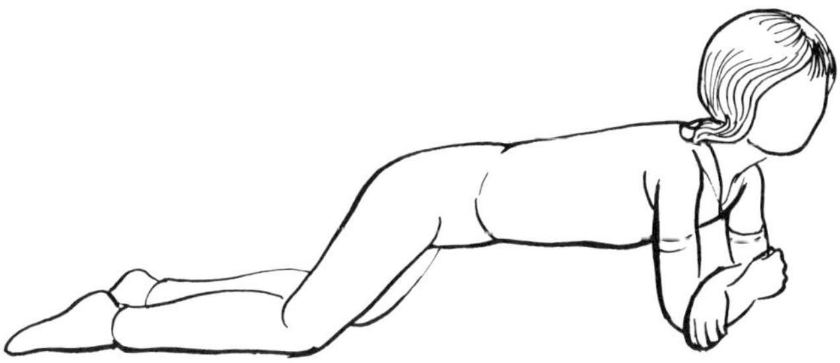

Rumpf heben – *Uthan Pristhasan*

Bauchlage einnehmen.

Die Ellbogen aufstützen und die angewinkelten Unterarme in Schulterhöhe übereinander legen. Die Stirn ruht auf den Unterarmen.

Einatmend den Kopf hochheben und gestützt auf die Ellbogen den Körper samt dem Gesäß etwas heben, so daß der Oberkörper parallel mit dem Boden ist.

Diese Stellung ca. 5 Sekunden mit normalem Atem beibehalten.

Ausatmend den Körper und den Kopf senken.

Wirkung: Unterstützung der Bauchatmung, Festigung aller Muskelpartien entlang der Wirbelsäule. Kräftigung der Rücken-, Schulter- und Oberarmmuskeln. Gegen Rundrücken.

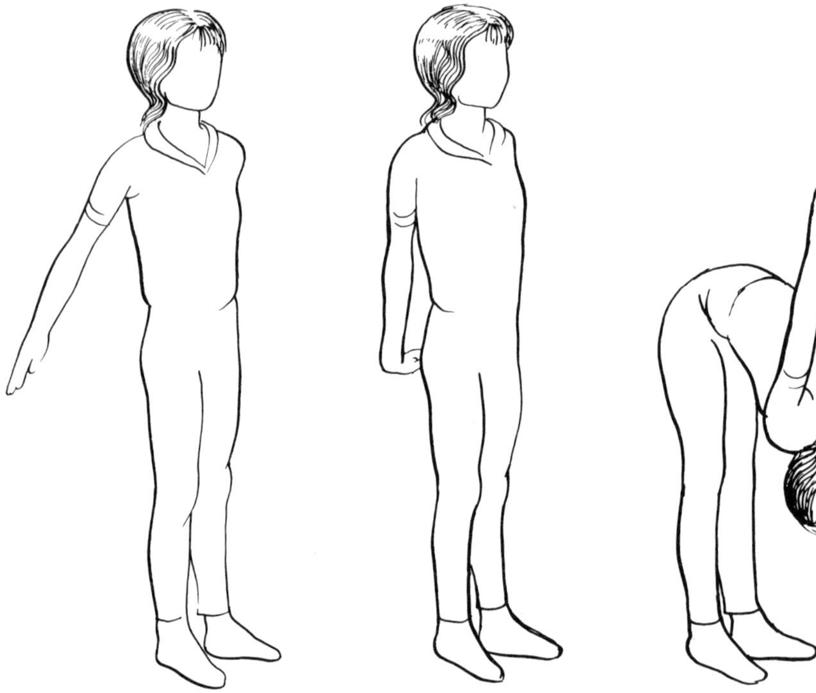

Zweifaches Dreieck – *Dvikonasan*

Mit geschlossenen Beinen aufrecht stehen.

Einatmend in weitem Bogen die gestreckten Arme hinter den Rücken bringen und die Finger verschränken, die Handflächen zeigen nach außen.

Ausatmend den Körper vom Hüftgelenk aus nach vorn beugen und den Kopf so nah wie möglich zu den Knien bringen.

Die Hände bleiben verschränkt; die Arme sanft nach vorn drücken.

In dieser Stellung mit normalem Atem kurz verharren.

Einatmend langsam hochkommen.

Ausatmend die Verschränkung der Finger lösen und die Arme seitlich neben den Körper sinken lassen.

3mal wiederholen, danach entspannen.

Wirkung: Weitung des Brustkorbs, gegen Rundrücken, speziell gut für Kinder im Wachstum. Kräftigung der Rückenmuskulatur, Dehnung der Muskeln und Sehnen der Oberschenkel, Unterstützung der Atmung in die oberen Teile der Lungen.

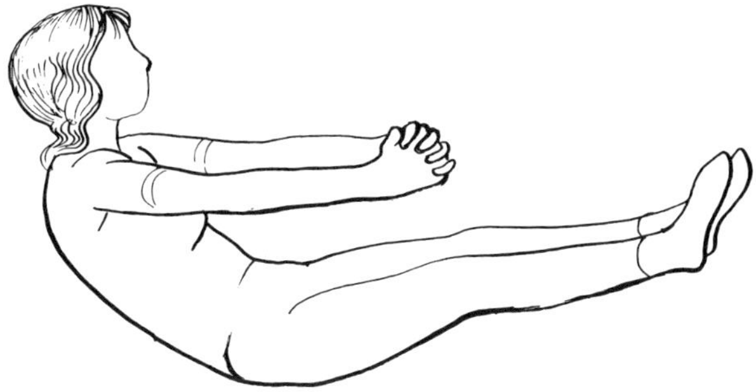

Boot – *Navasan*

Mit aufgestellten Beinen sitzen, die Fußsohlen stehen auf dem Boden, die Hände sind neben den Knien auf dem Boden gestützt.

Einatmend die Beine strecken und hochheben, zugleich die Arme nach vorn strecken und die Finger verschränken.

Nur auf dem Gesäß balancieren (der Körper sieht dabei aus wie ein Boot).

Einige Sekunden in dieser Stellung verharren.

Ausatmend in die Ausgangsposition zurückkehren.

Wirkung: Stärkung der Nieren und des Verdauungssystems (Magen, Leber, Galle und Bauchspeicheldrüse). Kräftigung der Bauch- und Beinmuskulatur. Speziell gut für Kinder, die stottern.

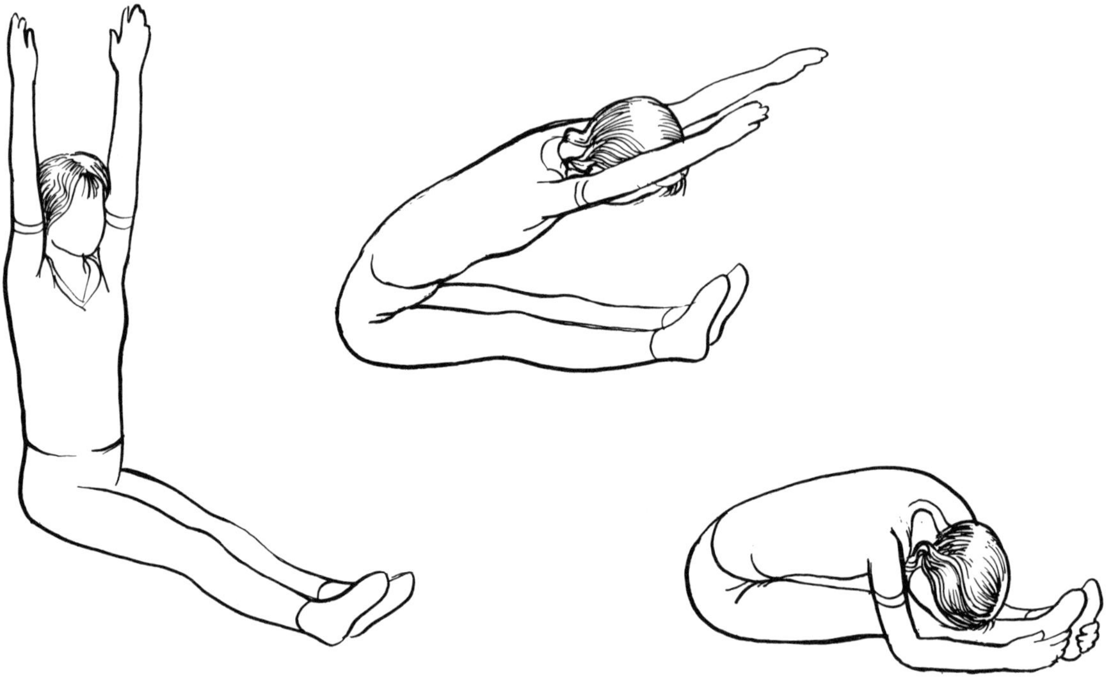

Rückendehnung – *Paschimottanasan*

a) Mit gestreckten Beinen gerade sitzen, die Hände ruhen auf den Oberschenkeln.

Einatmend die Arme gestreckt über den Kopf hochheben und nach oben ziehen.

Ausatmend den Oberkörper mit geradem Rücken langsam nach vorn beugen und das Gesicht so nahe wie möglich zu den Knien bringen. Die Hände halten die Zehen (oder Füße).

Einatmend den Kopf etwas heben.

Ausatmend den Oberkörper noch etwas mehr nach vorne beugen und den Kopf zu den Knien ziehen.

Kurz normal atmend in dieser Stellung bleiben. Arme und Oberkörper entspannen.

Einatmend langsam hochkommen, Arme hochstrecken.

Ausatmend die Arme senken.

3mal wiederholen.

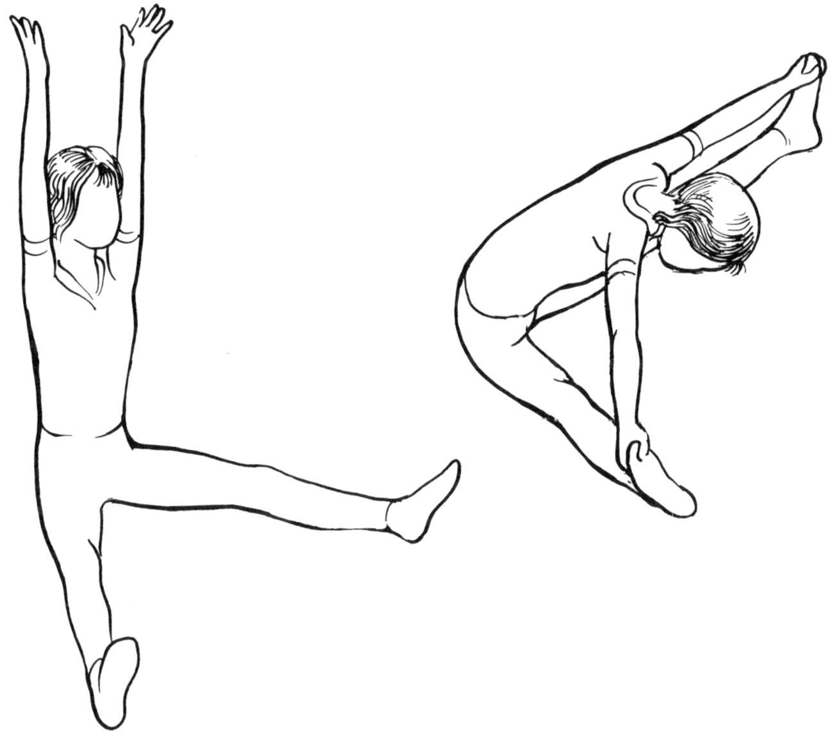

b) Dieselbe Übung mit gegrätschten Beinen wiederholen.

Wirkung: Anregung der Tätigkeit der Nieren und des gesamten Verdauungssystems; gegen Verstopfung und Blähungen, bei Appetitlosigkeit und Verdauungsstörungen, günstige Beeinflussung der Bauchspeicheldrüse. Massage der inneren Organe (auch des Herzens); gegen Fettleibigkeit, speziell empfohlen für Diabetiker und bei Hohlkreuz. Dehnung der Rückenmuskulatur und der hinteren Beinmuskeln.

Zur Beachtung
Bei Herzerkrankungen und akuten Bauchkrankheiten nicht üben!

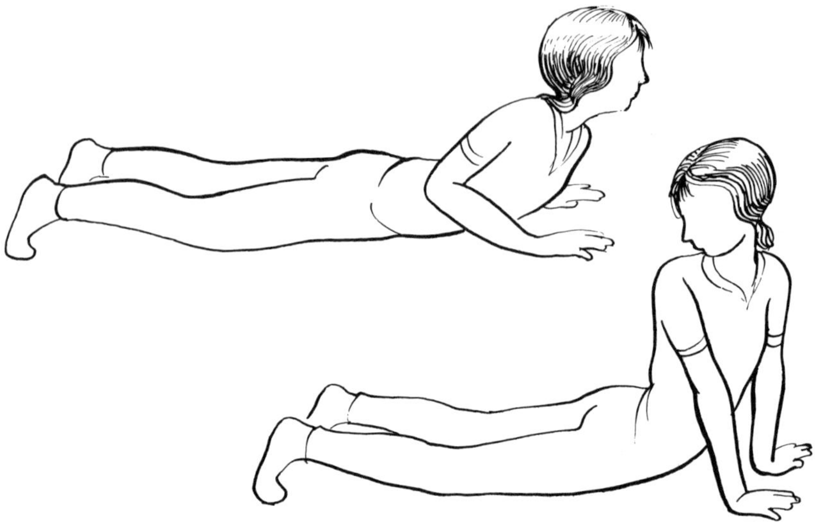

Schlangendrehung – *Triyak Bhujangasan*

Auf dem Bauch liegen, die Hände sind neben den Schultern aufgestützt, die Beine leicht gespreizt, die Zehen aufgestellt.

Einatmend den Kopf langsam heben, die Hände gegen den Boden stemmen und den Rumpf aufrichten. Der Unterleib bleibt bis zum Nabel auf dem Boden. Der Blick ist nach oben gerichtet.

Ausatmend langsam Kopf und Rumpf nach links drehen und über die linke Schulter zur linken Ferse blicken.

Einatmend zur Mitte drehen, aufwärtsblicken.

Ausatmend langsam zur Ausgangsposition zurückkehren.

Die Übung nach der rechten Seite durchführen.

Die gesamte Übung 3mal wiederholen.

Wirkung: Für die Elastizität des Rückgrats und der Rückenmuskeln. Beseitigung von Verstopfung, Regulierung der Aktivität der Nieren und weiblichen Organe, gute Wirkung auf Leber, Galle, Milz und Bauchspeicheldrüse. Empfohlen bei seitlicher Verkrümmung der Wirbelsäule.

Zur Beachtung
Bei Wirbelsäulenschäden, Leistenbruch oder Basedow nicht üben!

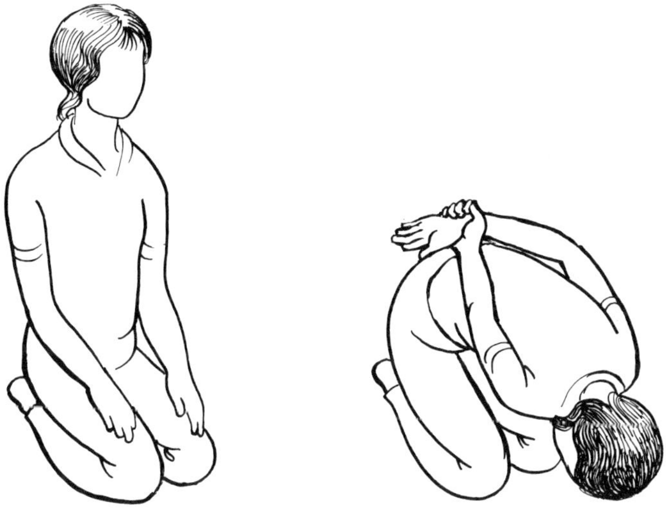

Yoga Mudra

Fersensitz einnehmen, die Hände liegen auf den Knien.

Einatmend Hände hinter den Körper führen, die rechte Hand umfaßt das linke Handgelenk.

Ausatmend langsam mit geradem Rücken nach vorn beugen, bis die Stirn den Boden berührt, das Gesäß ruht auf den Fersen.

Mit normalem Atem entspannt in dieser Stellung verharren.

Einatmend hochkommen, den Kopf hochheben.

Ausatmend die Hände auf die Knie legen.

Wirkung: Beruhigung des Geistes und der Nerven, Förderung der Konzentration. Anregung der Verdauung, gegen Magenbeschwerden. Fördertung der Durchblutung des Kopfes.

Bei Verstopfung kann man eine Variation des *Yoga Mudra* durchführen, indem man die Fäuste innen in die Leisten legt und so einige Zeit verbleibt.

Zur Beachtung
Bei hohem Blutdruck oder Schwindel darf diese Übung nicht durchgeführt werden!

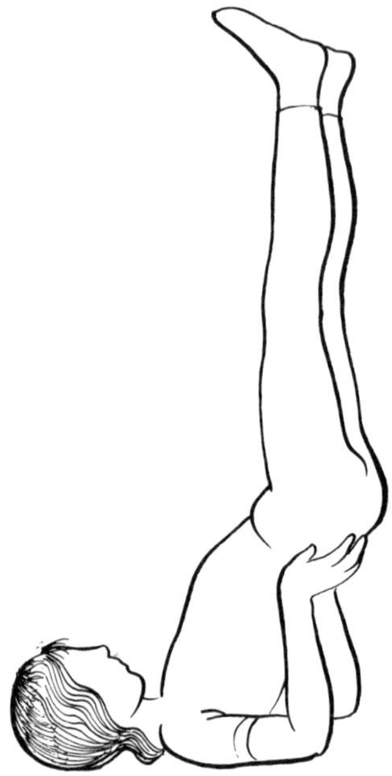

Ellbogenstand – *Viparit Karni Mudra*

Auf dem Rücken liegen, Hände neben dem Körper.

Einatmend langsam die Beine und das Becken vom Boden heben. Das Becken wird von den Händen gestützt, die Ellbogen bleiben am Boden. Die Beine zeigen gerade nach oben. Das Körpergewicht ruht auf den Ellbogen, Oberarmen, Schultern und dem Kopf.

Schulkinder sollen diese Stellung nicht länger als ½ Minute anhalten!

Ausatmend langsam zuerst den Rücken, dann die Hüften und schließlich die Beine auf den Boden legen. Die Arme seitlich neben den Körper legen.

Wirkung: Erfrischung des gesamten Organismus, Regelung der Drüsentätigkeit, Verbesserung der Anpassungsfähigkeit des Organismus auf Streß, Kräftigung des Zwerchfells und Hilfe bei der Einübung der yogischen Vollatmung.

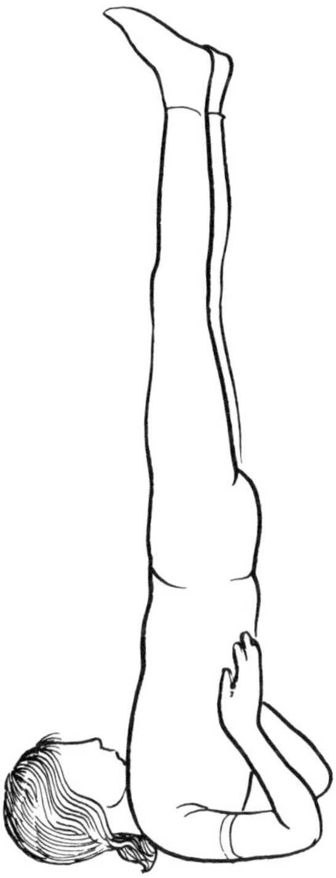

Schulterstand – *Sarvangasan*

Auf dem Rücken liegen, die Hände sind neben dem Körper, die Handflächen nach unten gerichtet.

Einatmend die Beine über den Kopf heben, so daß die Knie fast die Stirn berühren.

Mit den Händen den Rücken abstützen und den Rumpf und die Beine hochziehen. Das Kinn berührt die Brust, die Ellbogen sind auf dem Boden. Das Körpergewicht ruht auf der Rückseite des Kopfes, dem Nacken, den Schultern und Ellbogen.

5 bis 10 Sekunden ausharren.

Ausatmend die Knie zum Kopf beugen und langsam zur Rückenlage abrollen. Der Kopf bleibt dabei am Boden.

In der Rückenlage entspannen.

Wichtig: Während dieser Übung darf der Kopf nicht bewegt werden, da es sonst zu einer Schädigung der Halswirbelsäule kommen kann!

Wirkung: Harmonisierung des ganzen Organismus, Anregung der Funktion der innersekretorischen Drüsen und Beschleunigung des Wachstums und der Entwicklung des Kindes.

Gegen Asthma, Hals- und Kopfschmerzen. Beruhigung des Geistes, Beseitigung depressiver Zustände, Nervosität und Schlaflosigkeit. Hilfe bei Anämie, Magenverstimmung, Nierenbeschwerden, bei Menstruationsproblemen und Koliken.

Zur Beachtung

Bei Entzündungen (besonders im Kopf- und Halsbereich) nicht üben! Bei hohem Blutdruck, Schwindel und Überfunktion der Schilddrüse nicht üben!

Kinder unter 14 Jahren sollen diese Übung ebenfalls nicht durchführen! Empfohlen ist diese Übung jedoch für Kinder mit einer leichten Gehirndysfunktion.

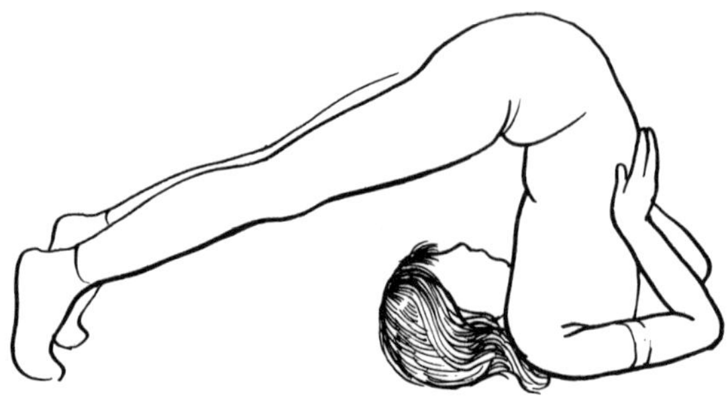

Pflug – *Halasan*

Auf dem Rücken liegen, Hände sind neben dem Körper, Handflächen nach unten gekehrt.

Einatmend beide Beine hochheben, der Rumpf hebt sich mit.

Ausatmend die gestreckten Beine über den Kopf bringen, bis die Zehenspitzen den Boden berühren. Die Hände stützen den Rumpf. Das Kinn ist zur Brust gepreßt, die Knie sind gestreckt.

Mit normalem Atem 5 bis 10 Sekunden in dieser Position bleiben.

Einatmend beide Beine hochheben, langsam mit dem Rücken zum Boden kommen.

Ausatmend Beine senken und die Hände neben den Körper legen.

Die Übung wird langsam und fortlaufend geübt. Die Beine nicht mit Schwung, sondern langsam und kontrolliert heben. Die Übung soll ohne Gewalt gemäß der Fähigkeit des Kindes durchgeführt werden. Der Kopf darf während der Übung nicht bewegt werden!

Wirkung: Dehnung der Hals-, Rücken- und Oberschenkelmuskeln. Anregung des Verdauungsfeuers, der Bauchspeicheldrüse und des Verdauungssystems. Beseitigung der Steifheit des Rückens und Abbau von Fettpolstern. Wirkung gegen Blähungen. Gut für Diabetiker.

Zur Beachtung
Nicht üben bei Herzkrankheiten!

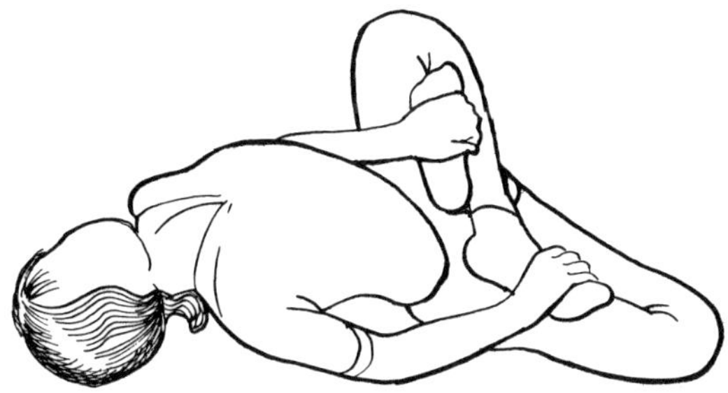

Fisch – *Matsyasan*

Mit gekreuzten Beinen *(Sukhasan)* oder im Lotussitz *(Padmasan)* sitzen.

Langsam den Rücken nach hinten beugen und einen Ellbogen nach dem anderen zu Boden bringen.

Die Rückwärtsbeuge vertiefen, bis die Spitze des Kopfes den Boden berührt. Mit den Händen die Zehen oder Füße halten.

Kurze Zeit in dieser Position verharren und normal atmen. Durch die Nase einatmen und durch den Mund ausatmen.

Die Zehen loslassen, und langsam in die Rükkenlage übergehen, die Beine ausstrecken.

Wirkung: Entwicklung der Brustatmung, Kräftigung der Lungen; wirksam gegen Asthma, Bronchitis und chronische Halskrankheiten. Anregung der Nierentätigkeit.

Zur Beachtung

Kurz nach einer Bauchoperation oder Knieoperation oder bei Leistenbruch darf nicht geübt werden!

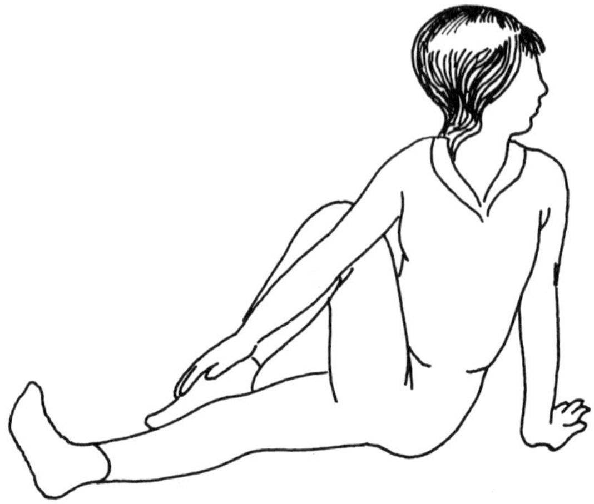

Drehsitz – *Ardha Matsyendrasan*

Mit gestreckten Beinen sitzen.

Den linken Fuß über das rechte Knie heben, die Fußsohle aufsetzen.

Das rechte Bein nach links abbiegen und die rechte Ferse gegen die linke Sitzfläche drücken.

Den Oberkörper nach links drehen, den rechten Arm über das linke Bein strecken, so daß der Ellbogen das Knie von außen berührt. Die Hand hält den Fuß oder Knöchel.

Den linken Arm hinter dem Rücken auf den Boden stützen, über die linke Schulter blicken.

Langsam in die Ausgangsposition zurückkehren.

Die Übung zur anderen Seite durchführen.

Gesamte Übung 1- bis 2mal wiederholen.

Wirkung: Förderung der Beweglichkeit der Wirbelsäule und Hüftgelenke. Förderung der Verdauung, Stimulierung der Nierenfunktion und der Bauchspeicheldrüse. Beruhigung der Nerven und Entwicklung der Konzentrationsfähigkeit.

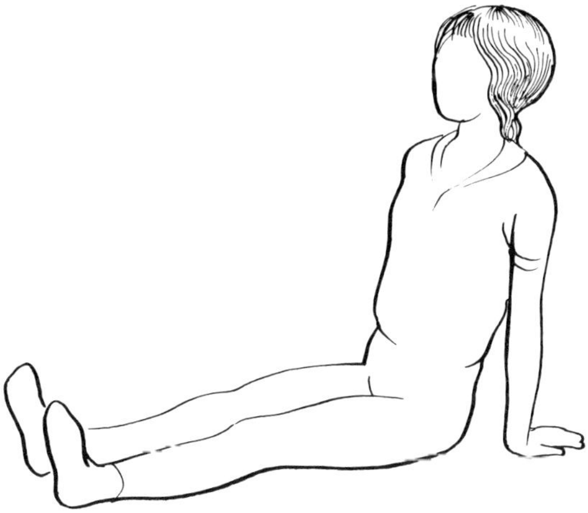

Brücke – *Setuasan*

Mit gestreckten, geschlossenen Beinen auf dem Boden sitzen. Die Hände hinter dem Körper aufstützen, die Finger zeigen nach hinten.

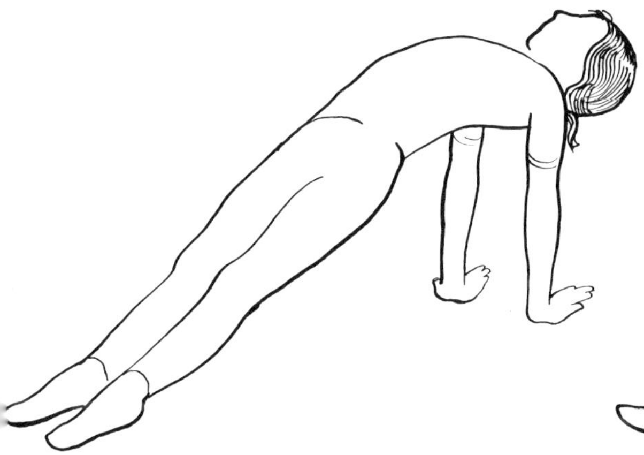

Variation 1

Einatmend den Körper heben und das Becken nach oben drücken, die Beine sind gestreckt. Die Fußsohlen stehen am Boden. Der Kopf bildet mit dem Rumpf eine Linie, der Blick ist nach oben gerichtet. Das Körpergewicht ruht auf den Handflächen und den Fußsohlen.

Mit normalem Atem in der Position verharren.

Ausatmend in die Ausgangsposition zurückkehren.

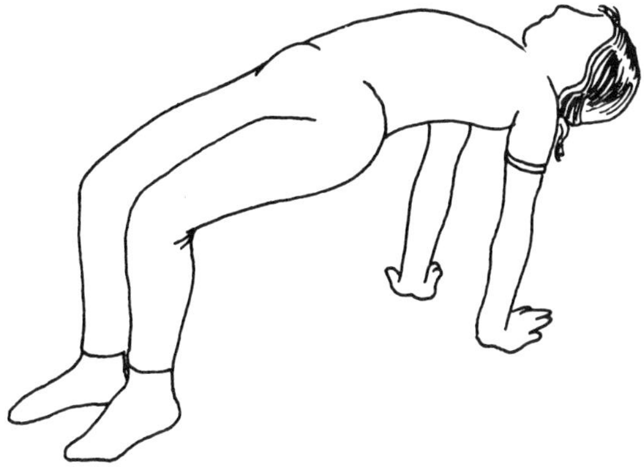

Variation 2

Einatmend den Körper heben und das Becken nach oben drücken. Die Knie sind abgewinkelt, die Fußsohlen stehen auf dem Boden. Den Kopf heben und nach vorn blicken.

Mit normalem Atem ausharren.

Ausatmend in die Ausgangsposition zurückkehren.

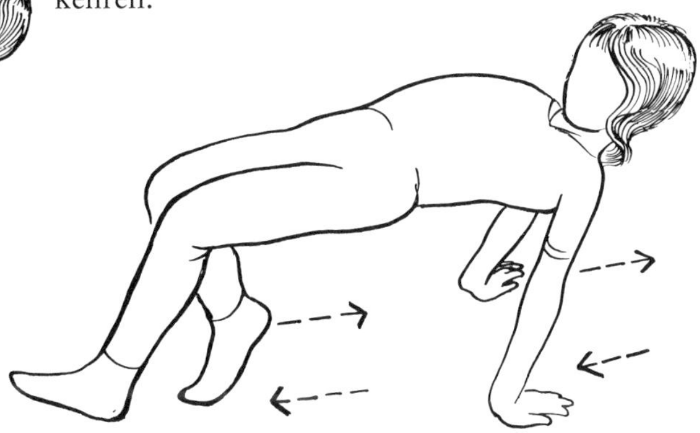

Variation 3

Stellung wie Variation 2 einnehmen.

Mit der rechten Hand und dem rechten Fuß und mit der linken Hand und dem linken Fuß nach vorn und rückwärts Schritte machen.

Wirkung: Kräftigung der Handgelenke, der Arm- und Schultermuskulatur, der Rückenmuskeln und der Beinmuskulatur; gegen Unterleibs- und Menstruationsbeschwerden.

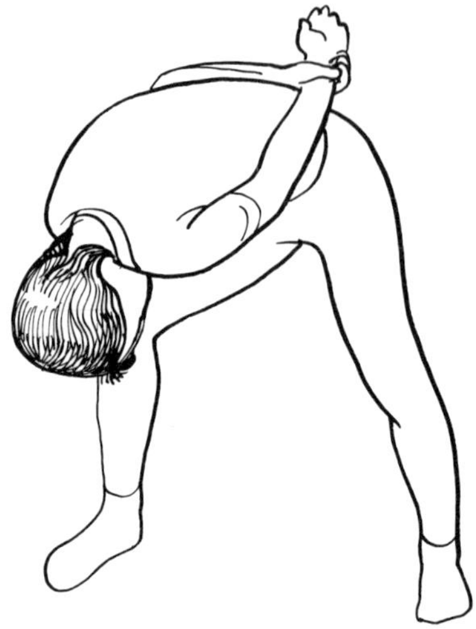

Triangel (Variation) – *Trikonasan*

Aufrecht mit leicht gegrätschten Beinen stehen, die Arme hängen lose herunter, die Augen sind geschlossen.

Einatmend die Hände hinter den Rücken bringen und mit der rechten Hand das linke Handgelenk fassen.

Ausatmend den Oberkörper nach rechts drehen, das rechte Knie beugen und den Oberkörper vorbeugen, bis die Nase das Knie berührt. Das linke Bein bleibt gestreckt.

Mit normalem Atem in der Stellung verharren.

Einatmend langsam hochkommen.

Ausatmend in die Ausgangsposition zurückkehren.

Die Übung nach der anderen Seite durchführen.

Die gesamte Übung 3mal wiederholen.

Die Übung soll langsam und mit großer Konzentration durchgeführt werden.

Wirkung: Förderung der Beweglichkeit der Wirbelsäule und Hüftgelenke. Kräftigung der Beinmuskulatur. Die tiefe Atmung in dieser Stellung wirkt bis in die tiefsten Schichten der Muskeln an den Seiten der Wirbelsäule. Empfohlen bei seitlicher Verkrümmung der Wirbelsäule.

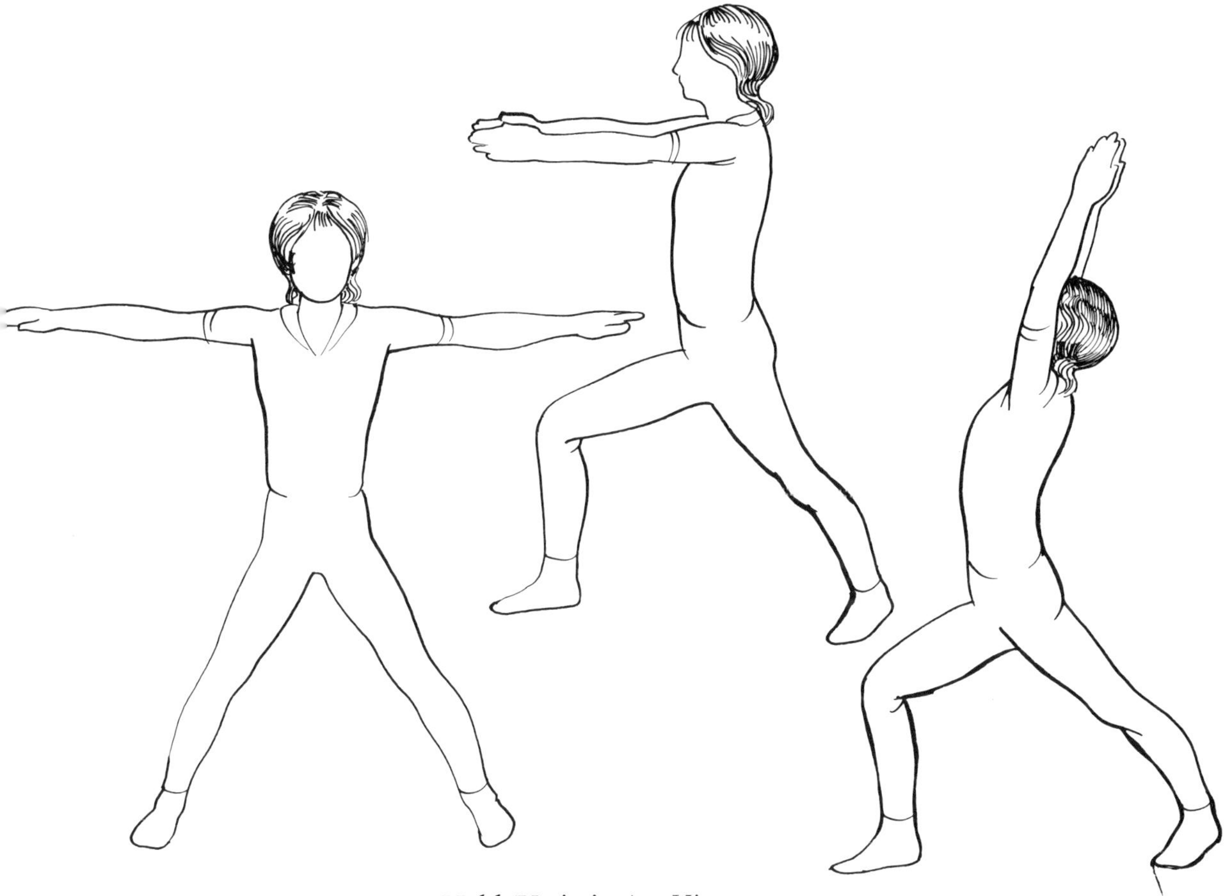

Held (Variation) – *Virasan*

Mit breit gegrätschten Beinen aufrecht stehen

Einatmend die Arme seitlich heben.

Ausatmend den Rumpf nach rechts drehen, die Hände vor dem Körper falten. Das rechte Knie beugen und gleichzeitig den Fuß um 90° drehen. Auch den linken Fuß nach rechts drehen. Das hintere Bein bleibt gestreckt.

Einatmend die gefalteten Hände hochheben und den Kopf nach hinten beugen. Zu den Händen blicken.

Mit normalem Atem in der Stellung bleiben.

Ausatmend die Hände zur Brust senken.

Einatmend den Körper zur Mitte drehen, die Arme seitlich ausstrecken.

Ausatmend den Rumpf nach rechts drehen und die Übung nach der anderen Seite durchführen.

Einatmend in die Mitte zurückkommen, die Hände seitlich ausstrecken.

Ausatmend in die Ausgangsposition zurückkehren, die Arme senken.

3mal wiederholen.

Wirkung: Kräftigung der Hals-, Schulter- und Rückenmuskulatur. Dehnung der Brustmuskeln, Vorbeugung gegen Rundrücken, Dehnung und Kräftigung der Beinmuskeln.

Zur Beachtung
Kinder, die herzleidend sind, dürfen diese Übung nicht durchführen!

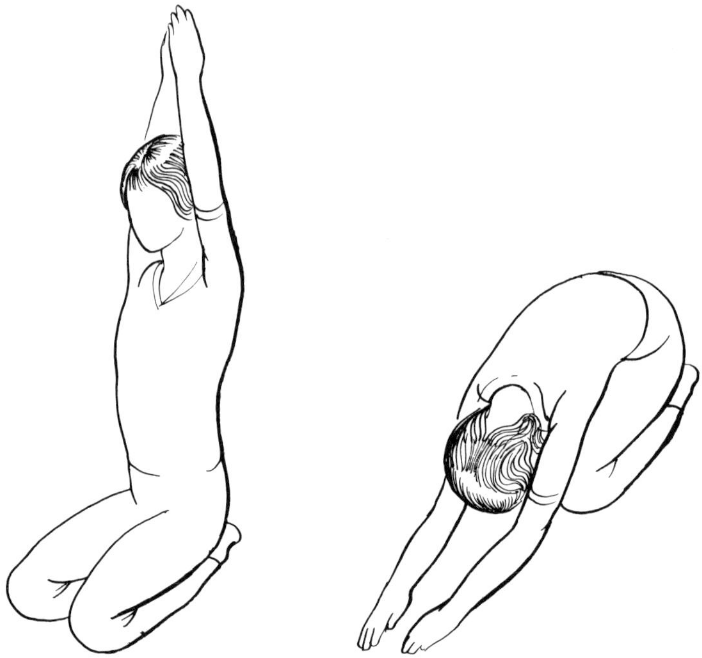

Hase – *Shashankasan*

Fersensitz einnehmen. Die Hände ruhen auf den Knien. Der Oberkörper ist aufrecht, aber entspannt.

Einatmend die Arme über den Kopf heben.

Ausatmend Arme und Oberkörper mit geradem Rücken nach vorn beugen, bis Stirn und Arme den Boden berühren. Das Gesäß bleibt auf den Fersen.

Mit ruhigem und entspanntem Atem in dieser Stellung bleiben.

Einatmend den Oberkörper samt den gestreckten Armen hochheben.

Ausatmend die Arme senken und die Hände auf die Knie legen.

3mal wiederholen.

Wirkung: Förderung der Kopfdurchblutung, gut für die Augen; gegen Müdigkeit, Nervosität, Depressionen. Die Übung hat eine stark beruhigende Wirkung, sie fördert die Konzentrationsfähigkeit. Vorbeugende Wirkung gegen Verstopfung.

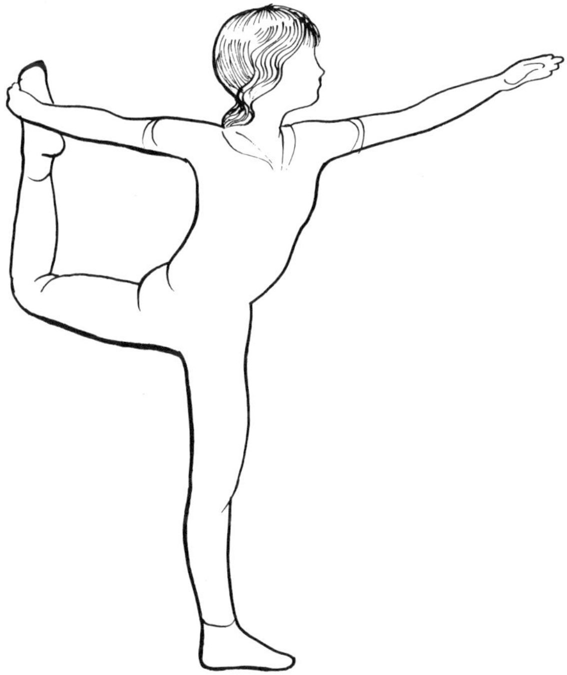

Schwan – *Hansasan*

Aufrecht mit geschlossenen Beinen stehen.

Einatmend den Oberkörper nach vorn beugen, dabei den linken Arm nach vorn strecken. Gleichzeitig das rechte Bein nach hinten hochheben, das Knie beugen und mit der rechten Hand die Zehen festhalten.

In dieser Position mit normalem Atem verweilen.

Ausatmend in die Ausgangsstellung zurückkehren.

Die Übung auf der anderen Seite durchführen.

Wirkung: Ausgleichende Wirkung auf das Nervensystem. Erhöhung der Konzentrationsfähigkeit. Günstige Wirkung auf die Wirbelsäule und die Hüftgelenke. Kräftigung und Dehnung der Beinmuskulatur.

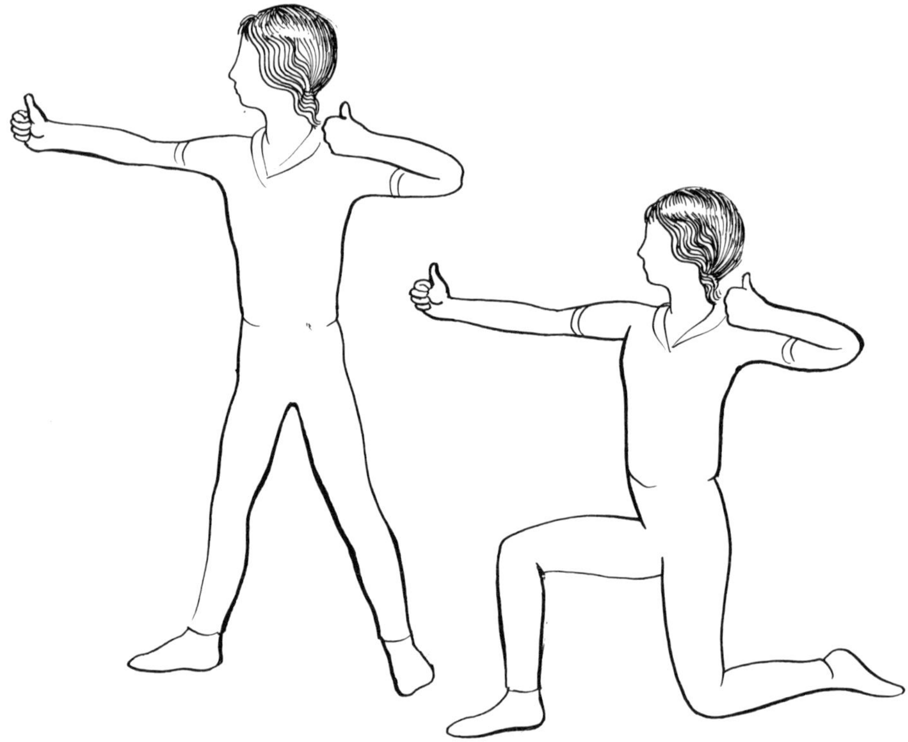

Pfeil und Bogen – *Akaran Dhanurasan*

Aufrecht mit leicht gegrätschten Beinen stehen.

Nun das rechte Bein nach außen drehen, so daß die rechte Fußspitze nach vorne zeigt. Zugleich auch den Kopf nach rechts drehen.

Den rechten Arm nach vorne strecken, eine Faust machen, wobei der Daumen aber aufgerichtet bleibt.

Den linken Arm in der Weise halten, als ob er die Sehne eines Bogens halten würde.

Sich auf die Spitze des rechten Daumens konzentrieren.

Einatmend den linken Arm wie beim Spannen eines Bogens zurückziehen, bis die Hand das Ohr berührt. Kurz den Atem anhalten.

Ausatmend den Bogen entspannen und die linke Hand in die Ausgangsstellung zurückbewegen.

Die Übung 3mal nach rechts und 3mal nach links wiederholen.

Die Übung muß sehr langsam und konzentriert ausgeführt werden.

Variation

Die gleiche Übung aus dem Kniestand ausführen.

Wirkung: Kräftigung und Entspannung der Nackenmuskeln und Rückenmuskeln. Anregung der Lungenfunktion und sehr gut bei Asthma und Bronchitis. Hilfe zur Entfaltung der Konzentrationsfähigkeit, günstig bei Kurz- und Weitsichtigkeit.

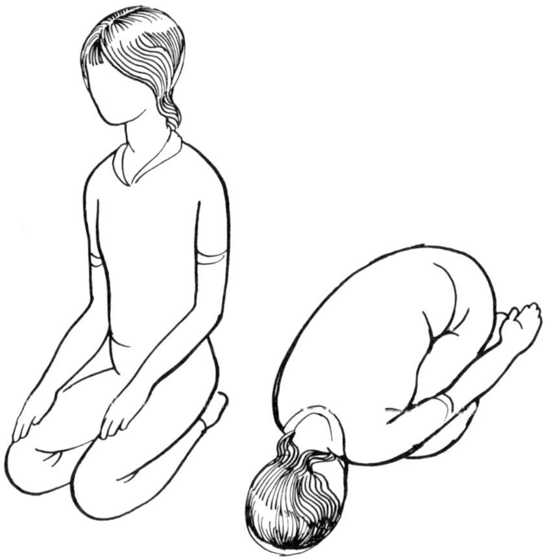

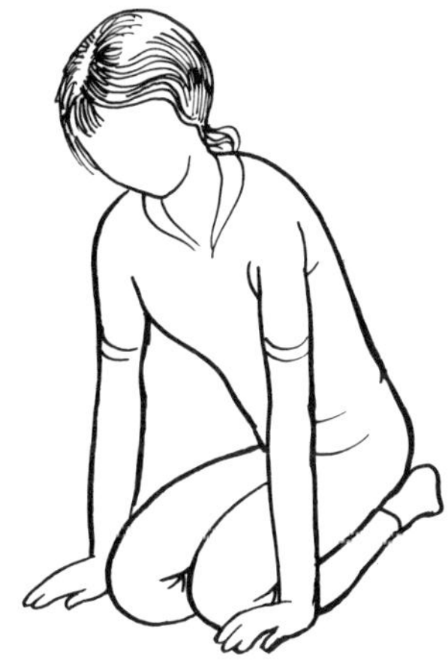

Hase (Variationen) – *Shashankasan*

Variation 1

Fersensitz einnehmen.

Ausatmend nach vorn beugen, die Arme bleiben parallel zum Körper am Boden.

Normal atmen. Dabei die Atembewegung des Bauches beobachten. 10mal ein- und ausatmen.

Einatmend wieder hochkommen. Den Nacken durch einige Seitwärtsbeugungen des Rumpfes lockern.

2mal wiederholen.

Wirkung: Entspannung der Magen- und Bauchgegend. Empfohlen zur Übung des richtigen Bauchatmens.

Variation 2

Fersensitz einnehmen.

Ausatmend leicht mit geradem Rücken nach vorne beugen. Die Hände sind neben den Knien aufgestützt, der Kopf ist leicht nach hinten geneigt.

Normal atmen. Dabei die Atembewegung im Brustkorb und im Rücken beobachten. 10mal ein- und ausatmen.

Einatmend zurückkommen und entspannen.

2mal wiederholen.

Wirkung: Vorbeugung gegen Herzkrankheiten. Hilfe beim Erlernen der richtigen Brustatmung.

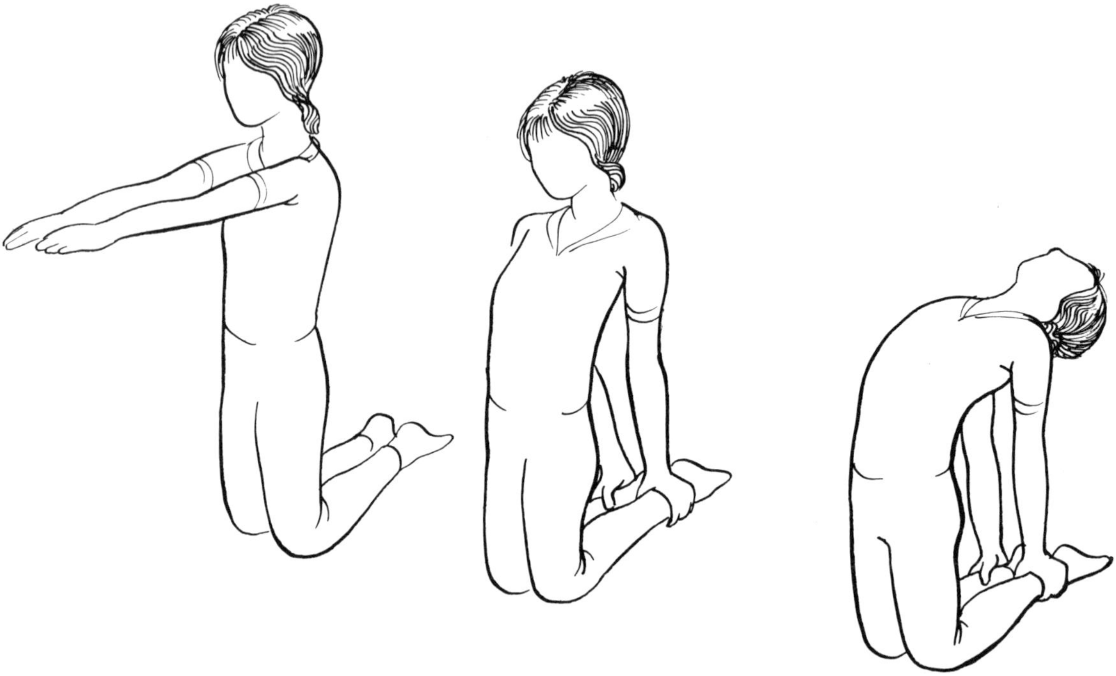

Kamel – *Ushtrasan*

Variation 1

Fersensitz einnehmen.

Einatmend in den Kniestand übergehen, die Arme nach vorn strecken.

Ausatmend die linke Hand auf die linke Ferse und die rechte Hand auf die rechte Ferse stützen. Das Becken nach vorn drücken, der Rücken ist gerade nach hinten geneigt. Der Blick ist nach *vorn* gerichtet.

Kurz mit normalem Atem verharren.

In die Ausgangsstellung zurückkehren.

Wirkung: Gut für die Rückenmuskeln. Vertiefung der Zwerchfellatmung, Anregung der Verdauung, Erfrischung des Nervensystems, Durchblutung der weiblichen Organe, Hilfe gegen Menstruationsstörungen.

Variation 2

Fersensitz einnehmen.

Einatmend in den Kniestand übergehen, die Arme nach vorn strecken.

Ausatmend die linke Hand auf die linke Ferse und die rechte Hand auf die rechte Ferse stützen. Das Becken nach vorn drücken und den Rücken nach hinten beugen. Der Blick ist nach *oben* gerichtet. (Die Augen nicht schließen!)

Kurz mit normalem Atem verharren.

In die Ausgangsposition zurückkehren.

Wirkung: Empfohlen für Kinder mit eingefallener Brust und hängenden Schultern.

Zur Beachtung
Nicht nach einer Magen- oder Bauchoperation und nicht bei Leistenbruch üben.

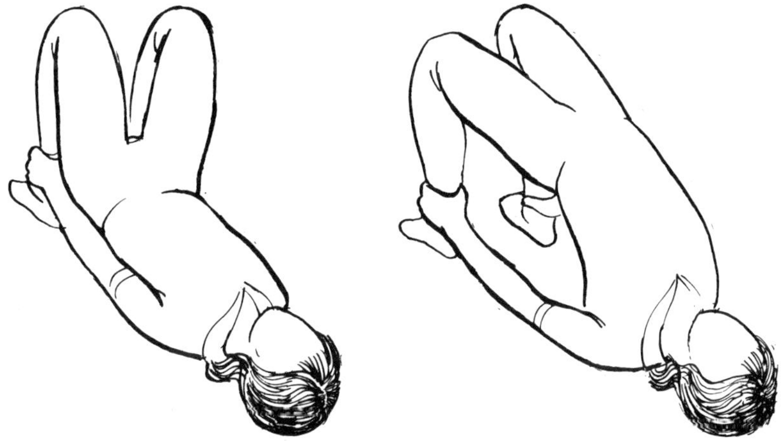

Schulterpose – *Khandarasan*

Auf dem Rücken liegen, die Arme sind seitlich des Körpers.

Die Beine beugen und zum Körper heranziehen. Die Füße bleiben am Boden und sind ca. 30 cm voneinander entfernt. Die Fersen möglichst nahe zu den Hüften ziehen. Mit den Händen die Fußgelenke von außen halten.

Einatmend Gesäß und Rücken hochheben. Das Körpergewicht ruht auf dem Kopf, den Schultern und den Füßen.

Mit normalem Atem kurz ausharren.

Ausatmend den Rücken zu Boden senken. Die Beine bleiben angezogen.

3mal wiederholen.

Wirkung: Hilfe beim Erlernen der Bauch- und Brustatmung. Empfohlen bei niederem Blutdruck. Empfohlen für Mädchen wegen Kräftigung des unteren Teils der Wirbelsäule und der Beckenmuskeln.

Alle Übungen, die mit einer Rückwärtsbeugung verbunden sind, wirken wohltuend auf das Nervensystem und gegen Depressionen. Zusammen mit der yogischen Vollatmung werden dabei gute therapeutische Wirkungen erzielt.

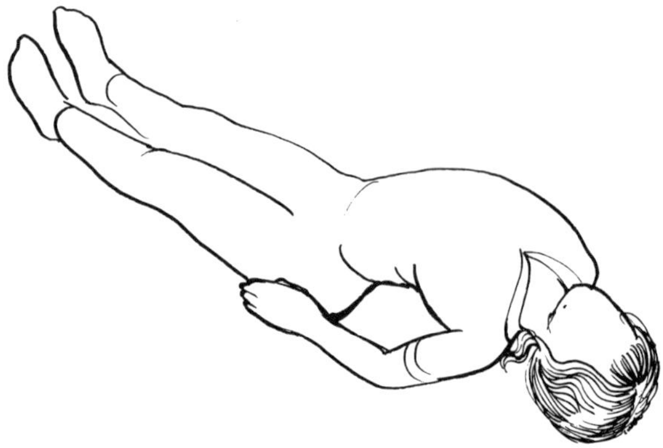

Kleiner Fisch – *Ardha Matsyasan*

Mit gestreckten Beinen entspannt sitzen.

Langsam nach hinten beugen und einen Ellbogen nach dem anderen aufstützen.

Soweit zurückbeugen, bis die Spitze des Kopfes den Boden berührt. Die Hände liegen locker neben dem Körper.

Den Körper entspannen und den Atem beobachten.

Durch die Nase einatmen und durch den Mund ausatmen.

Kopf und Rücken langsam auf den Boden zurücklegen, entspannen.

2mal wiederholen.

Wirkung: Entwicklung der Brustatmung, empfohlen bei Herzasthma, Bronchialasthma, Bronchitis und chronischen Halsentzündungen. Anregung der Nierentätigkeit und Kräftigung der Muskeln entlang der Wirbelsäule sowie der Bauchmuskeln.

Zur Beachtung
Nicht kurz nach einer Bauchoperation üben!

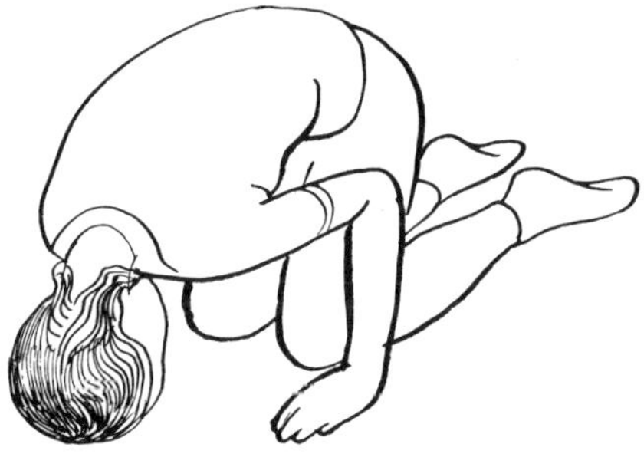

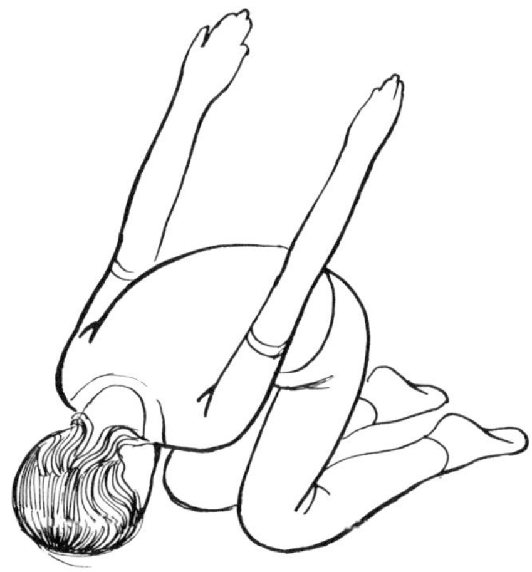

Yoga Mudra dynamisch

Fersensitz einnehmen.

Variation 1

Ausatmend mit geradem Rücken nach vorn beugen, bis die Stirn den Boden berührt. Die Hände neben die Knie legen und das Gesäß hochheben, so daß die Oberschenkel senkrecht zum Boden stehen. Den Kopf auf dem Scheitel aufstützen (Stellung wie zum Beginn einer Rolle vorwärts).

In dieser Stellung entspannen.

10mal ein- und ausatmen.

Ausatmend das Gesäß auf die Fersen senken (normale *Yoga Mudra*-Stellung).

Variation 2

Dieselbe Übung kann auch ohne Verharren in der Position durchgeführt werden:

Ausatmend vorbeugen, das Gesäß heben und den Kopf auf den Scheitel stützen; die Arme hochstrecken.

Einatmend in die normale *Yoga Mudra*-Position zurückkehren.

Wirkung: Empfohlen bei Asthma und Allergien, die mit dem Atemsystem zusammenhängen. Förderung der Konzentrations- und Gedächtnisfähigkeit, Beseitigung von Schlafstörungen, Nervosität und vieler Unterleibsbeschwerden (Verstopfung, Verdauungsbeschwerden).

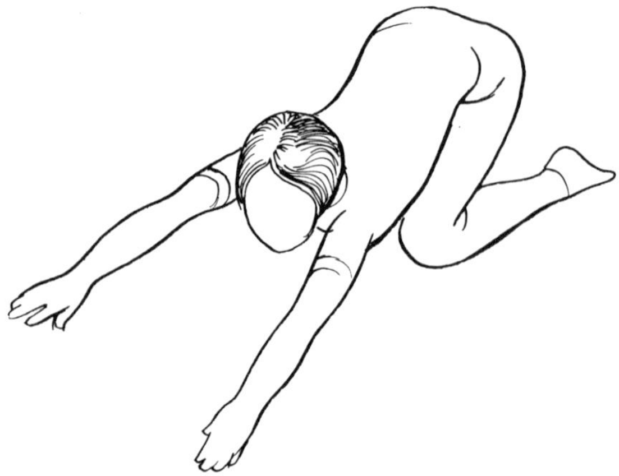

Position der geneigten Blume

Fersensitz einnehmen.

Einatmend die Arme hochstrecken.

Ausatmend den Oberkörper vorbeugen und mit den Händen den Boden berühren. Rumpf und Arme nun langsam nach vorn schieben, das Gesäß heben. Das Gewicht ruht auf Brust, Kinn, Armen und Knien.

Normaler Atem.

Ausatmend Rumpf und Arme zurückziehen, das Kinn nahe am Boden entlang bewegen. Zum Fersensitz aufrichten.

Variation

In der gleichen Weise üben, aber den Kopf auf die rechte Wange legen.

Den Atem in der rechten Seite der Lunge beobachten.

Dasselbe auf der anderen Seite üben.

Gesamte Übung 2mal wiederholen.

Wirkung: Kräftigung der Rückenmuskulatur und Entspannung der Halspartie. Empfohlen bei seitlicher Wirbelsäulenverkrümmung und Asthma (hilft bei der Durchatmung der oberen Teile der Lunge). Gegen Rundrücken.

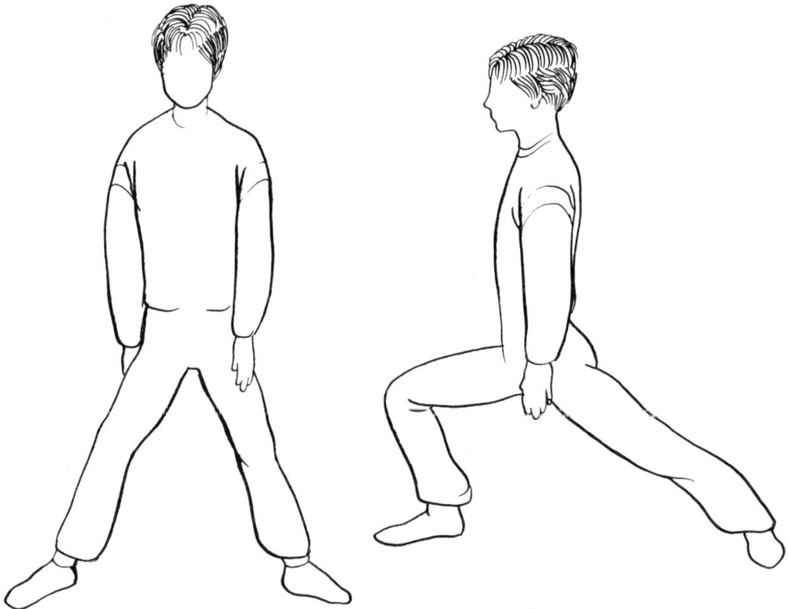

Sprinterstellung – *Ashva Sanchalan Asan*

Mit breit gegrätschten Beinen stehen. Der Oberkörper ist aufrecht und entspannt.

Einatmen.

Ausatmend den Rumpf nach rechts drehen, das rechte Knie beugen und das Becken soweit als möglich nach unten drücken. Der Oberkörper bleibt dabei gerade, die Arme hängen entspannt nach unten.

Kurze Zeit in dieser Position verharren.

Einatmend in die Ausgangsposition zurückkehren.

Die Übung nach der anderen Seite durchführen.

Wirkung: Förderung der Beweglichkeit der Wirbelsäule und Hüftgelenke, Kräftigung der Beine und Dehnung der verkürzten Beinmuskulatur. Kräftigung der Atemmuskulatur. Die Atembewegung bewirkt eine Massage der inneren Organe und des Zwerchfells. Günstige Wirkung bei Verdauungsschwierigkeiten.

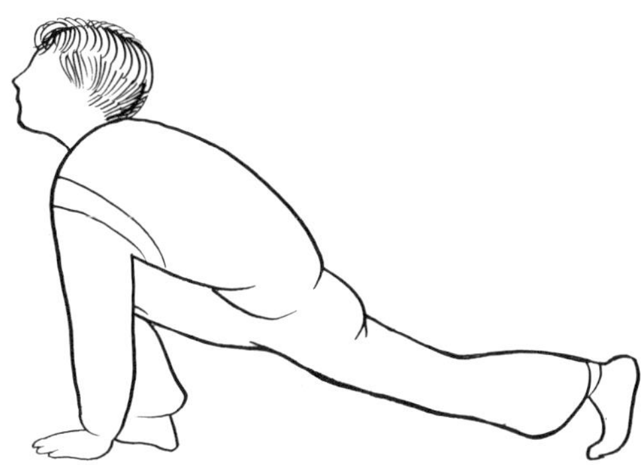

Variation

Ausatmend den Rumpf nach rechts drehen, das rechte Knie beugen, die Hände neben dem rechten Fuß auf den Boden stützen. Nach oben blicken. Das Knie berührt den Brustkorb, der Oberschenkel drückt auf die Bauchhöhle. Das linke Knie berührt den Boden, die Zehen sind aufgestellt.

Kurze Zeit mit normalem Atem verweilen.

Einatmend in die Ausgangsposition zurückkehren.

Die Übung nach der anderen Seite durchführen.

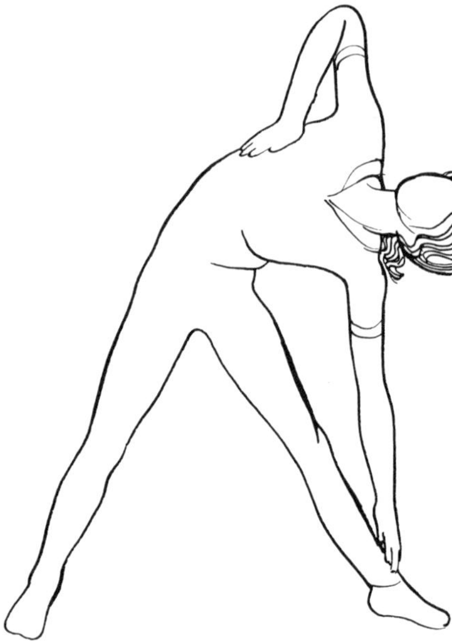 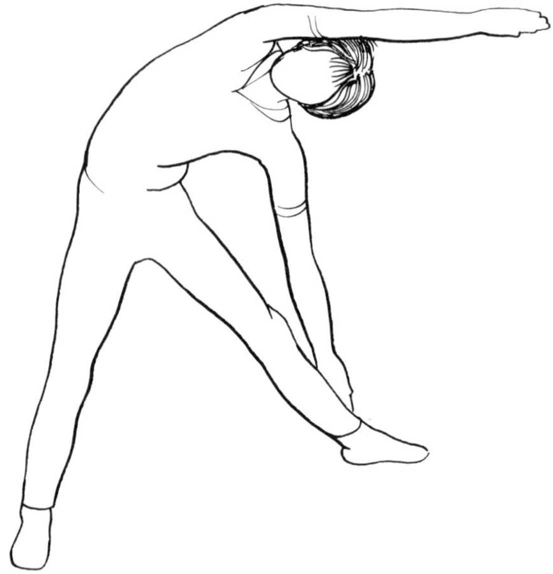

Triangel – *Trikonasan*

Aufrecht mit gegrätschten Beinen stehen, die Arme hängen locker neben dem Körper.

Variation 1

Ausatmend langsam nach rechts beugen. Die rechte Hand rutscht am rechten Bein entlang, bis die Hand den Fußknöchel berührt. Gleichzeitig wird die linke Hand in die linke Achselhöhle hochgezogen. Der Blick ist auf den linken Ellbogen gerichtet.

Mit ruhigem Atem kurz verharren. Durch die Atembewegung vertieft sich die Wirkung auf die Wirbelsäule.

Einatmend langsam hochkommen.

Ausatmend die Übung auf der anderen Seite durchführen.

3mal wiederholen.

Variation 2

Einatmend die Arme seitlich bis in Schulterhöhe hochheben. Die Handflächen zeigen nach unten.

Ausatmend langsam nach rechts beugen, bis die rechte Hand den rechten Fußknöchel berührt. Gleichzeitig den linken Arm waagrecht über den Kopf strecken, bis der Oberarm das Ohr berührt. Nach vorn blicken.

5 bis 10 Atemzüge lang so verharren. Spüren, wie durch die Atembewegung die Wirkung der Übung auf die Wirbelsäule verstärkt wird.

Einatmend langsam aufrichten.

Ausatmend die Arme senken.

Die Übung auf der anderen Seite durchführen.

3mal wiederholen.

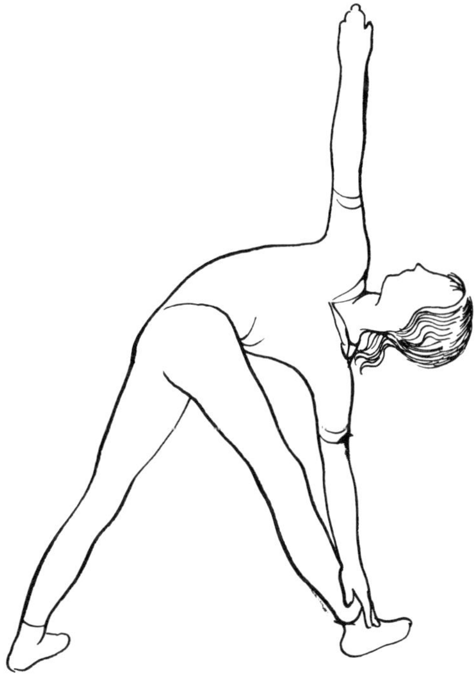

Variation 3

Einatmend die Arme seitlich bis in Schulterhöhe hochheben.

Ausatmend den Oberkörper nach rechts drehen und vorbeugen, bis die linke Hand den rechten Fußknöchel berührt. Der rechte Arm wird senkrecht hochgehoben. Der Blick ist auf die rechte Hand gerichtet. Die Knie bleiben getreckt.

5 bis 10 Atemzüge lang verharren und spüren, wie die Atembewegung auf die Wirbelsäule in dieser Drehstellung wirkt.

Einatmend langsam hochkommen.

Ausatmend die Arme senken.

Die Übung auf der anderen Seite durchführen.

3mal wiederholen.

Wirkung: Dehnung der Rücken- und Beinmuskulatur. Anregung des Nervensystems auf sanfte Weise und Erfrischung des ganzen Organismus.

Bei Verstopfung sollen vor der Übung 1 bis 2 Gläser lauwarmes, leicht gesalzenes Wasser getrunken werden.

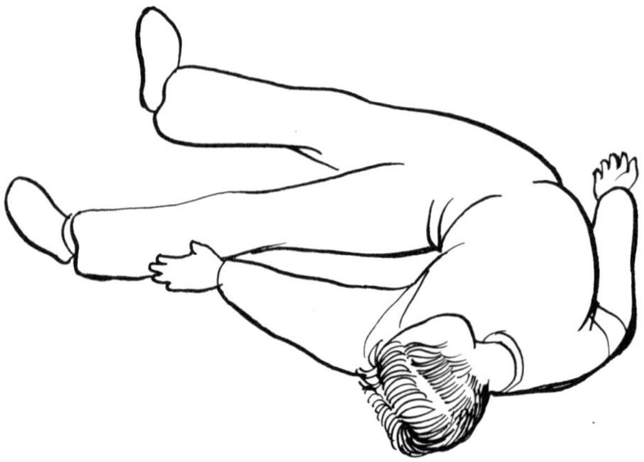 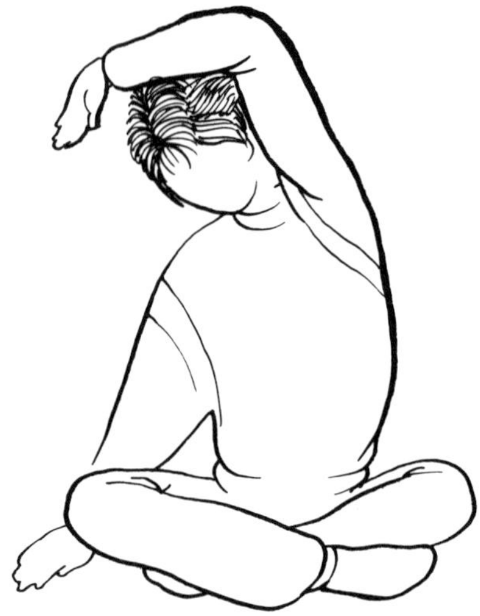

Mond – *Candra*

Variation 1

Mit gegrätschten Beinen auf dem Rücken liegen.

Einatmen.

Ausatmend den Körper nach links beugen, die linke Hand gleitet langsam am linken Bein entlang bis zum Fußknöchel, die Schulter und das Schulterblatt bleiben am Fußboden.

Einatmend in die Ausgangsposition zurückkommen.

Die Übung nach der anderen Seite durchführen.

Variation 2

Mit gekreuzten Beinen sitzen *(Sukhasan)*, der Oberkörper ist aufrecht, die Arme entspannt neben dem Körper.

Einatmend langsam die linke Hand hochheben.

Ausatmend den Oberkörper seitlich nach rechts beugen und die rechte Hand am Boden nach vorn schieben. Der linke Arm folgt der Bewegung des Kopfes.

Einatmend die linke Hand wieder hochstrecken.

Ausatmend in die Ausgangsposition zurückkehren.

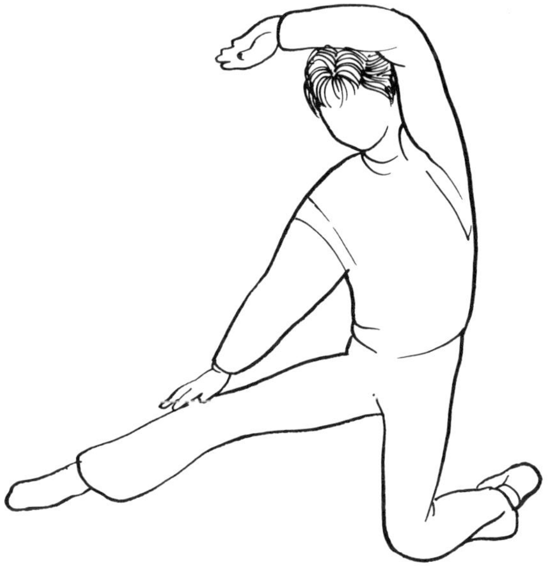

Variation 3

Im Fersensitz sitzen *(Vajrasan)*, das rechte Bein seitlich ausstrecken, das Becken nach vorn schieben, den Oberkörper hochziehen, die Arme hängen locker seitlich herunter.

Einatmend den linken Arm hochheben, die rechte Hand ruht am rechten Bein.

Ausatmend nach rechts beugen und die linke Seite des Brustkorbs dehnen.

Einatmend in die Ausgangsstellung zurückkehren.

Die Übung nach der linken Seite wiederholen.

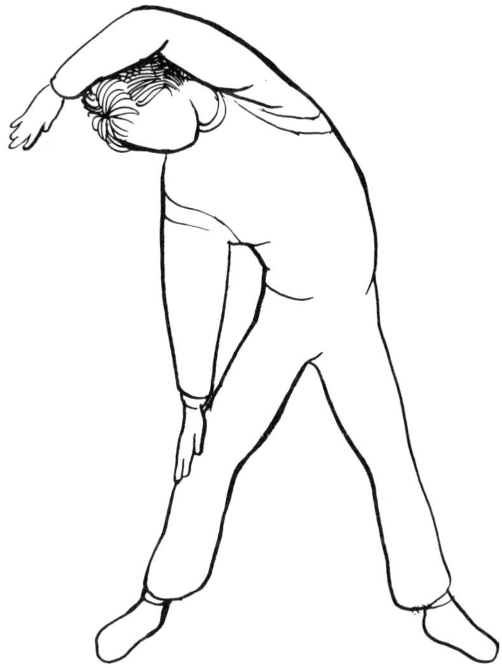

Variation 4

Aufrecht mit gegrätschten Beinen stehen. Die Wirbelsäule ist gerade. Zur Kontrolle des aufrechten Standes an der Wand üben.

Einatmend den linken Arm hochheben, die rechte Hand ruht am rechten Bein.

Ausatmend nach rechts beugen und die linke Seite des Brustkorbs dehnen.

Einatmend in die Ausgangsstellung zurückkehren.

Die Übung nach der linken Seite wiederholen.

Jede Variation soll 3- bis 4mal nach jeder Seite wiederholt werden.

Wirkung: Kräftigung und Dehnung der Rükken-, Brust- und Schultermuskulatur. Vertiefung der Brustatmung. Förderung der Atmung in die seitlichen Brustkorbabschnitte. Empfohlen bei seitlicher Wirbelsäulenverkrümmung.

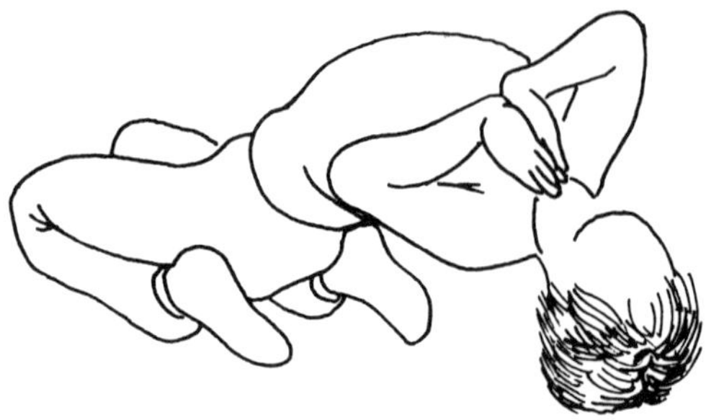

Liegender Fersensitz – *Supt Vajrasan*

Im Fersensitz *(Vajrasan)* sitzen. Der Oberkörper ist aufrecht, aber entspannt. Die Hände ruhen locker auf den Oberschenkeln.

Nun die Handflächen neben dem Gesäß auf den Boden stützen und langsam den Oberkörper nach hinten beugen. Vorsichtig einen Ellbogen nach dem anderen auf den Boden stützen und den Kopf locker nach hinten hängen lassen. Die Beine sind etwas auseinander.

Eine Zeitlang in dieser Stellung mit ruhigem Atem verweilen. Mit jedem Atemzug bewußt die Beckenmuskeln, den Kreuzbereich und die Oberschenkelmuskeln entspannen.

Wer Schwierigkeiten hat, sich weiter zurückzubeugen, bleibt nur in dieser Stellung und richtet sich dann wieder langsam auf.

Im anderen Fall wird die Rückbeuge langsam fortgesetzt, bis die Spitze des Kopfes den Boden berührt. Die Hände können dabei das Becken stützen.

Nun werden die Hände über der Brust gefaltet. Die Einatmung geht durch die Nase, die Ausatmung durch den Mund.

Einige Atemzüge lang so bleiben, dann wieder die Ellbogen aufstützen, die Beine ausstrecken und auf dem Rücken liegend entspannen.

Wirkung: Dehnung der verkürzten Hüftbeuger und so Beseitigung der Kreuzschmerzen bei der Lendenhyperlordose. Dehnung der Muskeln der Bauchwand und Hilfe für die richtige Einhaltung der Beckenlage.

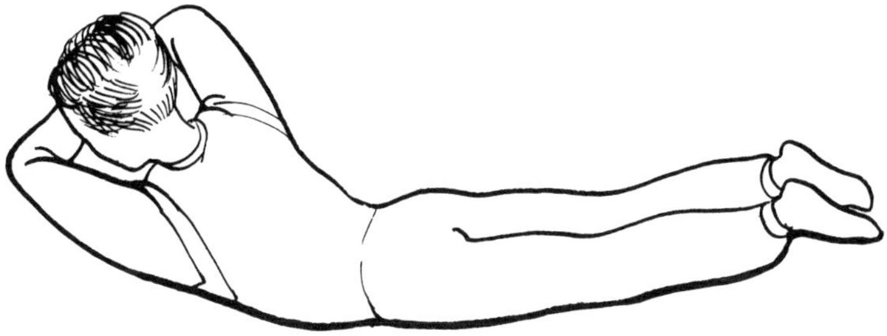

Kobra – *Bhujangasan*

Variation 1

Auf dem Bauch liegen. Die Arme unter den Kopf legen: Die linke Hand liegt auf der rechten, die Stirn ruht auf den Händen. Die Beine sind geschlossen.

Einatmend den Kopf langsam hochheben, dann auch Schultern und Arme heben.

Ausatmend langsam zurückkehren.

3- bis 5mal wiederholen.

Entspannen.

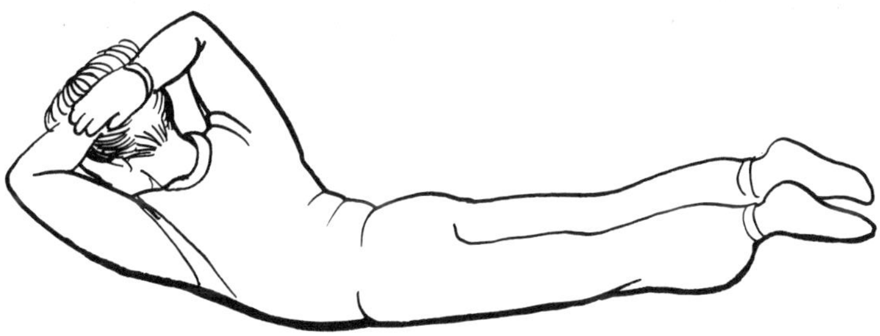

Variation 2

Auf dem Bauch liegen, die Beine sind geschlossen, die Hände im Nacken verschränkt. Die Ellbogen leicht nach oben drücken.

Einatmend Kopf, Arme und Brust langsam hochheben (Beugung der Hals- und Brustwirbelsäule.

Ausatmend zurückkehren.

Die weiteren Variationen werden wie vorher beschrieben durchgeführt, nur mit jeweils geänderter Haltung der Arme.

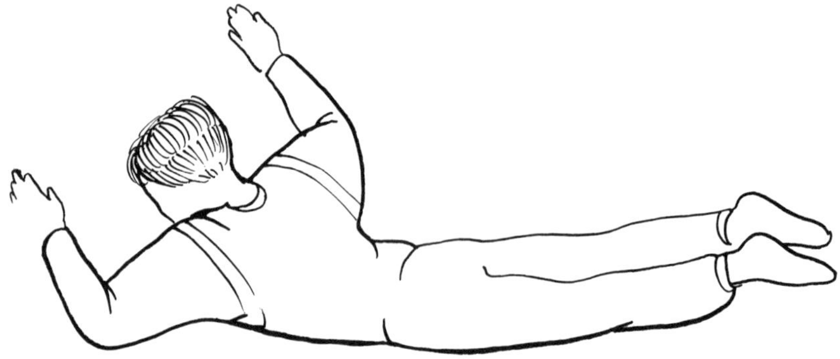

Variation 3

Die Arme sind wie Leuchter abgewinkelt (Oberarme seitlich, Unterarme nach vorn gerichtet, Handflächen zeigen nach vorn).

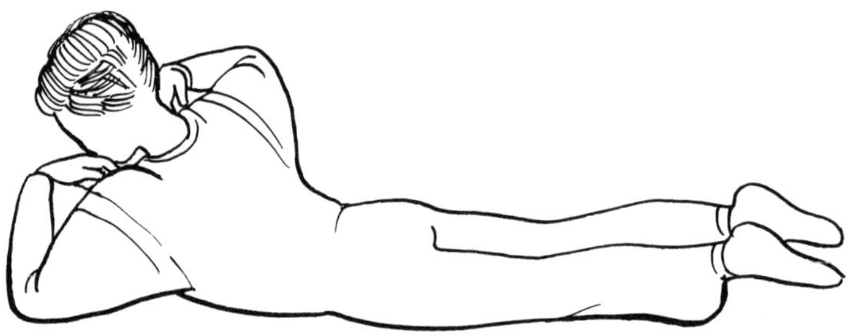

Variation 4

Die Hände liegen auf den Schultern, die Ellbogen werden zum Körper gedrückt.

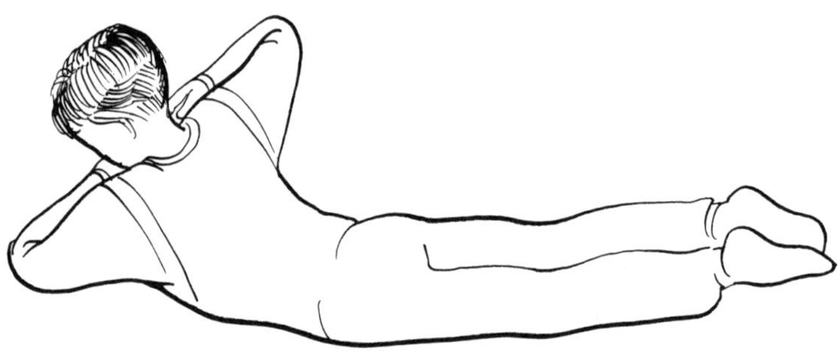

Variation 5

Die Hände liegen auf den Schultern, die Ellbogen sind seitlich gerichtet.

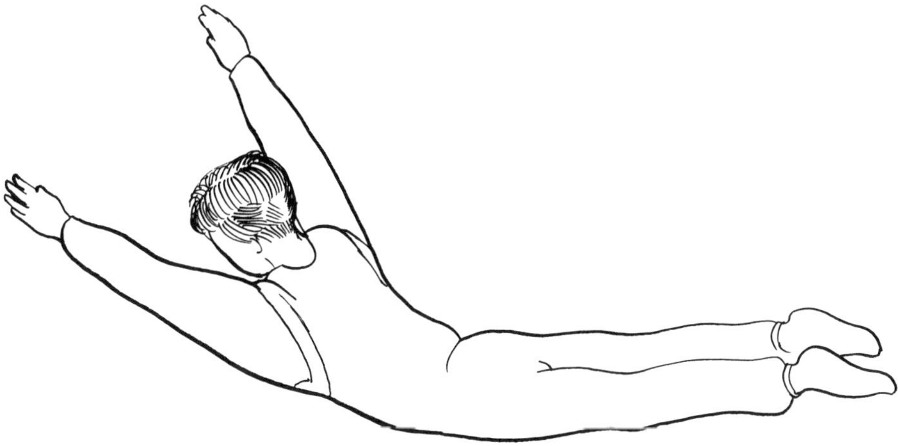

Variation 6

Die Arme sind in V-Form ausgestreckt.

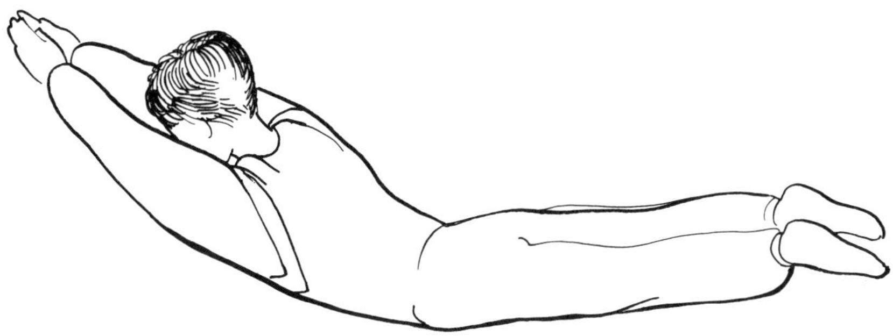

Variation 7

Arme sind parallel nach vorn gestreckt.

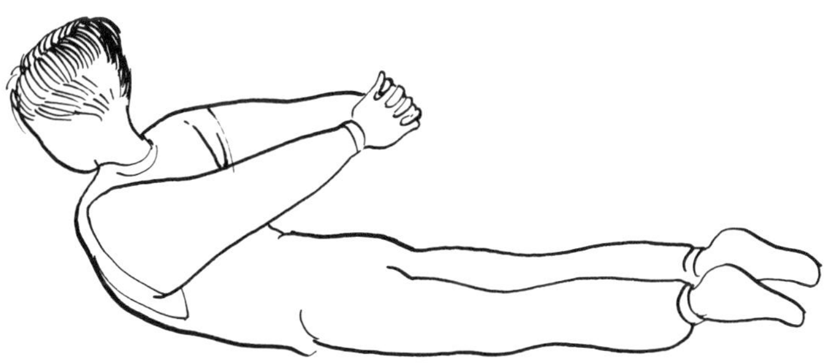

Variation 8

Die Hände hinter den Rücken bringen, Finger verschränken.

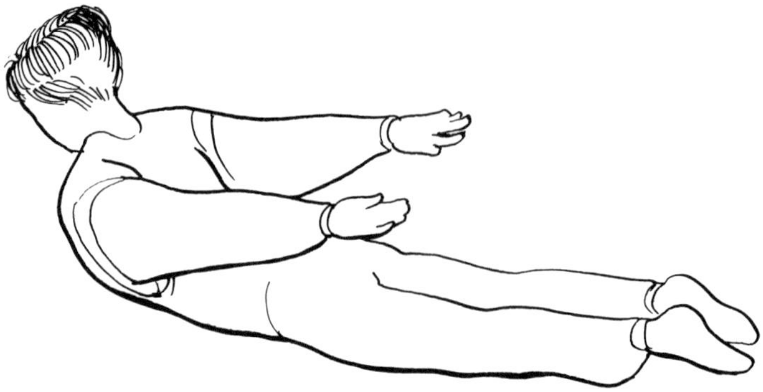

Variation 9

Die Arme sind nach rückwärts gestreckt, die Handflächen zeigen nach oben.

Alle Variationen können auch mit Drehung und Seitwärtsbeugen verbunden werden. Dabei normal atmen (nicht den Atem anhalten!).

Wirkung: Kräftigung aller Muskeln entlang der Wirbelsäule, auch der Nackenmuskeln, Schulterblätter und Hüftmuskulatur. Anregung der Tätigkeit der Leber und Nieren, ebenso des Blutkreislaufs in allen inneren Organen, die dadurch in ihrer Funktion stimuliert werden.

Zur Beachtung

Bei Hohlkreuz nicht zu weit nach hinten beugen! Darf nicht bei Leistenbruch und nach Bauchoperation geübt werden, auch nicht bei Herzerkrankungen und erhöhtem Blutdruck!

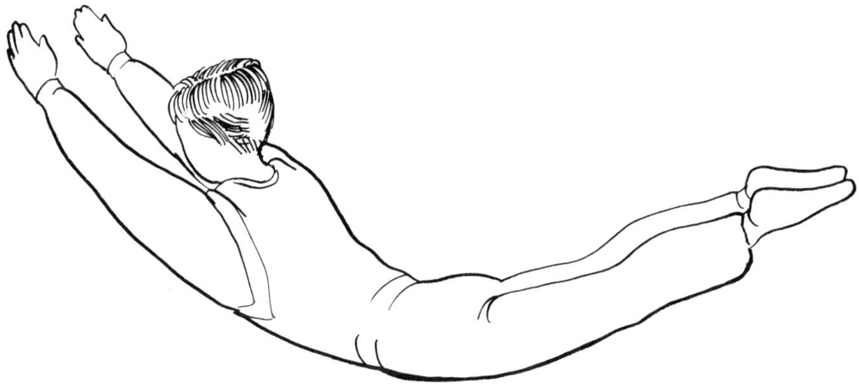

Heuschrecke (Variation) – *Salabhasan*

Auf dem Bauch liegen, die Arme sind nach vorn gestreckt, das Kinn ist auf den Boden gestützt.

Einatmend Arme, Kopf und Beine gleichzeitig heben. Das Körpergewicht ruht nur auf dem Bauch.

a) in dieser Position mit ruhigem Atem ausharren;
b) nach vorn und hinten schaukeln.

Ausatmend langsam Arme, Beine und Kopf senken.

Entspannen.

Wirkung: Kräftigung des Muskelkorsetts der Wirbelsäule, insbesondere der Rücken- und Hüftmuskulatur. Diese Übung gehört zu den besten vorbeugenden Übungen gegen Rückenschmerzen. Der erhöhte Druck auf den Bauch stimuliert die Tätigkeit aller inneren Organe, hilft bei Beschwerden, die durch Übersäuerung des Magens entstehen, wirkt anregend auf die Leber und Bauchspeicheldrüse. Empfohlen bei Rundrücken.

Zur Beachtung
Kinder mit einem Herzfehler dürfen die Übung nicht durchführen.

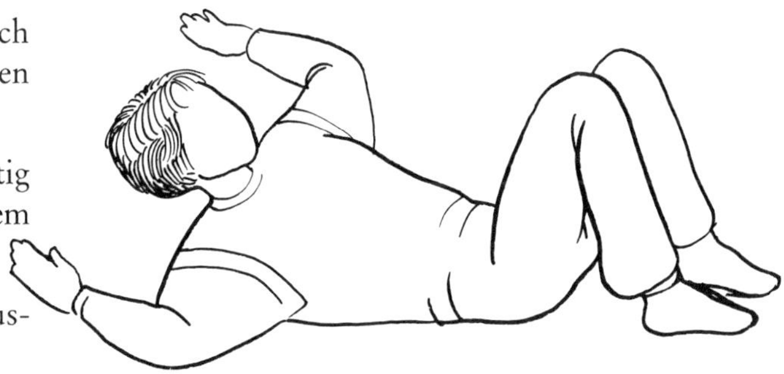

Entspannung nach **Kobra** *(Bhujangasan)* und **Heuschrecke** *(Salabhasan)*

Auf dem Rücken liegen. Beine anwinkeln, die Fußsohlen sind auf dem Boden. Die Arme in Form eines Leuchters abwinkeln (Oberarme liegen seitlich in Schulterhöhe, Unterarme zeigen nach oben, die Handflächen sind nach oben gerichtet).

Die Augen sind geschlossen. Den Atem beobachten und mit jeder Ein- und Ausatmung den Körper tiefer entspannen lassen.

Asanas für die Atmung

Die angeführten Körperhaltungen *(Asanas)* erleichtern und vertiefen die yogische Vollatmung. Sie unterstützen die bewußte Lenkung der Atmung in die verschiedenen Lungenabschnitte und erleichtern die Wahrnehmung der Atembewegungen in den Brustkorbbereichen.

Zwerchfellatmung
Hase – *Shashankasan* (Variation 1)
Kamel – *Ushtrasan*
Sprinterstellung – *Ashva Sanchalan Asan*
Krokodil – *Makarasan*

Brustatmung
Hase – *Shashankasan* (Variation 2)
Schulterpose – *Khandarasan*
Drehsitz – *Ardha Matsyendrasan*

Brustatmung zur Seite
Triangel – *Trikonasan* (Variation 1 und 2)
Flugzeug – *Trikonasan*
Mond – *Candra* (alle Variationen)

Schlüsselbeinatmung
Schulterpose – *Khandarasan*
Yoga Mudra dynamisch
Geneigte Blume

Yogische Vollatmung
Katze – *Marjari*
Tiger – *Vyaghrasan*
Ellenbogenstand – *Viparit Karni Mudra*
Schulterstand – *Sarvangasan*

Die Übung dieser Asanas soll zusammen mit der Einübung der yogischen Vollatmung durchgeführt werden.

9. Übungsreihe »Gruß an den Meister« – *Guru Pranam*

Die Übungsreihe *Guru Pranam* wird mit fließenden Bewegungen geübt und, wie in der Beschreibung angegeben, mit dem Atem koordiniert.

Die einzelnen Stellungen dieser Übungsreihe können auch als selbständige Asanas durchgeführt werden.

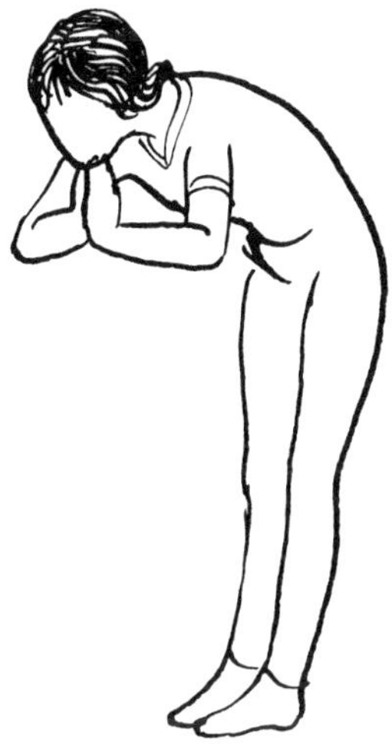

1. Ausatmend die Hände vor der Brust falten. Eine leichte Verbeugung machen.

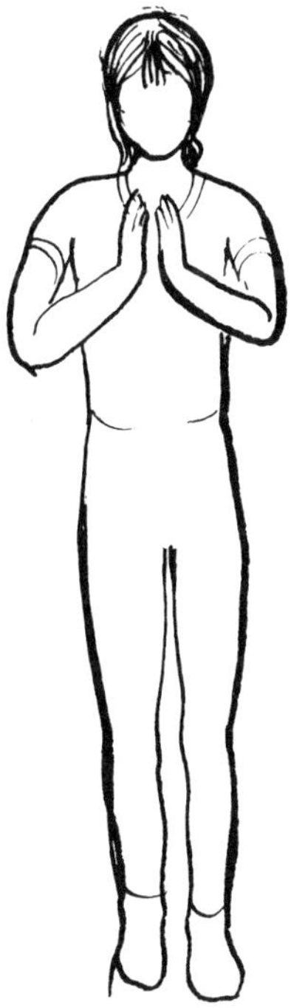

Aufrecht mit geschlossenen Beinen stehen (siehe Pos. 30).

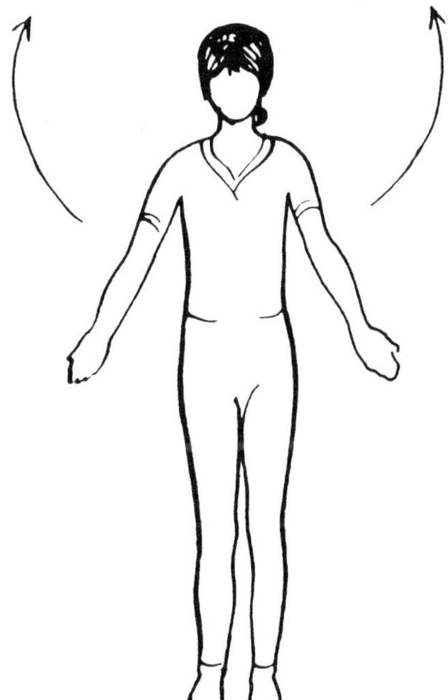

2. Einatmend die Arme mit nach vorn gewendeten Handflächen seitlich und nach oben strecken; die Hände über dem Kopf falten (Symbol der Sonne).

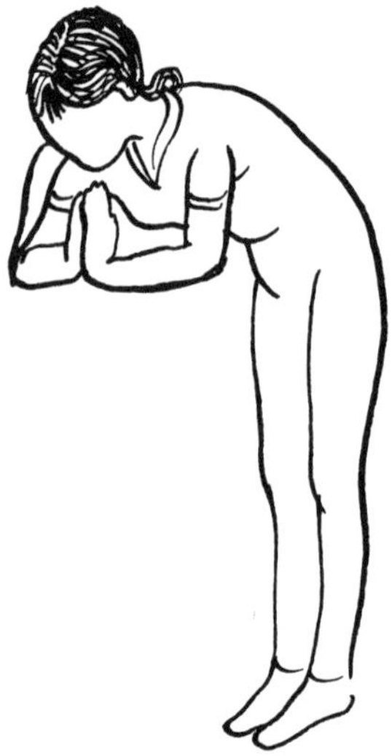

3. Ausatmend die Arme wieder im Bogen senken (Handflächen zeigen nach vorn – »auf den Handflächen die Sonnenstrahlen spüren«). Die Hände vor der Brust falten und den Oberkörper mit geradem Rücken nach vorn beugen. Die Beine sind gestreckt.

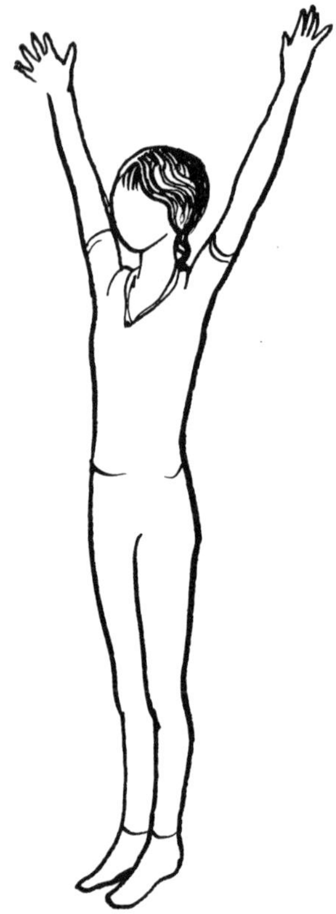

4. Einatmend zurückkommen und den Körper strecken. Die Arme in V-Form hochstrecken.

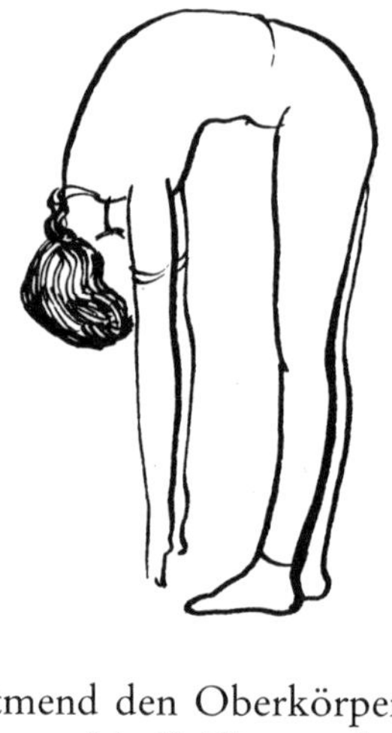

5. Ausatmend den Oberkörper ganz hinunterbeugen, bis die Fingerspitzen den Boden berühren (die Stoffpuppe).

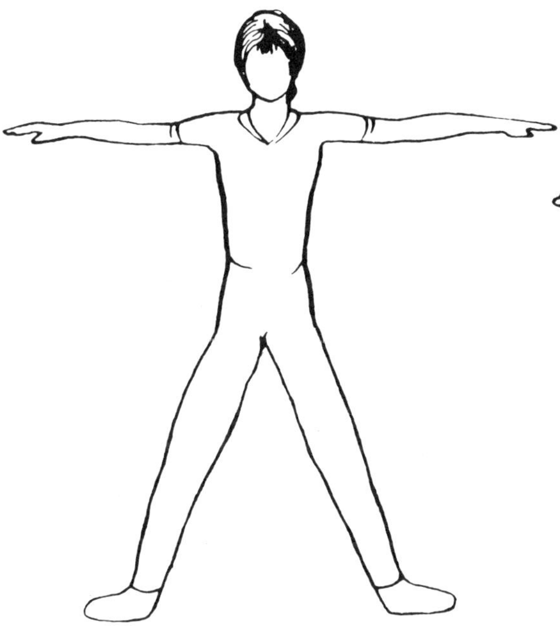

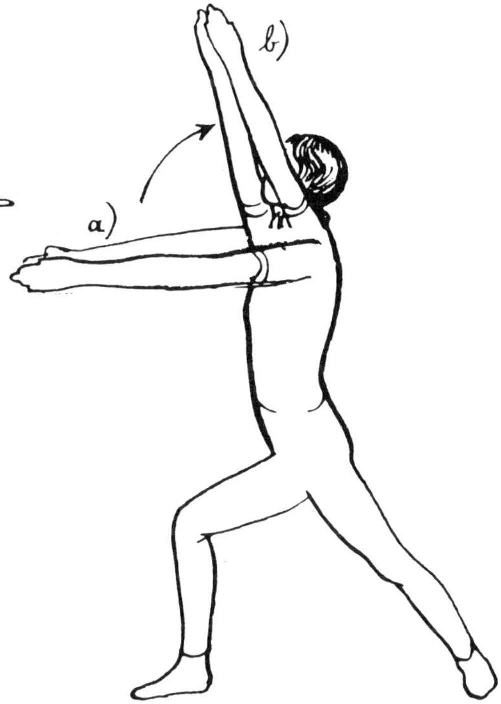

6. Einatmend wieder aufrichten und die Arme in Schulterhöhe seitlich strecken, dabei die Beine grätschen.

7. a) Ausatmend Rumpf und rechten Fuß um 90° drehen, die Hände vor dem Körper falten, die Arme sind rechts vorgestreckt. Das linke Bein ist gestreckt, das rechte gebeugt.

   b) Einatmend die Arme mit den gefalteten Händen über den Kopf strecken. Den Kopf zurücklegen und zu den Händen hinaufschauen.

   Normal atmen (*Virasan*, Held-Variation).

   a) Ausatmend die Arme rechts nach vorn strecken.

8. Einatmend in die Mitte zurückkommen. Arme seitlich strecken (Pos. 6).

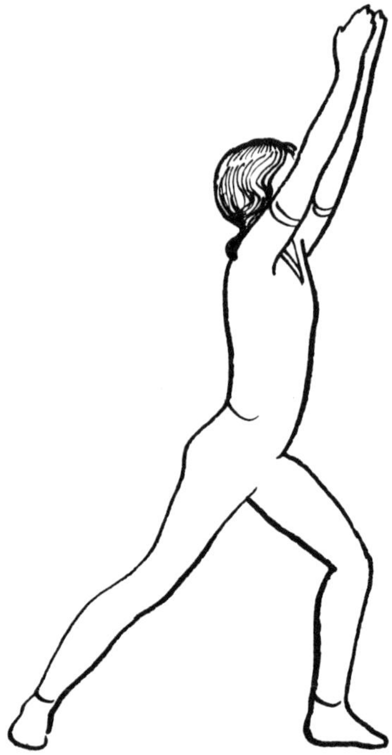

9. Ausatmend den Körper nach links drehen und Virasan zur anderen Seite üben.

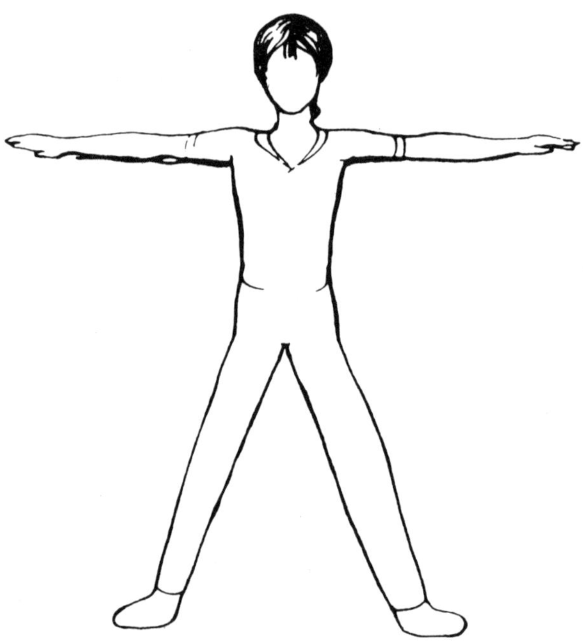

10. Einatmend zur Mitte kommen und die Arme seitwärts strecken. Die Beine sind gegrätscht.

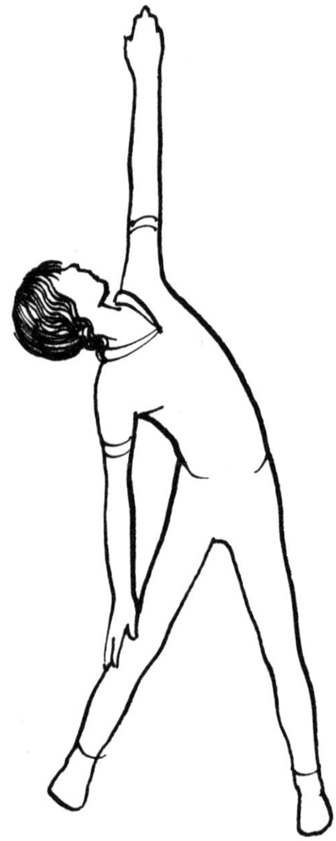

11. Ausatmend den Oberkörper seitlich nach rechts beugen und mit der rechten Hand den rechten Fuß berühren. Der linke Arm ist gerade hochgestreckt (das Flugzeug).

12. Einatmend mit seitlich gestreckten Armen aufrichten (Pos. 10).

13. Ausatmend die Seitenbeuge nach links durchführen.

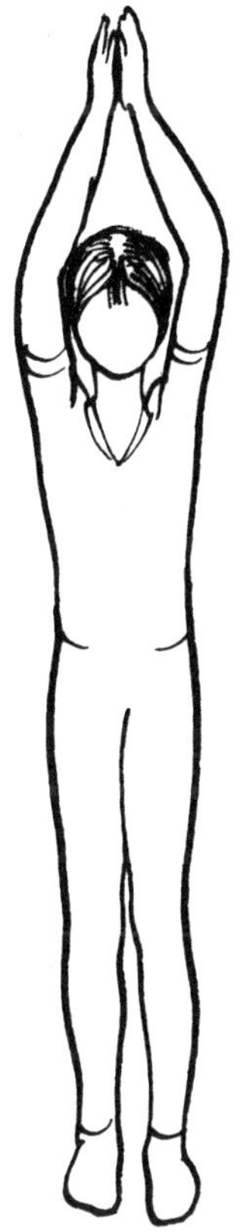

14. Einatmend mit seitlich gestreckten Armen aufrichten, die Beine schließen.

15. Ausatmend die Hände über dem Kopf falten. *Normal atmen.*

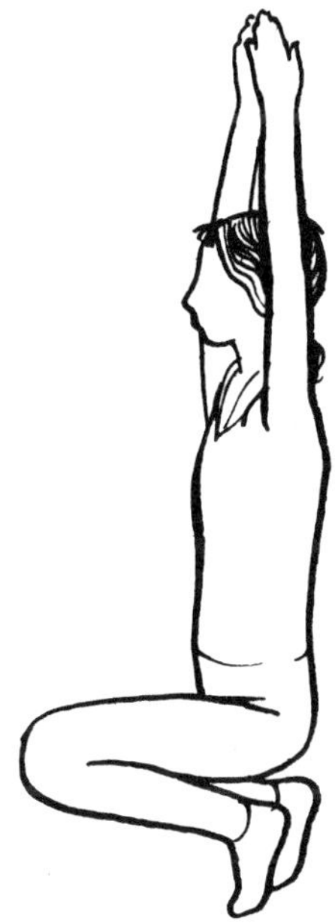

16. Ausatmend mit hochgestreckten Armen langsam in die Zehenhocke übergehen (Held).

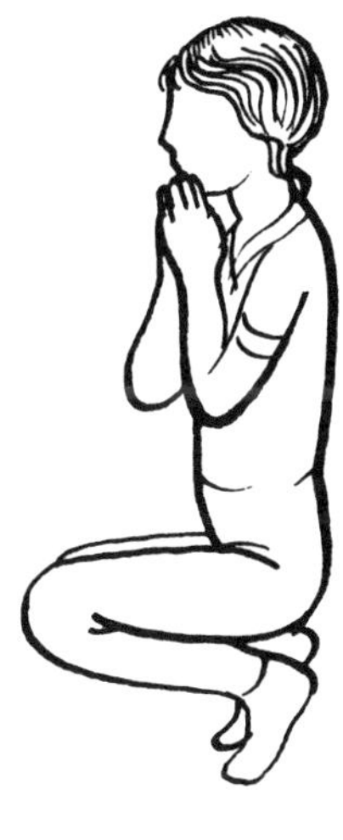

17. Einatmend die gefalteten Hände zur Brust senken.

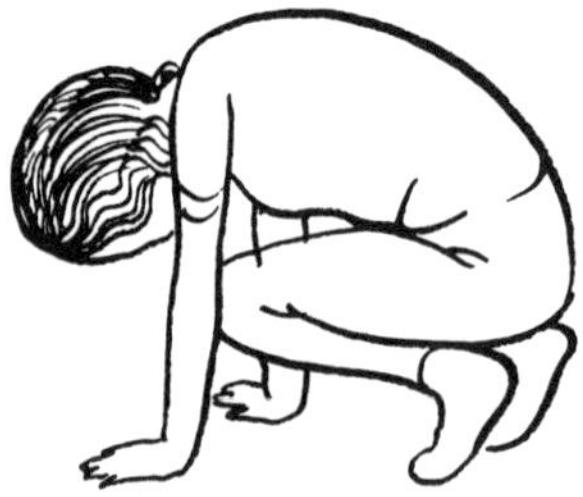

18. Ausatmend die Hände auf den Boden stützen und den Kopf zu den Knie senken (der Marienkäfer).

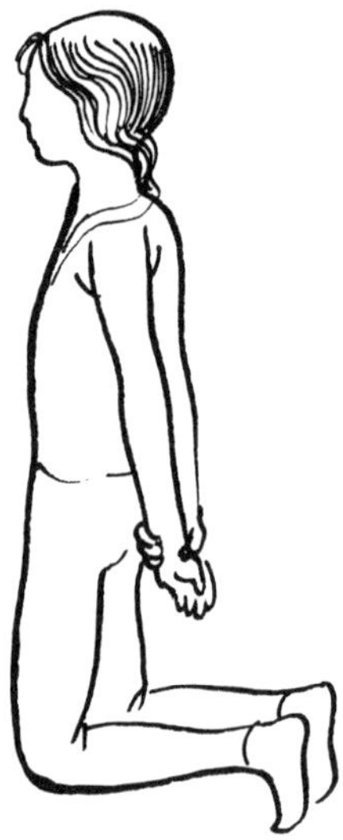

19. Einatmend den Kopf heben, die Hände bleiben noch auf dem Boden. In den Kniestand übergehen, die Füße sind aufgestellt, die Hände hinter den Rücken bringen und die linke Hand locker in die rechte legen.

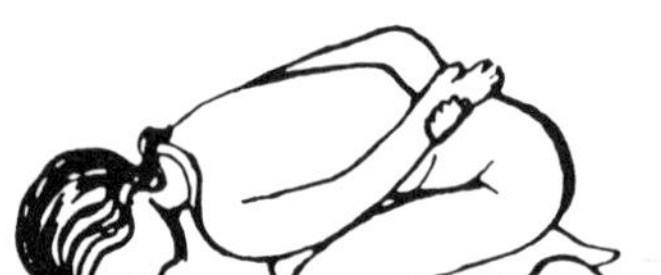

20. Ausatmend den Oberkörper mit geradem Rücken nach vorn beugen, bis die Stirn den Fußboden berührt *(Yoga Mudra). Normal atmen.*

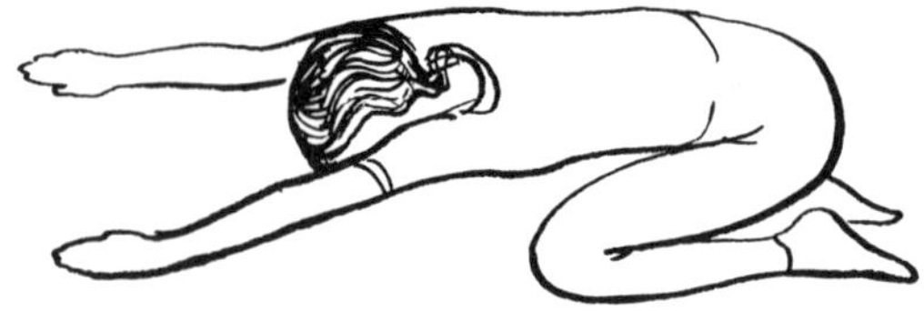

21. Die Arme in einem Bogen über den Boden führen (»eine Sonne auf den Boden malen«) bis sie einander vor dem Kopf berühren und wieder kreisförmig hinter den Rücken führen. *Normaler Atem.*

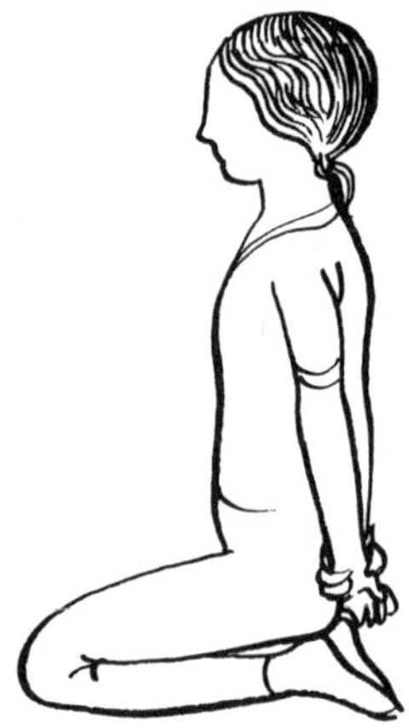

22. Einatmend mit geradem Rücken zum Fersensitz hochkommen.

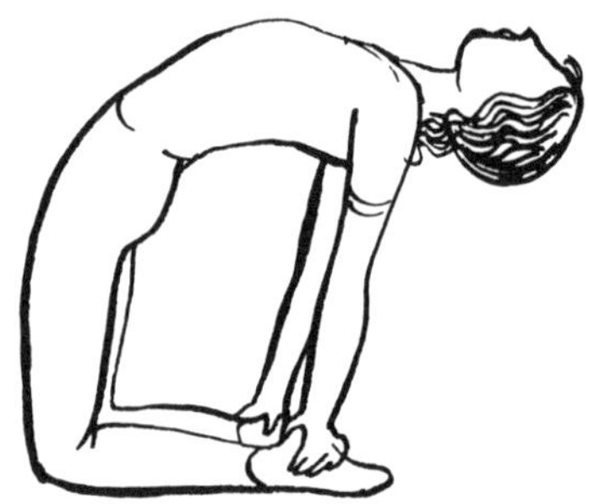

23. Ausatmend in die Rückbeuge übergehen, die Hände halten die Fersen. *Normal atmen* (Kamel).

24. Einatmend zum Kniestand hochkommen, die Füße aufstellen, die Hände locker am Körper (vgl. Pos. 19).

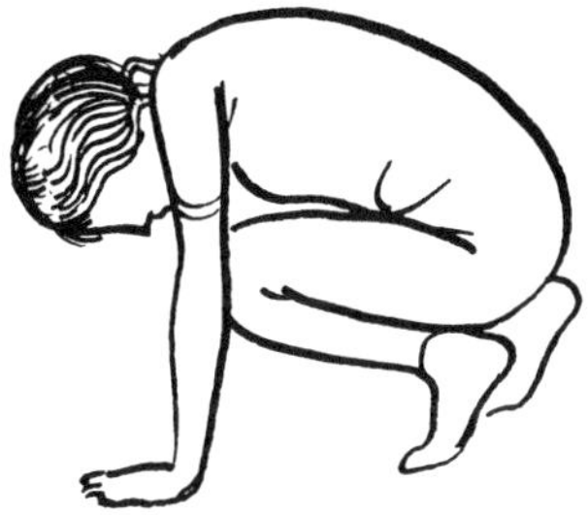

25. Ausatmend Übergang in die Position Nr. 18 (der Marienkäfer).

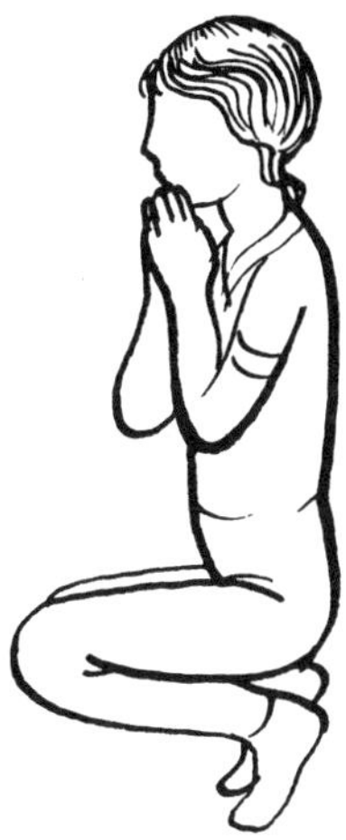

26. Einatmend Übergang in die Position Nr. 17 (Held).

27. Ausatmend Übergang in die Position Nr. 16 (Held mit hochgestreckten Armen).

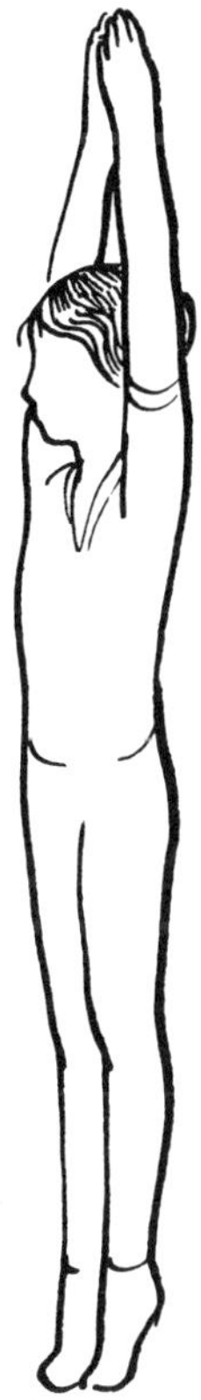

28. Einatmend Übergang in die Position Nr. 15 (Stand mit hochgestreckten, gefalteten Händen).

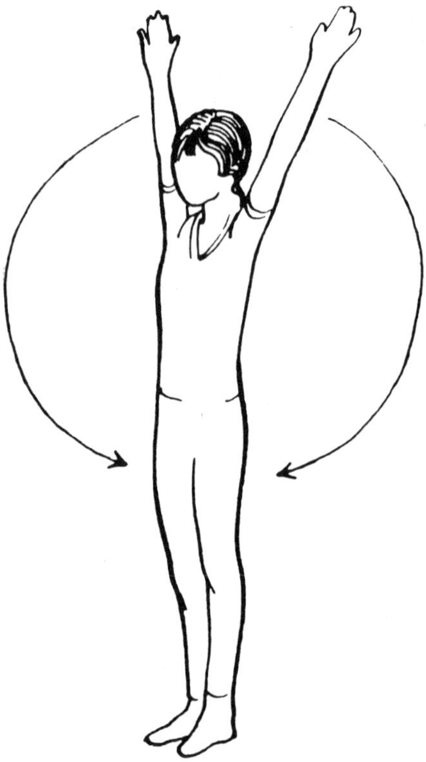

29. Ausatmend Arme in einem Bogen senken. Die Handflächen zeigen nach vorn.

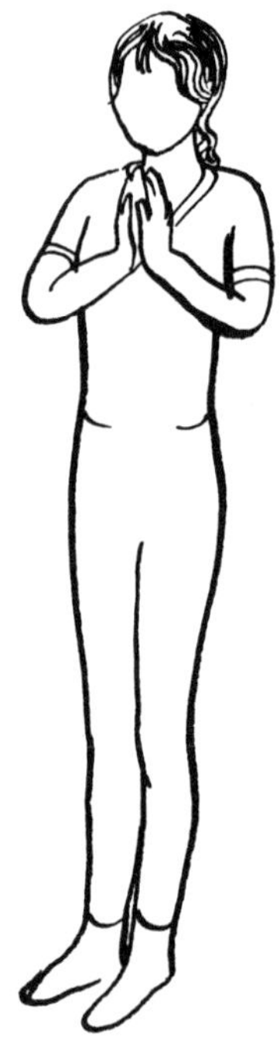

30. Einatmend Übergang in die Ausgangsposition (Hände vor der Brust falten).

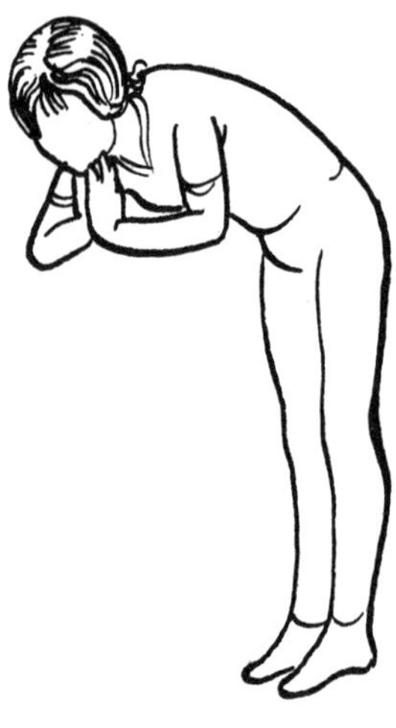

31. Ausatmend eine Verbeugung machen wie bei Position 1.

2- bis 3mal wiederholen.

Günstig ist eine langsame Hintergrundmusik.

Wirkung: Übung aller Muskeln der Körperrückseite, des Nackens, der Schultern, des Rückens, am Gesäß und der Rückseite der Beine. Entwickelt die Atemmuskeln und verhilft zur richtigen Atemweise und zu Atemgleichgewicht. Die systematische Bewegung harmonisiert den ganzen Organismus, übt das Gedächtnis und fördert die Konzentration.

Zur Beachtung

Kinder mit einem Herzfehler dürfen den Held *(Virasan)* nicht üben, die anderen Positionen können sie jedoch durchführen.

10. Atemübungen – *Pranayamas*

Erst nach dem Erlernen und der Beherrschung der yogischen Vollatmung dürfen weitere Atemübungen begonnen werden!

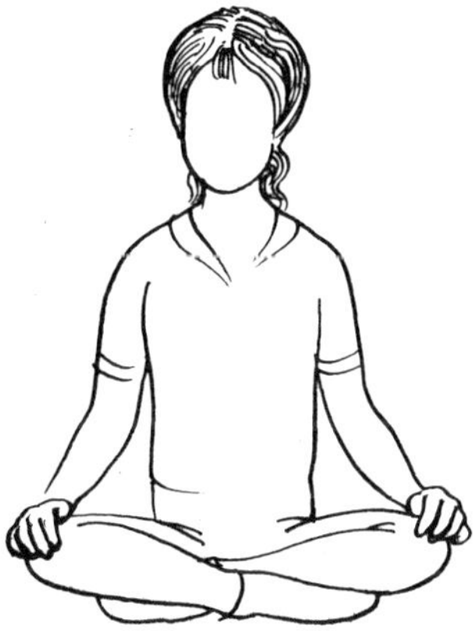

Rhythmisches Atmen

Bequem mit gekreuzten Beinen sitzen. Der Rücken ist gerade, aber entspannt. Kopf, Nakken und Rücken bilden eine gerade Linie. Die Hände ruhen locker auf den Knien. Die Augen bleiben während der ganzen Übung geschlossen.

Den ganzen Körper entspannen und sich auf den normalen Atem konzentrieren (ca. 3 Minuten). Bewußt jede Ein- und Ausatmung beobachten.

Nun mit dem Atem zählen. Beim Einatmen bis 4 zählen und beim Ausatmen bis 4 zählen. Der Atem kann allmählich verlängert werden (bis 6 oder 8 zählen). Wichtig bei dieser Atemübung ist, daß Ein- und Ausatmen gleich lang sind. 10 bis 15 Runden.

Wieder für ca. 3 Minuten den normalen Atem (ohne zu zählen) beobachten.

Entspannen.

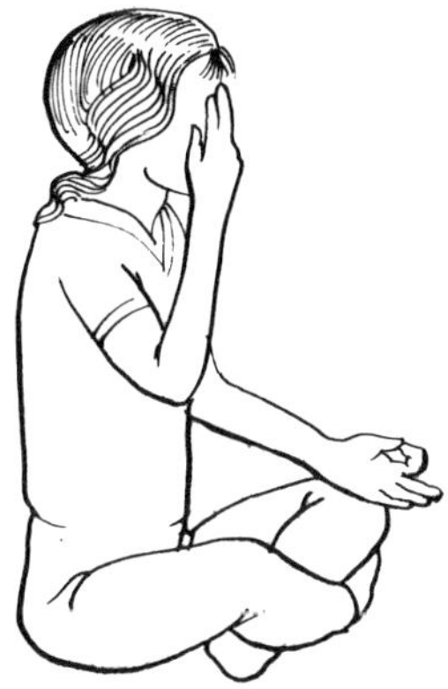

Wechselatem – *Nadi Sodhan* (Stufe 1)

Wie beim rhythmischen Atmen beginnen und vorbereiten.

Zeige- und Mittelfinger der rechten Hand auf die Stirn zwischen die Augenbrauen legen und mit dem Daumen das rechte Nasenloch verschließen.

10mal nur mit dem linken Nasenloch ein- und ausatmen.

Die Hand senken und 3 Minuten den normalen Atem beobachten.

Wieder Zeige- und Mittelfinger der rechten Hand zwischen die Augenbrauen legen (= *Pranayam Mudra*), nun mit dem Ringfinger das linke Nasenloch verschließen.

10mal nur mit dem rechten Nasenloch ein- und ausatmen.

Die Hand senken und den Atem beobachten.

Entspannen.

Wechselatem – *Nadi Sodhan* (Stufe 2)

Grundstellung und Beruhigung wie bei den vorhergehenden Übungen.

Pranayam Mudra einnehmen, mit dem Daumen das rechte Nasenloch verschließen und durch das linke Nasenloch einatmen. Mit dem Ringfinger das linke Nasenloch schließen und rechts ausatmen. Dann rechts einatmen und links ausatmen. Das ist eine Runde.

10 Runden durchführen.

Die Hand senken und einige Minuten den Atem beobachten.

Entspannen.

Wirkung: Beruhigung des Geistes und der Nerven. Reinigt das Blut und Atemsystem. Lindert Kopfschmerzen. Besonders empfohlen für Kinder mit Asthma, mit schwachen Nerven und leichter Gehirndysfunktion, ebenso bei seitlicher Wirbelsäulenverkrümmung.

Spezielle Atemübung I – *Ujjayi Pranayam*

Im türkischen Sitz oder Fersensitz sitzen. Der Körper ist entspannt. Die Hände ruhen auf den Knien, die Handflächen sind nach unten gerichtet. Besonders auf die Entspannung des Gesichtes achten. Durch die Nase atmen.

Die Zunge nach hinten rollen und sie gegen den weichen Gaumen drücken (dadurch wird die Atemluft angefeuchtet und die Kehle trocknet nicht aus). Wenn diese Zungenstellung unangenehm empfunden wird, die Zunge für eine Weile wieder entspannen.

Beim Ein- und Ausatmen die Stimmbänder leicht zusammenziehen, so daß ein leises Atemgeräusch entsteht, das der Atmung während des tiefen Schlafes ähnelt. Beim Einatmen ist der Ton etwas höher als beim Ausatmen. Durch die Nase atmen, das Atemgefühl wird dabei jedoch mehr in der Kehle als in der Nase wahrgenommen.

Beim Einatmen den Luftstrom bewußt vom Nabel bis zur Kehle verfolgen.

Beim Ausatmen den Luftstrom von der Kehle bis zum Nabel beobachten.

10 tiefe Atemzüge durchführen, dann die Zunge lockern und ruhig weiteratmen.

3mal wiederholen.

Wirkung: Günstige Wirkung auf das Herz und das ganze Atemsystem. Sehr beruhigende Wirkung, Entgiftung des Körpers. Vorbereitung für die Meditations- und Konzentrationsübungen. Empfohlen für asthmatische und neurotische Kinder.

Reinigungsübung – *Agnisara*

Übersetzt heißt *»Agnisar«* Reinigung durch Feuer – damit ist das »Verdauungsfeuer« gemeint. Anfangs wird diese Technik im Liegen geübt, dann im Stehen.

Diese Technik soll erst dann gelehrt werden, wenn das Kind alle drei Phasen der yogischen Vollatmung beherrscht und sich sowohl in Ruhestellung als auch in der Bewegung entspannen kann.

Zur richtigen Durchführung dieser Übung muß man imstande sein, die Bauchdecke ganz zu entspannen.

Auf dem Rücken liegend oder stehend sich auf die Bewegung des Bauches während der Atmung konzentrieren (3 Minuten).

Nun bewußt die Bauchdecke einziehen und wieder entspannen. Langsam und kontinuierlich in Koordination mit der Ein- und Ausatmung üben.

Bei der Ausatmung wird der Bauch eingezogen und der Atem etwas stärker als normal ausgestoßen.

Bei der Einatmung werden die Bauchmuskeln wieder entspannt.

Die Bewegungen dürfen nicht zuckend sein. Anfangs höchstens 3 Minuten üben, später auf ca. 5 Minuten steigern.

Wirkung: Unterstützung der Verdauung, Anregung des Blutkreislaufs. Gut gegen Verstopfung, Hilfe gegen Diabetes. Schützt gegen Infektionskrankheiten, Hilfe zum Abbauen von Streß und Nervosität.

Zur Beachtung
Bei einer Erkrankung der inneren Organe (z. B. Geschwüre) oder nach einer Bauchoperation nicht üben. Bei einem Herzleiden diese Übung ebenfalls nicht durchführen!

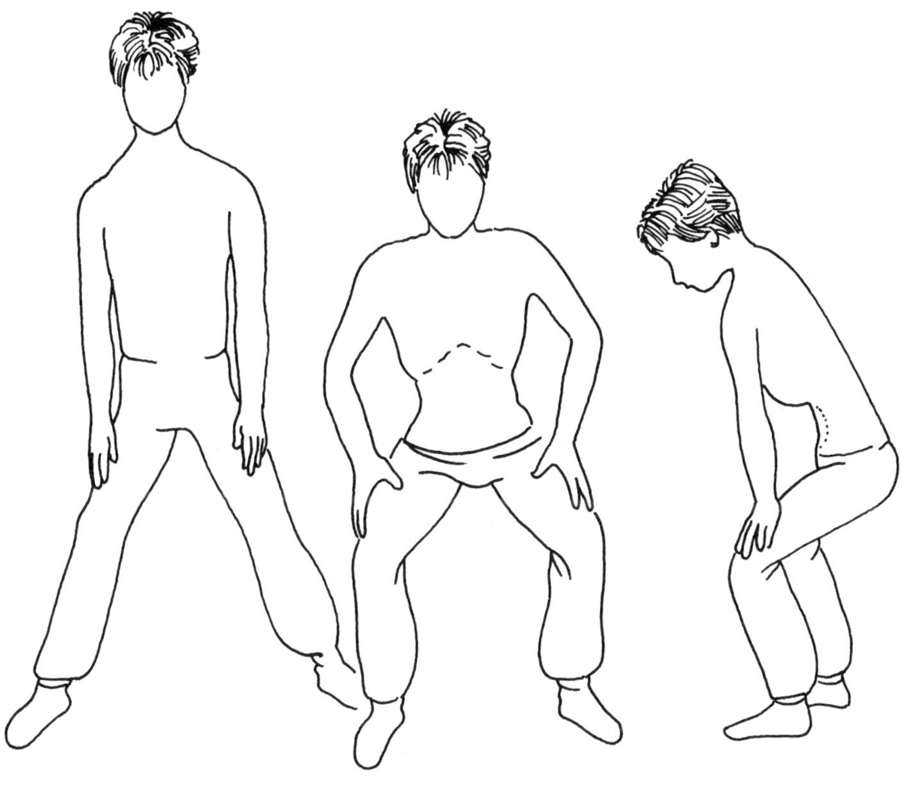

Zwerchfellheben – *Uddiyan Bandha*

Diese Übung soll erst nach dem Erlernen von *Agnisara* durchgeführt werden.

In leichter Grätschstellung aufrecht stehen. Die Knie leicht beugen und die Hände auf die

Oberschenkel stützen. Die Arme sind gestreckt, der Rücken ist gerade, der Kopf leicht zurückgebeugt, der Blick ist nach vorn gerichtet.

In dieser Stellung bewußt alle Muskeln entspannen (auch die Gesichtsmuskeln).

Auf den Atem konzentrieren, die Bewegung der Bauchdecke beim Atmen beobachten. Die Ausatmung allmählich verlängern und betonen.

Tief einatmen und dabei den Oberkörper aufrichten, so daß sich der Brustkorb dehnt (die Arme kurz seitwärtsstrecken).

Ausatmend wieder in die Ausgangsstellung zurückkehren. Alle Luft ausatmen und dann nicht mehr atmen!

Nun eine »Schein«-Einatmung durchführen, ohne wirklich Luft hereinzulassen. Durch den Unterdruck wird die Bauchdecke nach innen und oben gezogen (die Muskeln dabei nicht anspannen!).

a) Kurze Zeit ohne zu atmen aushalten, dann langsam einatmen und aufrichten.

b) Die Bauchdecke vor- und zurückbewegen wie beim *Agnisar Kriya,* jedoch ohne zu atmen.

Wirkung: Ähnlich wie beim *Agnisara,* noch intensiver. Reinigung und Regenerierung der Atemorgane. Beseitigung von Verstopfung, wenn vorher 1 bis 2 Gläser lauwarmes Wasser getrunken werden.

Zur Beachtung
Nur mit leerem Magen üben (frühestens 2 bis 3 Stunden nach dem Essen)! Nach einer Bauchoperation, bei Herzleiden, Leistenbruch, hohem Blutdruck, inneren Geschwüren und übersäuertem Magen nicht üben!

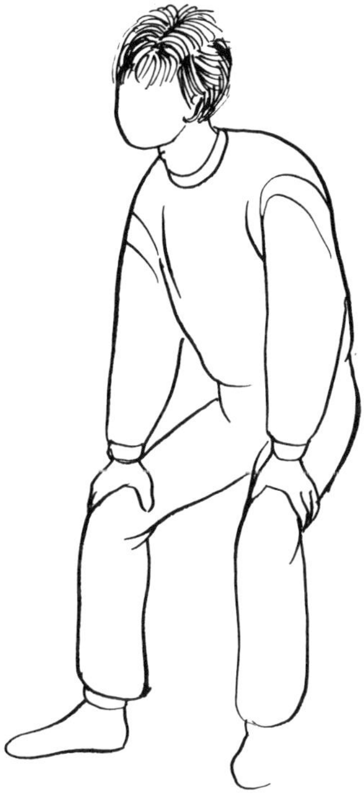

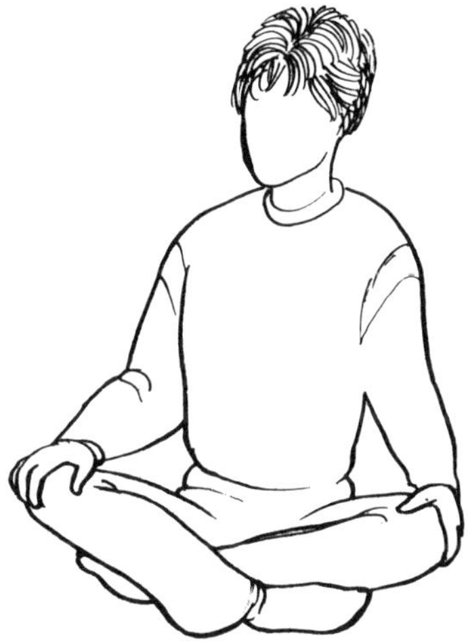

Spezielle Atemübung II – *Bhujangini Pranayam*
(auch *Plavini Pranayam*)

In leichter Grätschstellung aufrecht stehen. Die Knie leicht beugen und die Hände auf die Oberschenkel, nah bei den Knien stützen. Die Arme sind gestreckt, der Rücken ist gerade, der Kopf leicht zurückgebeugt, der Blick ist nach vorn gerichtet.

In dieser Stellung bewußt alle Muskeln entspannen. Den Atem beobachten. Einatmen durch die Nase, ausatmen durch den Mund (Bauchatmung).

a) 20mal ein- und ausatmen.

Mit gekreuzten Beinen niedersetzen, entspannen und den Atem beobachten.

b) Durch die Nase tief einatmen und den Atem anhalten, solange es angenehm ist, dann lange durch den Mund ausatmen.

20mal wiederholen.

Wirkung: Empfohlen bei Verdauungsbeschwerden und Magenschmerzen. Günstige Wirkung auf die Bauchspeicheldrüse, daher für Diabetiker geeignet. Beruhigung des Geistes, Beseitigung von Ermüdung (gut bei einer Pause während einer längeren Autofahrt). Gut bei Asthma und Bronchitis.

11. Augenübungen

Vor den Augenübungen sollen zuerst Gelenkigkeitsübungen *(Saraw Hitta Asanas)* zur Entspannung des Halses, der Schulter- und Rückenmuskeln durchgeführt werden.

Dann in Fersensitz oder türkischem Sitz entspannt sitzen und eine kurze Entspannungsübung durchführen.

Ihr entspannt den ganzen Körper und besonders das Gesicht.

Ihr entspannt das Kinn, die rechte Wange und die linke Wange, den Mund, die Oberlippe, die Unterlippe, die Nase, den rechten und den linken Nasenflügel, den rechten Augapfel, den linken Augapfel, beide Augen, die rechte Augenbraue, die linke Augenbraue, die Mitte zwischen den Augenbrauen, die Stirne.

Das ganze Gesicht ist vollkommen entspannt.

Ihr spürt, wie sich die Entspannung weiter ausbreitet. Die Kopfhaut ist entspannt, der obere und hintere Teil des Kopfes sind entspannt.

Langsam dehnt sich die Entspannung auf den gesamten Körper aus.

Ihr denkt daran, daß ihr nun Übungen für die Augen machen werdet, um die Sehfähigkeit zu verbessern oder zu erhalten.

Die Übungen werden mit offenen Augen durchgeführt. Anschließend 5 bis 10 Minuten mit geschlossenen Augen entspannen und die Augenentspannung durchführen.

10mal nach oben zur Decke und nach unten zum Boden blicken.

10mal nach links und nach rechts blicken.

10mal diagonal nach rechts oben und nach links unten blicken.

10mal diagonal nach links oben und nach rechts unten blicken.

10mal die Augen nach rechts kreisen.

10mal die Augen nach links kreisen.

Die Augen schließen und bewegunglos und entspannt sitzen bleiben.

Augenentspannung

In derselben Sitzhaltung verbleiben. Die Hände fest aneinanderreiben, bis die Handflächen ganz warm sind. Dann die Handflächen auf Augen und Gesicht legen. Spüren, wie die Wärme der Hände durch die Augenlider in den gesamten Kopfraum dringt. Eine angenehme innere Entspannung spüren. Die Augen öffnen und in den dunklen Raum der Hände sehen. So lange ausharren, wie es angenehm empfunden wird.

Diese Entspannung ist sehr wohltuend und wirksam gegen müde und angestrengte Augen.

Man kann sie mehrmals am Tag durchführen.

Übung für die Augenanpassung

Bequem sitzen (türkischer Sitz oder Fersensitz) und einen Arm nach vorn ausstrecken. Eine Faust machen und den Daumen nach oben strecken. Nun abwechselnd zur Daumenspitze und zu einem weit entfernten Gegenstand blicken (am besten ist es, diese Übung im Freien oder an einem Fenster durchzuführen). Immer so lange blicken, bis das Auge sich auf die neue Entfernung eingestellt hat. Den Finger allmählich den Augen annähern und weiter abwechselnd zur Hand und in die Ferne blicken.

Diese Übung hält die Augenlinse und die Akkodomodationsmuskeln elastisch.

Weitere Augenübungen

Folgende Übung kann man ungefähr eine halbe Stunde vor dem Sonnenuntergang im Freien durchführen.

Auf die rote, untergehende Sonne blicken und mit den Augenlidern blinzeln. Während des Blinzelns den Kopf nach rechts drehen und zum Horizont blicken. Dann den Kopf zur Sonne wenden und ihn langsam nach links drehen.

Immer weiter blinzeln, diese Drehung noch einige Male wiederholen, dann die Augen schließen und entspannen. Die Augenentspannnung durchführen.

Im Zimmer kann man eine Kerze oder (nicht zu grelle) Lampe benutzen.

Wirkung: Hilfe zur gesunden Entwicklung der Augen. Verbesserung der Sehkraft, Kräftigung der Augenmuskeln. Vergrößerung der Sichtweite.

Augenübung – *Tratak*

Tratak ist eine Yogatechnik, die das Sehvermögen verbessert, Phantasie und Konzentrationsvermögen entwickelt, die Willenskraft stärkt und den Geist beruhigt.

Die Technik besteht darin, den Blick auf einen gewählten Gegenstand zu richten und diesen zu fixieren (z. B. eine Kerzenflamme, einen schwarzen Punkt, eine Blume, einen Stern). Dabei sollen die Augen nicht angestrengt werden, sondern ganz entspannt sein.

Am geeignetsten und leichtesten ist die Konzentration auf eine Kerzenflamme. Dabei wird eine brennende Kerze in Armlänge entfernt aufgestellt (am besten in Augenhöhe). Bequem vor die Kerze setzen, so daß man mindestens 10 Minuten ohne Bewegung verbleiben kann (Sukhasan oder Vajrasan).

Die Augen schließen, und die Gedanken beruhigen. Die Aufmerksamkeit von der äußeren Welt abziehen. Normal und ruhig atmen.

Die Augen öffnen und den Blick auf die Kerzenflamme richten. Nicht blinzeln, auch nicht, wenn die Augen tränen sollten!

Die Flamme beobachten: den etwas dunkleren unteren Teil, die stark leuchtende Mitte und die rauchgraue Spitze.

Die Konzentration auf die strahlende Mitte der Flamme richten, und sie mit unbewegten Augen ca. 1 bis 2 Minuten lang fixieren.

Die Augen schließen, und das vor dem inneren Auge erscheinende Abbild der Flamme beobachten (Größe, Form, Entfernung und Farben des Bildes). (3 bis 5 Minuten lang.)

Die Übung insgesamt 3mal durchführen.

Dann Augen und Gesicht entspannen.

Eine halbe Stunde vor Sonnenuntergang oder maximal eine halbe Stunde nach Sonnenaufgang kann man *Tratak* auch auf die Sonne durchführen. (Jedoch *keinesfalls* zu einer anderen Zeit zur Sonne blicken! Dadurch können die Augen schwer geschädigt werden.)

Tratak kann auch mit dem Mond durchgeführt werden.

Zur Beachtung

Konzentrationsübungen können erst dann durchgeführt werden, wenn das Kind imstande ist, sich zu entspannen und für 10 bis 15 Minuten unbeweglich sitzen kann. Sonst bleibt die Übung ohne Wirkung.

Konzentrationsübungen soll man nur mit *geistig gesunden* Kindern durchführen.

12. Konzentrationsübungen

Einführung in die Konzentration

Konzentration bedeutet, die Aufmerksamkeit auf ein Objekt zu richten. Konzentrationsübungen können mit Kindern etwa ab einem Alter von 8 Jahren durchgeführt werden, wenn der Intellekt sich zu entwickeln beginnt.

Als spielerische Vorübung kann man das Kind z. B. bei einem Spaziergang dazu motivieren, die Gegend zu beobachten, Bäume, Blumen und kleine Tiere (Käfer usw.) näher zu betrachten.

Sie wählen z. B. eine Blume und erklären dem Kind jedes Detail, aus dem sie besteht: Stengel, Blätter, Maserung der Blätter, Zusammensetzung der Blüte, Form, Farbe der Blütenblätter, der Staubgefäße, des Stempels usw. Lassen Sie das Kind die Blüte eingehend betrachten. Dann schließt das Kind die Augen und versucht durch seine Vorstellungskraft die Blüte vor dem inneren Auge erscheinen zu lassen.

Man kann den Kindern auch andere Gegenstände zur Beobachtung vorlegen: z. B. einen Apfel, ein Bild, ein Foto oder abstrakte Figuren (Kreis, Dreieck, Quadrat), einen schwarzen Punkt oder eine Kerzenflamme.

Durchführung einer Konzentrationsübung

Bequem, entspannt und bewegungslos sitzen. Der Rücken ist gerade, Kopf, Nacken und Rücken sind in einer Linie. Die Hände ruhen auf den Knien, die Augen sind geschlossen.

Den Körper ganz entspannen.

Den ganzen Körper spüren und den Atem beobachten.

Die Konzentration auf den gewählten Gegenstand durchführen (z. B. auf einen Körperteil, auf den Punkt zwischen den Augenbrauen, auf das Herz, auf das Atemgeräusch, auf einen Ton, auf ein Vorstellungsbild).

Langsam wieder zum Körper- und Atemgefühl zurückkehren. Sich des Körpers bewußt werden und den Atem beobachten.

3mal »OM« singen.

Die Handflächen aneinanderreiben und vor die Augen legen (Augenentspannung), die Augen öffnen.

Entspannen.

Inneres Schweigen – *Antarmauna*

Eine bequeme Sitzposition einnehmen. Der Rücken ist gerade, Rücken, Hals und Kopf sind in einer Linie. Die Augen sind geschlossen.

Den Körper ganz entspannen und einige Minuten lang den Atem beobachten (3 bis 5 Minuten).

Die Gedanken und Gefühle frei entwickeln lassen; sie gleichsam wie auf einer Leinwand beobachten. Die Gedanken kommen und gehen lassen, ohne sich mit ihnen zu identifizieren oder sie festzuhalten und weiterzuverfolgen. Wenn die Gedanken abschweifen, wieder zurück zur Übung der Gedankenbeobachtung kommen (5 Minuten).

Ihr hört nun ganz bewußt auf die Laute und Geräusche aus der Umgebung: Autogeräusche, Vogelgezwitscher, Stimmen, Schritte, Ticken der Uhr usw. Ihr registriert all diese Klänge gleichzeitig und stellt fest, woher sie stammen und aus welcher Richtung sie kommen. Ihr beobachtet, ob ein Ton leise oder laut ist, regelmäßig oder unregelmäßig wiederkehrt, ob er euch angenehm oder unangenehm erscheint.

Nun wählt ihr aus den Geräuschen einen Ton aus, auf den ihr eure Konzentration fixiert (am besten auf einen regelmäßig wiederkehrenden Klang, z. B. das Ticken der Uhr, Vogelgesang, Musik oder unser eigener Herzschlag, das Atemgeräusch).

Ihr stellt euch ganz auf diesen einen Laut ein, untersucht seine Herkunft, seine Entfernung, seine Richtung, seine Höhe oder Tiefe usw. Durch die Konzentration auf einen Ton verlieren die anderen Geräusche an Wichtigkeit. Ihr hört sie fast gar nicht mehr (5 Minuten).

Langsam löst ihr euer Bewußtsein von den Tönen und kehrt zur Beobachtung des Atems zurück. Ihr werdet euch wieder eures Körpers voll bewußt; spürt die Berührungspunkte mit dem Boden, die Berührung der Hände auf den Knien und spürt schließlich den ganzen Körper vom Kopf bis zu den Zehen.

Langsam und tief einatmen und 3mal »OM« singen.

Die Handflächen aneinanderreiben und vor die Augen legen. Die Augen öffnen und nach einigen Sekunden die Hände sinken lassen.

Konzentrationsübung zur Entwicklung der Phantasie

Die Kinder eine bequeme, aufrechte Sitzstellung einnehmen lassen (türkischer Sitz). Die Hände auf die Knie legen, die Augen schließen.

Den Atem beobachten, Körper und Geist entspannen (3 Minuten).

Ihr stellt euch nun vor, daß ihr die Möglichkeit habt, euch in eurem eigenen Haus ein Zimmer einzurichten.

Ihr wählt für das Haus eine Umgebung, die euch gefällt und in der ihr gerne leben möchtet (in einem Garten, am Waldrand, am Meeresufer, auf einer Insel, an einem See, in den Bergen oder in einem Hochhaus ...).

Ihr stellt euch nun vor, daß ihr euer Zimmer betretet. Es ist ganz leer, und ihr werdet es nun ganz nach eurem Geschmack gestalten. Zuerst bestimmt ihr die Lage und Größe der Fenster, ihr wählt einen Ausblick, der euch gefällt. Ihr baut eine Tür zu einem Balkon oder zum Garten ein.

Dann malt ihr das Zimmer in den Farben und Mustern aus, die ihr gern habt.

Nun beginnt ihr das Zimmer einzurichten: Ihr hängt Vorhänge auf, legt einen Teppich und bringt Möbel in euer Zimmer (Bett, Tisch, Schrank, Sessel, Schreibtisch, Spielsachen, Regale ...).

Ihr hängt Bilder an die Wand, stellt Blumen auf, Fotos und andere Dinge, die euer Zimmer vervollkommnen.

Ihr bereitet einen Platz für eure Yogaübungen. Vielleicht nahe beim Fenster, wo ihr frische Luft und einen schönen Ausblick habt.

Ihr übt jeden Tag Asanas, Atemübungen, Entspannung und auch Meditation.

Ihr spürt die frische Luft, die zum Fenster hereinkommt, vielleicht auch den Duft der Blumen, der Bäume oder des Meers.

Ihr fühlt, wie sich ein wunderbares Gefühl von Frieden, Ruhe und Entspannung in euch ausbreitet und schlaft glücklich in eurem Phantasiezimmer ein.

Ihr erwacht wieder und findet euch in eurem wirklichen Zuhause wieder. Ihr spürt aber, daß euer geträumtes Zimmer in euch geblieben ist und auch das Glücksgefühl, das ihr während der Übung hattet, noch in euch ist. Es wird euch weiter begleiten.

Langsam und tief einatmen und 3mal »OM« singen.

Die Handflächen aneinanderreiben und auf die Augen legen. Die Augen öffnen.

Konzentrationsübung zur Selbsterkenntnis

Eine bequeme Sitzhaltung einnehmen oder auf den Rücken legen.

Die Augen schließen und den ganzen Körper entspannen (5 Minuten).

Den Nacken und die Schultern entspannen.

Den Brustkorb und die Bauchmuskeln entspannen.

Die Hüftgelenke und Oberschenkel entspannen.

Die Kniegelenke, Unterschenkel, Füße und Zehen entspannen.

Das Gesäß und die Rückenmuskeln entspannen.

Das Gesicht und den Kopf entspannen.

Der ganze Körper vom Scheitel bis zur Sohle ist ganz entspannt.

Den Geist und die Nerven entspannen.

Die Gedanken langsam von der Außenwelt und den Ereignissen des Tages lösen. Schule und Aufgaben sind vorbei, nun ist es Zeit zu entspannen.

Ihr beobachtet nun euren Atem.

Der Atem geht ruhig, langsam und entspannt ein und aus. Beim Einatmen dehnt sich der Körper nach außen, beim Ausatmen zieht er sich wieder zusammen. Mit jedem Atemzug vertieft sich die Entspannung (5 Minuten).

Ihr fragt euch nun selbst im Innern: Bin ich glücklich? Wenn nicht, versucht ihr, die Ursache zu finden, warum ihr nicht glücklich seid, und eine Lösung, was ihr machen könntet, um glücklich zu werden.

Ihr fragt euch, ob die Gründe, die ihr findet, wirklich so wichtig sind, daß ihr deswegen unglücklich sein müßt.

Ihr fragt euch, was ihr selbst tun könntet, um wieder glücklich zu sein (5 Minuten).

Nun schaltet ihr eure Gedanken um und denkt an etwas ganz Schönes und Positives. Ihr laßt Licht, Wärme und Liebe durch euer ganzes Wesen fließen. Und ihr wünscht allen Menschen diese schönen Gefühle und versucht, auch nach außen gute Wünsche und liebevolle Gedanken fließen zu lassen.

Ihr denkt daran, daß ihr im Grunde gut und wichtig seid. In euch ist so viel Liebe, die ihr verschenken möchtet. Diese Liebe soll zu allen Menschen strömen. Eure guten Gedanken sind wie ein kleines Vögelein, das ihr aus eurer Hand frei laßt und das sich vor Freude laut singend und zwitschernd in die Lüfte erhebt.

Ihr fühlt inneres Glück, Freude und Freiheit, so wie wenn ihr auf einer Wiese unter blauem Himmel und Sonnenschein tanzen und singen würdet.

Ihr kehrt nun langsam wieder zu eurem Körper zurück. Ihr spürt den Atem, ihr fühlt den Körper, die Beine, die Arme, den Kopf. Ihr wißt, wo ihr euch befindet und daß diese Meditationsübung nun bald zu Ende ist.

Jetzt die Handflächen fest aneinanderreiben, bis sie ganz warm sind. Die Hände über die Augen legen und die Augen öffnen.

Während dieser Übung kann leise Musik gespielt werden.

Das Thema dieser Konzentrationsübung kann je nach Mentalität und Problemstellung abgeändert werden:

Frage dich selbst: Was gefällt mir nicht an mir? Ist es eine Gewohnheit, eine Eigenschaft, etwas an meinem Äußeren? Was kann ich tun, um es zu ändern? Ist es wichtig, daß ich es ändern soll? Wenn es wichtig ist, dann nehme ich mir nun fest vor, diese störende Eigenschaft ... zu ändern.

Frage dich selbst: Bin ich auf jemanden böse? Habe ich jemanden nicht lieb? Was hat diese Person mir angetan? Ist es richtig, daß ich noch immer böse auf sie bin? Jeder kann einen Fehler machen? Wir sollten versuchen, die Dinge positiv zu sehen, und zu verzeihen. Wie würde ich mich fühlen, wenn ich diese Person wäre und sie wäre ich? Gewiß wäre ich froh, wenn der Streit zu Ende wäre. Ich bemühe mich nun, zu verzeihen.

Frage dich selbst: Welche gute Eigenschaften habe ich? Denke nicht mit Stolz, sondern mit Dankbarkeit an deine guten Eigenschaften. Sei dankbar, daß du anderen helfen kannst, daß durch deine guten Eigenschaften andere dich gern haben und loben. Denke nach, wie du deine guten Eigenschaften weiter entwickeln kannst, welche guten Eigenschaften du noch üben könntest.

Wirkung dieser Konzentrationsübung: Sie hilft viele Probleme zu lösen, entwickelt positive Eigenschaften, befreit von Blockierungen und Komplexen im Unterbewußtsein, führt zu einer positiven Lebenshaltung und harmonisiert die ganze Persönlichkeit.

13. »Yogaschlaf« – *Yoga Nidra*

In unserer Zivilisation leiden gerade die Kinder sehr unter den täglichen Streßsituationen, unter Leistungsdruck in der Schule, Spannungen in der Familie, Zeitknappheit und psychischen Spannungen, die durch Fernsehen und Werbung hervorgerufen werden.

Häufen sich diese Spannungen, so daß das Kind sie nicht mehr verarbeiten und abreagieren kann, dann hat dies bald negative Auswirkungen auf die körperliche Gesundheit und geistige Ausgeglichenheit des Kindes.

Yoga Nidra hilft, diese Probleme zu lösen. *Yoga Nidra* ist eine Tiefenentspannungstechnik, eine Art »bewußter Schlaf«, währenddessen man sich zwischen Bewußtsein und Unterbewußtsein befindet. Dadurch lassen sich viele Probleme, die im Unterbewußtsein liegen, lösen, und es findet ein positiver Austausch – eine »Entspannung« – zwischen bewußter und unterbewußter Sphäre statt.

Yoga Nidra soll nur von einem erfahrenen Yogalehrer durchgeführt werden, der weiß, wie er die Kinder in die tiefe Entspannung führen und wieder herausholen kann. Die Bilder und Vorstellungen, die während der *Yoga Nidra*-Übung gegeben werden, müssen einfach und positiv sein, so daß sie nicht durch irgendwelche Mißverständnisse Angst- oder Zwangsgefühle auslösen können.

Mit geistig gestörten Kindern (z. B. bei Schizophrenie, Paranoia und Halluzinationen) darf man *Yoga Nidra* nicht üben. Hingegen wird diese Übung für nervöse Kinder sehr empfohlen.

Bevor Sie mit Kindern *Yoga Nidra* üben können, ist es notwendig, daß die Kinder gelernt haben, sich zu entspannen.

Die Technik des *Yoga Nidra*:

1. Grundstellung einnehmen

Grundstellung ist die Ruhestellung in der Rükkenlage *(Anandasan)*. Der Kopf ist zum Yogalehrer gerichtet. Damit der Körper warm bleibt, soll man auf einer Decke oder Unterlage liegen und sich zudecken. Der Abstand zwischen den Kindern muß groß genug sein, daß sie einander nicht berühren.

2. Anfangsentspannung

Zur Unterstützung der physischen und psychischen Entspannung kann man leise Musik spielen.

3. Sankalpa (Vorsatz oder Wunsch)

Sankalpa ist ein Vorsatz oder Wunsch, der in einem kurzen, positiven Satz ausgedrückt wird. Der Vorsatz (der Wunsch) soll nicht die realen Möglichkeiten des Kindes überschreiten. Er soll treffend, eindeutig und positiv ausgedrückt werden, z. B.: »Ich bin imstande, mich in der Schule zu konzentrieren.« »Ich bin ein guter Kamerad.« »Ich werde anderen helfen.«

In dem Wunsch soll keine grammatikalische Verneinung vorkommen, d. h. statt: »Ich werde nicht mehr zu spät zur Schule kommen«, formuliert man: »Ich stehe jeden Morgen rechtzeitig auf« o. ä.

Wichtig ist, daß kein Wunsch ausgesprochen wird, der einem selbst oder anderen Schaden zufügen oder Unglück bringen könnte!

Die *Sankalpa* wird dreimal zu Beginn des *Yoga Nidra* und dreimal vor dessen Ende im Geiste wiederholt.

4. Vertiefung der Entspannung

Die Vertiefung der Entspannung erzielt man durch Ablenkung der Aufmerksamkeit von äußeren Dingen. Nach und nach die einzelnen Körperteile entspannen, indem die linke und rechte Körperhälfte systematisch von oben nach unten durchgegangen wird. Zuletzt den Kopf und das Gesicht entspannen.

5. Atembeobachtung

Die Beobachtung des Atems und der Gefühle, die mit der Ein- und Ausatmung verbunden sind, führt zu einer weiteren Vertiefung der Entspannung. Der Atem fließt ruhig und frei, sein Rhythmus wird nicht verändert.

6. Visualisation

Noch tiefere Entspannung wird mit Hilfe der Visualisation erreicht. Man kann sich z. B. einen Sonnenuntergang vorstellen, eine liebliche Landschaft, den Meeresstrand, eine blühende Wiese usw.

7. Sankalpa (Wiederholung)

Vor dem Ende des *Yoga Nidra*, noch im Zustand der tiefen Entspannung, die den Zugang zum Unterbewußtsein geöffnet hat, wird die Sankalpa mit denselben Worten wie zu Beginn der Übung dreimal wiederholt.

8. Atembeobachtung und Fühlen des Körpers

Zur Beendigung des *Yoga Nidra* führen Sie die Kinder langsam aus der tiefen Entspannung wieder zum Atem- und Körperbewußtsein. Sie gehen z. B. wieder die einzelnen Körperteile durch und erwecken nun Wärme und das Gefühl der Leichtigkeit in ihnen. Je länger und tiefer das *Yoga Nidra* war, desto langsamer muß man es beenden.

9. Beendigung des Yoga Nidra

Vor dem Ende des *Yoga Nidra* machen Sie die Kinder darauf aufmerksam, daß sie die schlafenden Freunde nicht wecken und nicht stören oder auslachen sollen. Wer eingeschlafen ist, soll weiterschlafen, bis er von selbst aufwacht. Unmittelbar nach dem *Yoga Nidra* soll keine dynamische Tätigkeit erfolgen.

Die Dauer des *Yoga Nidra* beträgt ca. 30 bis 45 Minuten.

Wirkung: Beseitigung physischer und geistiger Spannungen, Hilfe zur Beseitigung von Komplexen und Hilfe gegen Streß und Nervosität. Entwicklung und Festigung positiver Eigenschaften, Erweckung eines Gefühls innerer Zufriedenheit und Harmonie, Hebung des Selbstbewußtseins; Stärkung des inneren Willens, der Fähigkeit, seine Probleme zu lösen.

Mit Hilfe von *Yoga Nidra* kann man sich von negativen Gewohnheiten befreien. In Kombination mit *Tratak* kann man die Konzentrations- und Vorstellungskraft des Kindes entwickeln. Kinder, die schlecht lernen, weil sie sich nicht konzentrieren können oder ein schlechtes Gedächtnis haben, können durch diese beiden Methoden eine große Verbesserung erreichen.

Als Therapie für psychisch labile und unausgeglichene Kinder soll *Yoga Nidra* täglich durchgeführt werden.

Yoga Nidra ist eine Einschlafhilfe für nervöse Kinder und daher, abends beim Schlafengehen durchgeführt, besonders wirkungsvoll.

Zur Beachtung

Kinder, die während des *Yoga Nidra* eingeschlafen sind, dürfen nicht geweckt werden, da sonst nervöse Störungen auftreten können.

Märchen zu *Yoga Nidra*

Auf den Rücken legen, die Beine sind etwas auseinander, die Arme liegen locker neben dem Körper, die Handflächen zeigen nach oben. Die Augen sind geschlossen.

Entspannt euren ganzen Körper. Entspannt Nacken, die Schultern, die Arme, den Brustkorb, den Bauch, die Beine, Füße und Zehen. Entspannt den unteren und oberen Teil des Rückens und den Kopf. Entspannt das Gesicht.

Atmet langsam, tief und ruhig. Fühlt, wie der Atem in euch hineinströmt, wie sich Brust und Bauch leicht heben. Und fühlt, wie der Atem wieder ausströmt und der Körper sich zusammenzieht.

Sagt nun dreimal im Geiste euren größten Wunsch oder einen Vorsatz, den ihr verwirklichen möchtet. Seid sicher, daß er sich erfüllen wird.

Seid ganz entspannt. Fühlt die Entspannung in eurem ganzen Körper. Fühlt euren ruhigen und tiefen Atem.

Blickt nun im Geiste um euch (die Augen bleiben natürlich geschlossen, und der Körper ist ganz unbewegt). Ihr seht eine wunderschöne Traumlandschaft, ihr steht vor dem Eingang zum Märchenland. Ihr steht in einem herrlichen Garten, voller Blumen, Vögel und Schmetterlinge, der keinen Anfang und kein Ende hat. Ihr seht die Märchengestalten, die Figuren aus den Märchenbüchern und Filmen könnt ihr hier treffen: die kleinen Zwerge, die lieblichen Elfen, Feen und Prinzessinnen. Hier gibt es viele Märchenschlösser und -burgen, sie funkeln in Gold, Kristall und Edelsteinen. Die Burgen haben feine Türmchen, ihre Wächter verneigen sich vor euch und begrüßen euch. Die Zwerge, Küchenjungen und Diener winken euch zu und begleiten euch ins Schloß. Ihr begegnet allen Figuren aus vielen Geschichten und Märchen: Pinocchio, Pumuckl, Aladin mit der Wunderlampe, dem Zauberpferd und der guten Fee.

Ihr besucht nun ein anderes Schloß, ihr seht Dornröschen mit dem Prinzen, Schneewittchen mit den sieben Zwergen. Im Märchengarten seht ihr die Zauberblume, den Wunschbaum, den Baum mit den goldenen Äpfeln und vieles andere mehr. Wenn ihr wollt, begegnet ihr Mickymaus, Goofy und Donald Duck persönlich.

Schließlich werdet ihr müde vom Umherwandern. Ihr legt euch in den Schatten des Wunschbaumes, in dessen Zweigen eine goldene Nachtigall singt. Ihr fühlt euch glücklich und entspannt.

Ihr erinnert euch nun eures Wunsches vom Beginn des Yoga Nidra und wiederholt ihn dreimal unter dem Wunschbaum, unter dem alle Wünsche in Erfüllung gehen. Seid sicher, daß auch euer Wunsch sich erfüllen wird.

Langsam werdet ihr euch wieder eures Körpers und Atems bewußt. Ihr spürt eure Beine, den Rücken, der auf der Unterlage aufliegt, die Arme, den Kopf.

Ihr seid ganz bewußt und schlaft nicht. Ihr tragt in euch noch die Erinnerung an das schöne Märchenland, an die goldene Nachtigall und den Wunschbaum. Ihr fühlt euch sehr wohl und sehr glücklich.

Bewegt nun ganz langsam eure Finger und Zehen, eure Hände und Füße, Arme und Beine. Wendet den Kopf nach links und rechts, streckt die Arme über den Kopf, atmet tief ein und streckt den ganzen Körper. Dreht den Körper von einer Seite zur anderen. Atmet einige Male tief ein und aus.

Reibt die Handflächen zusammen und legt sie über die Augen. Öffnet langsam die Augen und schaut euch um.

Yoga Nidra für ältere Kinder

Entspannt und bequem auf den Rücken legen, die Beine sind etwas auseinander, die Arme liegen mit nach oben gerichteten Handflächen neben dem Körper. Die Augen sind geschlossen.

Entspannt euren ganzen Körper, entspannt die Muskeln, die Gelenke, entspannt die Atmung und entspannt euren Geist und eure Nerven.

Sagt nun dreimal im Geiste eure Sankalpa, euren Wunsch oder Vorsatz, den ihr euch erfüllen wollt.

Nun werdet ihr der Reihe nach alle Körperteile und jede Körperpartie ganz entspannen:

Den Daumen der rechten Hand, den zweiten Finger, den dritten Finger, den Ringfinger und den kleinen Finger, alle Finger der rechten Hand zusammen. Die Handfläche und den Handrücken, das Handgelenk der rechten Hand, den rechten Unterarm, den Ellbogen und den rechten Oberarm, die rechte Schulter – der ganze rechte Arm ist entspannt.

Die rechte Achsel, die rechte Seite der Brust, die rechte Taille und die Hüfte – der ganze rechte Rumpf ist entspannt.

Der rechte Oberschenkel, das rechte Knie und der rechte Unterschenkel, den Knöchel, die Ferse und den Vorfuß. Die rechte große Zehe, die zweite Zehe, die dritte Zehe, die vierte Zehe und die fünfte Zehe, die Fußsohle – das ganze rechte Bein ist entspannt.

Die rechte Gesäßhälfte, die rechte Seite des Rückens – die ganze rechte Körperhälfte ist entspannt.

Nun dasselbe mit der linken Körperseite.

Der Bauch ist entspannt, der Brustkorb ist ganz entspannt, Lungen und Herz sind entspannt, der Hals und der Nacken sind entspannt.

Entspannt den Hinterkopf, den oberen Teil des Kopfes, die Stirn, die Augenbrauen und die Augäpfel, die Schläfen und die Wangen, die Nasenflügel, die Ober- und Unterlippe, die Zunge und die Kiefergelenke, das Kinn und die Ohren – der ganze Kopf ist entspannt.

Der Atem ist ruhig und regelmäßig. Spürt die feine Bewegung des Atems zwischen Nabel und Kehle. Fühlt, wie sich beim Einatmen Brust und Bauch heben und beim Ausatmen wieder senken.

Entspannt nun euren Geist, laßt alle Gedanken und Sorgen los und stellt euch vor, in einer wunderschönen Landschaft zu sein. Es ist ein herrlicher Sommertag, die Sonne scheint, der Himmel ist strahlend blau, die Vögel singen, ein sanfter Wind streichelt eure Haut.

Ihr fühlt euch sehr wohl, ganz entspannt und glücklich. Ihr freut euch über diesen schönen, unbeschwerten Tag, ihr fühlt euch ausgeglichen, frei und sorglos. In euch ist vollkommene Ruhe, Entspannung, Frieden und Freude. Ihr fühlt in euch eine große Freude, die euch ganz durchstrahlt und auch aus euch herausleuchtet. Fühlt dieses Glücksgefühl durch und durch, um euch immer daran zu erinnern.

Wiederholt nun im Geiste dreimal denselben Wunsch wie am Anfang des Yoga Nidra.

Werdet euch wieder eures Körpers und eures Atems bewußt, hört die Geräusche aus der Umgebung, seid euch der Lage eures Körpers bewußt, ihr wißt, wo ihr euch befindet, wie der Raum aussieht, welche Farbe eure Kleidung und eure Decke haben …

Atmet 5mal tief ein und aus, bewegt langsam euren Körper, streckt ihn und dreht ihn von einer Seite auf die andere. Reibt die Handflächen aneinander und legt sie über euer Gesicht. Öffnet die Augen.

V
Übungsempfehlungen für Schulkinder

Übersicht

Die hier empfohlenen Übungen können zur Vorbeugung und als Ergänzung zu ärztlich vorgeschriebenen Rehabilitationsübungen durchgeführt werden. Auf jeden Fall ist bei Bestehen einer Funktionsstörung zuerst der behandelnde Arzt zu Rate zu ziehen.

Besonders bei Problemen und Fehlstellungen im Bereich der Wirbelsäule ist die Diagnose des Arztes unbedingt notwendig, da hier große individuelle Unterschiede bestehen und ein generelles Vorgehen nicht möglich ist.

Die in diesem Teil des Buches abgegebenen Empfehlungen sind also als Unterstützung für die Rehabilitation in Zusammenarbeit mit dem betreuenden Arzt oder Physiotherapeuten zu verstehen und sollen keinesfalls ohne Rücksprache mit diesem mit dem Kind allein durchgeführt werden.

1. Übungen für die richtige Körperhaltung

Für die richtige Körperhaltung ist es wichtig, folgende Muskelpartien zu trainieren und zu kräftigen:

Bauchmuskeln

Schultermuskulatur

Hüftmuskeln

Rücken- und Lendenmuskulatur.

In der nachstehenden Abfolge werden geübt:

Knie zum Kopf
Knäuel
Wiege
Radfahren
Brücke
Schulterpose
Rotationsübungen auf dem Bauch
Rumpf heben
Kamel (Variation 1)

Kontrolle der Körperhaltung vor dem Spiegel
Marionette
Palme
Indische Tänzerin

2. Übungen zur Kräftigung der Rückenmuskulatur

Palme
Sitz mit gestreckten Beinen
Gehen der indischen Tänzerin
Ellenbogenstand
Kobra
Heuschrecke
Sprinterstellung
Raupe
Katze
Tiger
Rotationsübungen
Fisch
Held
Triangel
Kuh
Gruß an Khatu
Gruß an den Meister

3. Übungen bei Fehlhaltungen und Wirbelsäulenverkrümmung

Bei Hohlkreuz (Hyperlordose)

Übung des richtigen Haltungsbewußtseins

Bei jeder Übung bewußt das Becken richtig halten

Dehnen der Lenden- und Nackenmuskulatur

Pflug
Hase
Knie zum Kopf
Rotationsübungen
Boot
Rückendehnung
Yogaschlaf
Fersensitz
Brücke

Bei Flachrücken

Yogische Vollatmung üben

Dehnen der Rückenmuskulatur, besonders der langen Rückenmuskeln

Kräftigen der Lenden- und Nackenmuskulatur: alle Übungen mit Vorbeugen (mit gebeugtem, nicht mit geradem Rücken)

Alle Übungen mit Seitwärts- und Rückwärtsbeugen der Brust

Bei Wirbelsäulenverkrümmung (Kypholordose)

Übung des richtigen Haltungsbewußtseins

Bewußte Beckenhaltung bei jeder Übung

Dehnen der Lenden- und Nackenmuskulatur

Tulpe, Sonnenblume
Kamel
Fisch
Frosch
Kobra
Rotationsübungen
Gelenkigkeitsübungen
Katze
Tiger
Hase (ohne Verweilen in der Stellung)
Yogaschlaf
Kobra
Stoffpuppe
Affe
Tulpe
Heuschrecke
Triangel

Mond
Gruß an den Meister (ohne Kamel!)
Gruß an Khatu

Nicht auf dem Bauch schlafen

Keine tiefen Lenden-Rückwärtsbeugen durchführen

Kamel nicht üben

Bei seitlicher Wirbelsäulenverkrümmung (skoliotischer Körperhaltung)

Yogische Vollatmung üben

Haltungen zur Übung des richtigen Atmens, bei denen die volle Lungenkapazität ausgenützt wird

Seitwärtsbeugen mit einem Handtuch oder Seil in den Händen

Übungen zur Korrektur der Körperhaltung

Übungsfolgen, die zur rechten und linken Seite geübt werden

Triangel
Hase und Variationen
Fisch
Schulterstand
Röckchen (ohne Schwung ausgeführt)
Stoffpuppe
Mond
Gruß der Erde
Katze
Kuh
Gruß an den Meister

Bei eingesunkener Körperhaltung

Bei Vorübungen die Schulter- und Brustwirbelsäulenbeweglichkeit erhöhen, da sonst durch die Übungen nur eine stärkere Krümmung der Lendenwirbelsäule erzielt wird und die schlechte Haltung nicht vermindert wird.

Rückwärtsbeugen nur in der Brustwirbelsäule durchführen, keine Lenden-Rückwärtsbeugen durchführen.

Kobra (alle Varianten)
Kleine Heuschrecke
Sonnenblume, Tulpe
Katze
Geneigte Blume
Kuh
Zweifaches Dreieck – *Dvikonasan*
Krokodil
Kamel (Variation 1)
Held
Triangel
Ziehbrunnen

4. Übungen zur Kräftigung der Bein- und Fußmuskeln

Im Stehen Arme seitwärts strecken und auf einem Bein stehend mit dem anderen Bein nach vorn und rückwärts schwingen, Kreise machen.

Aus dem Stand leicht in die Hocke gehen (der Rücken bleibt dabei gerade) bis die Oberschenkel parallel zum Boden sind und die Stellung dem Sitzen auf einem Stuhl ähnelt. Die Arme können dabei entweder in die Taille gestützt oder nach vorn ausgestreckt werden.

Frosch
Gummipuppe
Radfahren

Vorbeugung von Plattfüßen

Sehr wichtig sind die richtigen Schuhe, hier kann ein Orthopäde beraten!

Zehenübungen:

Zehen spreizen und zusammenziehen

ein Tuch mit dem Zeh vom Boden aufnehmen

einen Bleistift mit den Zehen halten und schreiben

eine Kugel unter der Fußsohle rollen

die Fußsohlen wie eine Raupe bewegen.

Charlie-Chaplin-Schritt: Knie seitwärts gedreht, die Zehen zeigen nach außen.

Berg
Affe
Gruß an Kathu
Held
Palme
Sprinterstellung

Bei Neigung zu Plattfüßen soll folgendes vermieden werden:
- langes Stehen
- langes Gehen
- wiederholtes Springen
- breite Grätschstellungen
- mit einer Last laufen
- Weit- und Hochsprünge
- Springen in die Tiefe
- Belastung der Fußinnenseiten.

5. Übungen bei Kreislaufstörungen und Herzkrankheiten

Üben der Entspannung und des richtigen Atmens

Yogaschlaf

Gelenkigkeitsübungen

Je nach Gesundheitszustand des Kindes Zahl und Intensität der Übungen regulieren. Das Kind darf nicht ermüden oder außer Atem kommen.

Gleichgewichtsübungen
Storch, Adler und Schwan.

Augenübungen und Nackenentspannung

Konzentrationsübungen

Spezielle Atemübung I

Übungen für die richtige Körperhaltung, da diese Kinder oft an Kyphose leiden.

Bei ängstlichen Kindern Übungen mit Rückbeuge: Fisch. Jedoch darauf achten, daß der Brustkorb nicht zu stark gedehnt wird (evtl. unter die Schultern eine zusammengerollte Decke legen).

Keine Übungen mit Atemanhaltung durchführen.

Keine isometrischen Übungen durchführen.

Folgende Übungen auslassen: Hase, Reinigungsübung, Zwerchfellheben.

Zur Beachtung
Vor jeder Übung zuerst den Arzt zu Rate ziehen! Mit dem Arzt die empfohlene Pulsfrequenz während und nach den Übungen abstimmen.

6. Übungen für Asthmatiker

Entspannung und Yogaschlaf

Yogische Vollatmung
Das Ausatmen möglichst lange und langsam durchführen (zu heftiges Ausatmen kann zu einer Asthmaattacke führen).

Gelenkigkeitsübungen, vor allem jene Übungen, die die Brust dehnen:
Schulter kreisen, Arme seitwärtsstrecken usw.; Frosch, Triangel, Katze, Tiger, Hase (und Varianten), gebeugte Blume, Sprinterstellung, zweifaches Dreieck, Ellenbogenstand

Atemübungen:
Wechselatem, spezielle Atemübung (I, II), Zwerchfellheben

Übungen mit Rückwärtsbeuge zur Beseitigung von Angstzuständen:
Kobra, Kamel, Fisch

Abhärtung und vollwertige Ernährung

Im Tagesablauf Streß vermeiden und stets auf regelmäßiges Atmen, Entspannen und geistiges Wohlgefühl bedacht sein.

Kommt es zu einem Asthmaanfall, sollen Anstrengung und Bewegung vermieden werden. Der Kranke soll sitzen oder stehen und möglichst eine solche Lage einnehmen, in der das Zwerchfell entspannt ist:

Hase-Variation mit in den Händen gestütztem Kopf.

Breitbeinig auf einem Sessel sitzen, die Arme auf der Lehne aufgestützt, den Oberkörper leicht vorneigen und den Kopf in den Nacken legen, um das Atemzentrum anzuregen. Anschließend den Kopf locker nach vorne fallen lassen und den ganzen Körper entspannen.

Hilfreich ist es, die Kleider zu öffnen, so daß leichteres Atmen möglich wird. Eine Massage des Brustkorbs im Bereich der zweiten Rippe wirkt ebenfalls lindernd auf die Atemnot.

Man kann auch dem Kranken beim Ausatmen behilflich sein, indem man ihn von hinten am unteren Brustkorb umfaßt und beim Ausatmen fest umklammert. Beim Einatmen den Griff lockern.

Oder: Den Kranken hinlegen – wobei der Oberkörper durch Kissen gestützt und etwas aufgerichtet werden soll. Beim Ausatmen seine Bauchdecke hinunterdrücken und beim Einatmen wieder loslassen.

Manchmal kann ein Asthmaanfall verhindert werden, wenn der Kranke bei den ersten Symptomen Hände und Füße in warmes Wasser taucht.

7. Übungen bei kindlichem Diabetes

Frühestens 1 Stunde nach einer Mahlzeit üben. Beachten, daß das Kind bei den Übungen entspannt ist und nicht überanstrengt wird. Öftere kurze Entspannungen einschalten. Die Bewegungen mit dem Atem koordinieren.

Entspannung und Yogaschlaf

Yogische Vollatmung

Wechselatem, Zwerchfellheben, spezielle Atemübung II

Gelenkigkeitsübungen I und II:

Pflug, Schulterstand, Ellenbogenstand, Schiff, Yogaschlaf, Hase, Kamel, Kuh, Knie zum Kopf, Radfahren, Rotationsübungen, Sprinterstellung, Gruß der Erde, Gruß an den Meister, Gruß an Khatu

8. Anweisungen und Übungen bei Übergewicht

Regulierung der Nahrung des Kindes

Tägliche Übung!

Nach dem Üben mindestens drei Stunden lang nichts essen. Ißt man unmittelbar nach den Übungen, so nimmt man an Gewicht zu!

Vor allem Asanas üben, die die Bauchmuskulatur stärken und die richtige Körperhaltung unterstützen:

Katze, Tiger, Rückendehnung, Heuschrekke, Pflug, Rotationsübungen, Kobra, Gruß der Erde, Ziehbrunnen, Triangel, Knie zum Kopf

Zwerchfellatmung und yogische Vollatmung erlernen, danach Zwerchfellheben üben.

Zur Beachtung
Bei Herzkrankheiten, die mit Übergewicht verbunden sind, den Arzt konsultieren und mit ihm die Übungen besprechen! Vor und nach jeder Übung muß die Pulsfrequenz gemessen werden.

9. Übungen bei Verstopfung und Blähungen

Bei Verstopfung muß man zuerst der Ursache nachgehen und diese nach Möglichkeit beseitigen. Die Ursachen können in einer falschen Ernährung liegen, aber auch Streß, Ängste, nervliche Schwäche oder falsche Erziehung können Verstopfung hervorrufen.

Neigt ein Kind zu Verstopfung, soll es möglichst viel vollwertiges Getreide (Vollkornbrot und Getreide als Beilage oder Suppeneinlage) erhalten.

Es soll viel Gemüse und Obst essen und genügend Flüssigkeit zu sich nehmen.

Gegen Blähungen hilft Pflug, Knie zum Kopf und mit angezogenen Beinen am Rücken vor und zurück sowie seitwärts rollen (Knäuel).

Gegen Verstopfung 3 bis 4 Gläser lauwarmes (evtl. leicht gesalzenes) Wasser trinken und eine der folgenden Übungsgruppen durchführen:

Yogische Vollatmung im Liegen
Radfahren (sehr langsam üben und mit den Schenkeln gegen den Bauch drücken)
Knie zum Kopf
Knäuel
Bauchmassage (im Uhrzeigersinn)
Zwerchfellheben
Yogaschlaf mit in die Leisten gelegten Fäusten
Triangel alle Variationen
Palme (auf Zehenspitzen mindestens 30 kleine Schritte gehen).

Weitere empfohlene Übungen für die Anregung der Verdauung sind:
Pflug, Heuschrecke, Kobra.

10. Übungen zur Stärkung des Sehvermögens

Augenübungen

Umgekehrte Positionen: Hase, Yogaschlaf, Schulterstand

Gelenkigkeitsübungen:
Übungen zur Entspannung des Nackens

Gruß an Khatu, Gruß an den Meister

Augenentspannung

Richtige Ernährung: genügend Eiweiß, Vitamin B_{12}, A, C, E

Frische Luft, Aufenthalt in der Natur.

Kinder, die an progressiven Augendefekten leiden (Kurzsichtigkeit usw.) sollen besonderes Gewicht auf Entspannungsübungen, »Yogaschlaf« und Atemübungen (Wechselatem und spezielle Atemübung I) legen sowie auf Körperübungen, bei denen der Hals und Nacken entspannt wird. Meist ist bei diesen Kindern die Halspartie besonders verspannt und oft auch die gesamte Körperhaltung falsch. Übungen zur Korrektur der Körperhaltung können hier Verbesserungen erzielen.

Folgende Übungen sollen bei Augendefekten nicht geübt werden:
Positionen, bei denen das Blut zum Kopf strömt, also tiefe Vor- oder Rückbeugen, isometrische Übungen, umgekehrte Übungen.

Von den Gelenkigkeitsübungen dürfen in diesem Fall nicht geübt werden: Radfahren, Rudern, Boot, Knäuel.

Auch Balanceübungen und schnelle Positionsänderungen sollen gemieden werden.

Vor dem Beginn von Übungen sollte in jedem Fall der Augenarzt zu Rate gezogen werden.

11. Übungen bei hohem Blutdruck

In letzter Zeit leiden immer mehr Menschen und immer öfter auch Kinder unter hohem Blutdruck. Bei dieser ernsten Erkrankung soll man mit den Kindern nur nach Konsultation mit dem Arzt üben, da es notwendig ist, die Übungen für jeden Fall individuell abzustimmen.

Empfehlungen für Kinder mit hohem Blutdruck:

Bei der Ernährung Salz einschränken, keine tierischen Fette, keine erhitzten Fette, viel Vitamin C (Obst, Gemüse, Säfte).

Mindestens ½ Stunde Entspannung täglich! Am besten durch Yogaschlaf.

Regelmäßig Atemübungen durchführen:
Yogische Vollatmung, spezielle Atemübung I, Wechselatem.

Keine Asanas mit Atemanhaltung üben.

Vorsichtig bei Übungen mit Vor- und Rückbeugen sein.

Vorsichtig bei Positionsänderungen sein, sie dürfen nicht abrupt, sondern nur fließend geschehen, damit es nicht zu einem Blutandrang im Kopf kommt.

Empfohlene Übungen:
Gelenkigkeitsübungen, Gleichgewichtsübungen, Augenübungen, Gruß an den Meister (ohne Held), Gruß an Khatu (Katze anstelle von Berg üben), Konzentrationsübungen, Übungen zur richtigen Körperhaltung.

Nicht geübt werden sollen: Heuschrecke, Schulterpose, Zwerchfellheben, umgekehrte Positionen, isometrische Übungen.

12. Anweisungen und Übungen für psychisch labile Kinder

Psychisch labilen und sensiblen Kindern muß man sehr viel Verständnis, Liebe und vor allem Zeit widmen, um dem Kind die Möglichkeit zu geben, sich auszusprechen und um ihm das Gefühl der Geborgenheit und Sicherheit zu geben.

Das Kind soll genug Schlaf und Ruhe haben.

Wichtig ist auch eine ausgewogene Ernährung mit genügend Eiweiß, Vitaminen und Mineralstoffen.

Empfohlene Übungen: Entspannung, Yogische Vollatmung, Wechselatem, spezielle Atemübung (I, II), Übungen zur richtigen Körperhaltung, Körperhaltungen zur Erlernung der richtigen Atmung

Körperhaltungen mit Rückwärtsbeugung wirken besonders gegen Depression; sie müssen sehr entspannt durchgeführt werden, tiefe Lendenrückbeugen sollen nicht forciert werden.

Gleichgewichtsübungen:
Baum, Storch, Schwan, Schiff, Held.

Yogaschlaf, Hase, Gelenkigkeitsübungen, Gruß an den Meister, Gruß an Khatu, inneres Schweigen, Konzentrationsübung zur Selbsterkenntnis.

Singen und Lachen wirken sehr entspannend. Das Kind soll dazu angeregt werden.

Das Kind soll lernen, auch an andere zu denken. Tägliche kleine Aufgaben (Tisch decken oder abräumen, beim Geschirrwaschen helfen usw.) geben dem Kind das Gefühl nützlich zu sein, und stärken sein Selbstbewußtsein.

Positive und aufmunternde Vorsätze können niedergeschrieben werden, so daß das Kind sie am Morgen nach dem Aufwachen erblickt, so z.B.: »Heiße jeden Tag mit Lächeln willkommen.« »Jeden Tag eine gute Tat!« »Freue dich auf jeden neuen Tag!«

13. Übungen für Kinder, die unter Depressionen und Ängstlichkeit leiden

Entspannung

Yogische Vollatmung

Wechselatem

Spezielle Atemübung I

Gelenkigkeitsübungen II in Verbindung mit dem Atem:
Kobra mit zischendem Ausatemgeräusch: »ssssss...«;
Fisch, in der Stellung mit tiefer Atmung verharren;
Knie zum Kopf, Schulterpose, Kamel, Ellenbogenstand, Brücke, Heuschrecke, jeweils mit gezielter Einübung der Atmung in diesen Stellungen

Gruß an Khatu, mit dem Atem koordiniert und mit bewußter Durchatmung der gesamten Lunge

»OM« singen

Fröhliche Musik hören

Das Kind soll lernen, die wahren Werte des Lebens zu schätzen und Wirkliches und Unwirkliches zu unterscheiden.

Kinder, die Bettnässer sind, sollen täglich die Augenübung *Tratak* üben.

14. Übungen zur Verbesserung der Konzentrationsfähigkeit

Entspannung, Yogaschlaf

Atemübungen, yogische Vollatmung, Wechselatem, spezielle Atemübung I

zweifaches Dreieck, Stoffpuppe, Ellenbogenstand, Schulterstand

Gleichgewichtsstellungen:
Baum, Hahn, Storch, Schwalbe, Schwan, Held

Yogaschlaf
Gruß an den Meister
Gruß an Khatu
Tratak

15. Übungen für Kinder mit leichter Gehirndysfunktion

In den letzten Jahren hat sich der prozentuale Anteil der Kinder erhöht, die mit einer leichten Gehirndysfunktion behaftet sind. Je nach Schwere der Störung macht sie sich in Verhaltensstörungen und Lernschwäche bemerkbar:

Konzentrationsmangel, starke Unruhe, Hypermotorik oder motorische Ungeschicklichkeit, Kopfschmerzen, Legasthenie.

Durch Yogaübungen können diese Symptome gemildert und leichtere Fälle sogar ganz geheilt werden. Voraussetzung dafür ist, daß man mit dem Kind wirklich täglich übt. Die Arbeit mit solchen Kindern erfordert, außer der genauen Kenntnis über die richtige Durchführung und Wirkung der Übungen, viel Geduld und Liebe dem Kind gegenüber.

Drei Grundübungen muß das Kind erlernen:

Entspannung
Yogische Vollatmung
Gleichgewichtsübungen.

Deshalb üben Sie mit dem Kind zuerst, sich in der Bewegung und Ruhe zu entspannen. Geeignete Übungen dafür sind Katze, Tiger, Gelenkigkeitsübungen sowie die im Kapitel 4 des 4. Teils beschriebenen Entspannungsübungen. Durch diese Übungen lernt das Kind, seine Bewegungen mit der richtigen Atmung zu koordinieren. Üben Sie auch die yogische Vollatmung in Ruheposition (Teil 4/Kapitel 5).

Weiter soll der Yogalehrer jene Übungen auswählen, die zur Erlangung eines guten Körpergleichgewichts nützlich sind und jene Vorübungen, die die gewünschte Geschicklichkeit des Kindes unterstützen: z. B. Stoffpuppe, Gummipuppe, Flugzeug, Affe, Hahn, Storch, Baum, Palme, Rückendehnung, Pflug, Schulterstand, Triangel, Fisch, Kobra, Gruß an den Meister, Gruß an Khatu.

Später können auch Wechselatem und kurze Konzentrationsübungen (ca. 3 bis 5 Minuten) in die Übungsfolge eingeschaltet werden, die allmählich verlängert werden.

Zwei sehr wertvolle Übungen, die beide Gehirnhälften harmonisieren und zur gleichmäßigen Tätigkeit anregen, sind:

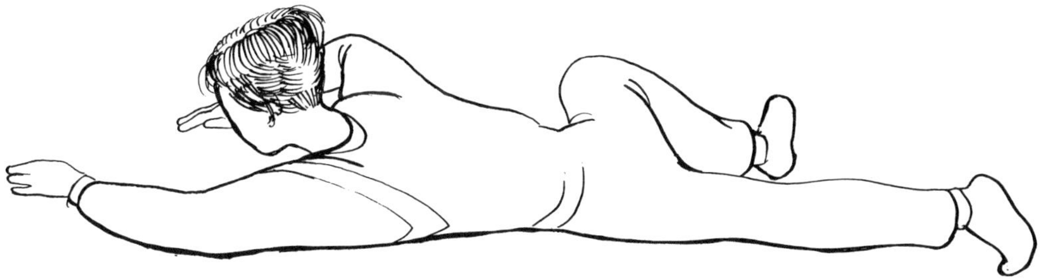

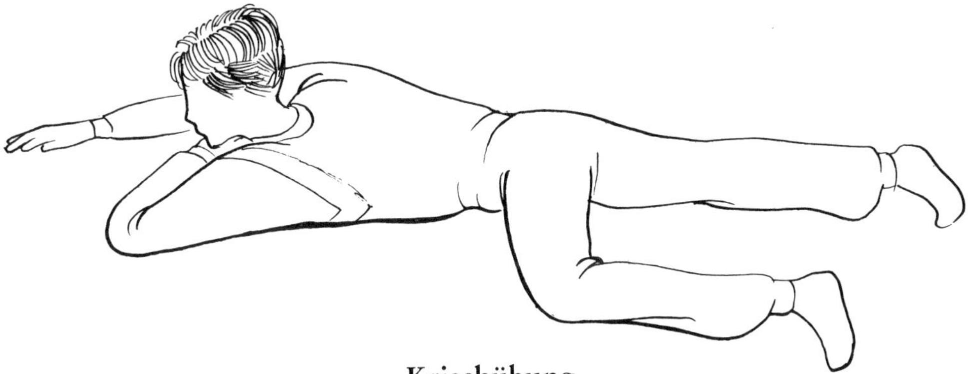

Kriechübung

Bauchlage einnehmen. Hände liegen etwa in Schulterhöhe.

Das rechte Knie etwas beugen und den linken Unterarm nach vorn schieben. Das Bein auf die Fußspitze stützen und den ganzen Körper samt dem linken Unterarm weiter vorschieben, bis das rechte Bein gestreckt ist. Gleichzeitig das linke Knie zum linken Ellbogen bringen und den rechten Arm nach vorn schieben.

Wirkung: Stärkung der Muskulatur des ganzen Körpers, besonders der Rückenmuskeln.

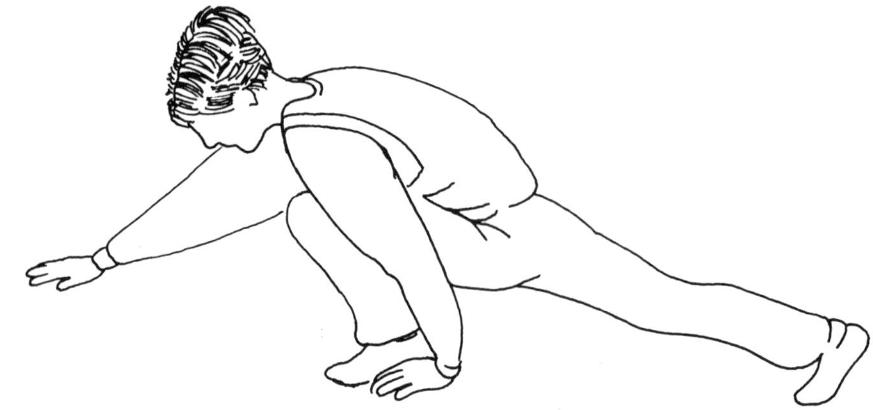

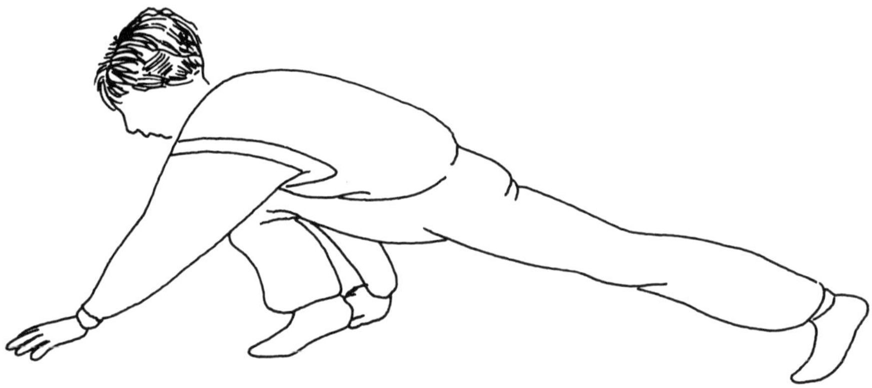

»Klappkriechen«

Liegestütz auf Händen und Zehen einnehmen. Die Wirbelsäule ist gerade.

Die Übung wird in der tiefen Kniebeuge durchgeführt. Bei jedem Schritt wird ein Bein und der entgegengesetzte Arm nach vorn geschoben.

Rechtes Bein beugen und den linken Arm schräg nach vorn schieben. Oberkörper und Kopf nach rechts drehen, der Kopf berührt das Knie. Die rechte Hand liegt hinter dem rechten Knie.

Beim nächsten Schritt das linke Knie nach vorn ziehen, bis es vor der linken Hand ist und den rechten Arm schräg nach vorn ziehen. Rumpf und Kopf nach links drehen (der Kopf berührt das Knie).

Wirkung: Kräftigung und Training der Muskulatur des ganzen Körpers. Empfohlen bei seitlicher Wirbelsäulenverkrümmung.

Mit Kindern, die an leichter Gehirndysfunktion leiden, sollen beide Übungen täglich durchgeführt werden, um die Funktion beider Gehirnhälften zu harmonisieren!

VI

Übungen in der Schule

1. Variationen von Gelenkigkeitsübungen

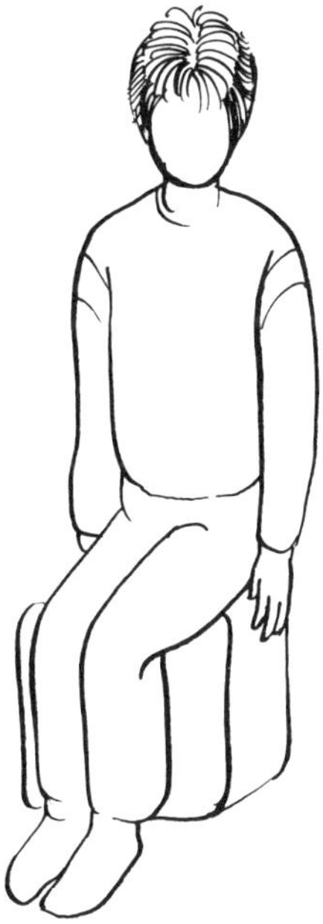

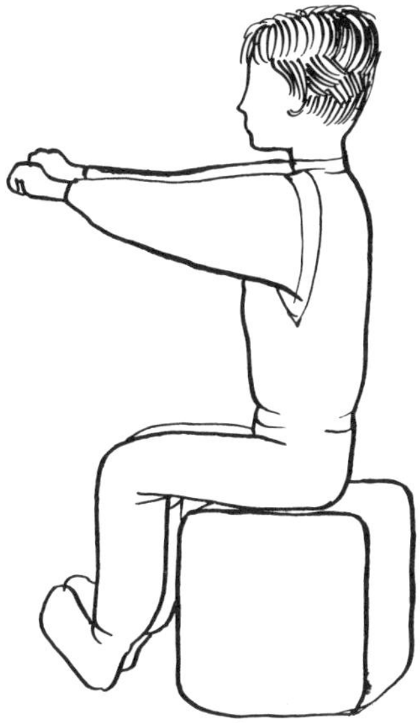

Gerade auf einem Stuhl sitzen, der Rücken ist angelehnt, die Hände sind lose neben dem Körper, die Füße stehen mit der ganzen Sohle am Boden.

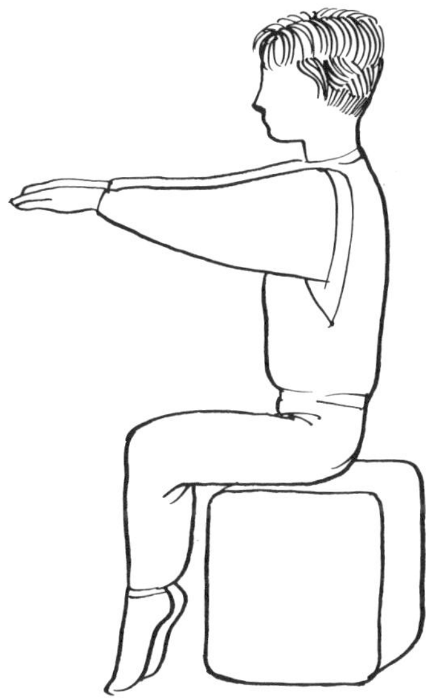

1. Arme nach vorn strecken, Fäuste machen (Daumen sind innen), gleichzeitig die Zehen spreizen, die Füße zuerst auf die Fersen und dann auf die Zehen stellen (die Zehen bleiben dabei in gespreizter Haltung).

   3mal wiederholen. Dann Hände und Füße wieder senken.

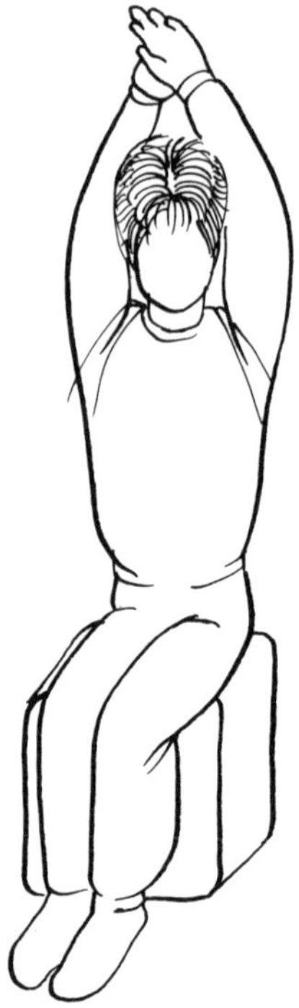

2. Beim Einatmen die Arme zur Seite und in die Höhe strecken und dic Hände über dem Kopf kreuzen.
   Beim Ausatmen die Arme wieder senken.

   3mal wiederholen.

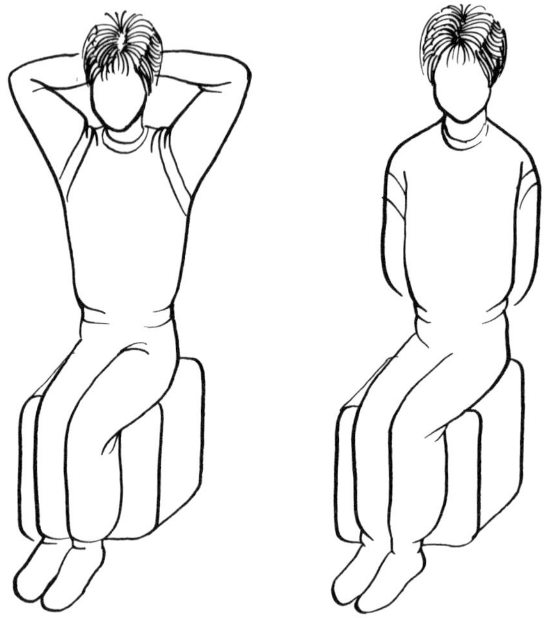

3. Einatmend die Arme zur Seite strecken und die Hände hinter dem Kopf verschränken. Die Ellbogen leicht nach hinten drücken und die Schulterblätter einander annähern. Ausatmend die Arme wieder seitwärts ausstrecken und hinter dem Rücken zusammenbringen. Dabei werden die Ellbogen wiederum leicht nach hinten gedrückt.

   3mal wiederholen.

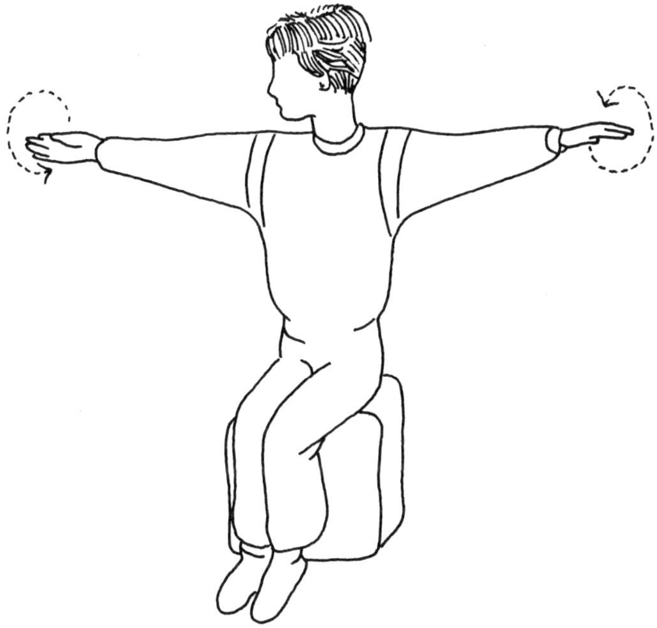

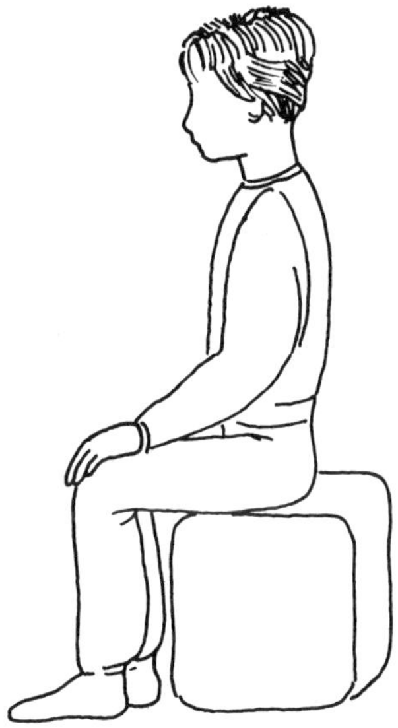

4. Einatmend die Arme seitwärts ausstrecken, den Brustkorb dehnen.
   Ausatmend den Kopf nach rechts drehen und zur rechten Hand blicken, die gleichzeitig nach oben gedreht wird. Die linke Handfläche nach unten wenden.
   Einatmend den Kopf nach links drehen und zur linken Handfläche blicken, die gleichzeitig umgedreht wurde. Nun weist die rechte Hand nach unten.

   3mal wiederholen.

5. Rumpfdrehung
   Einatmend im Sitzen ganz gerade aufrichten.
   Ausatmend den Oberkörper nach rechts drehen.
   Einatmend zur Mitte zurückkommen.
   Ausatmend den Oberkörper nach links drehen.
   (Der Oberkörper bleibt bei der Drehung ganz gerade.)

   3mal wiederholen.

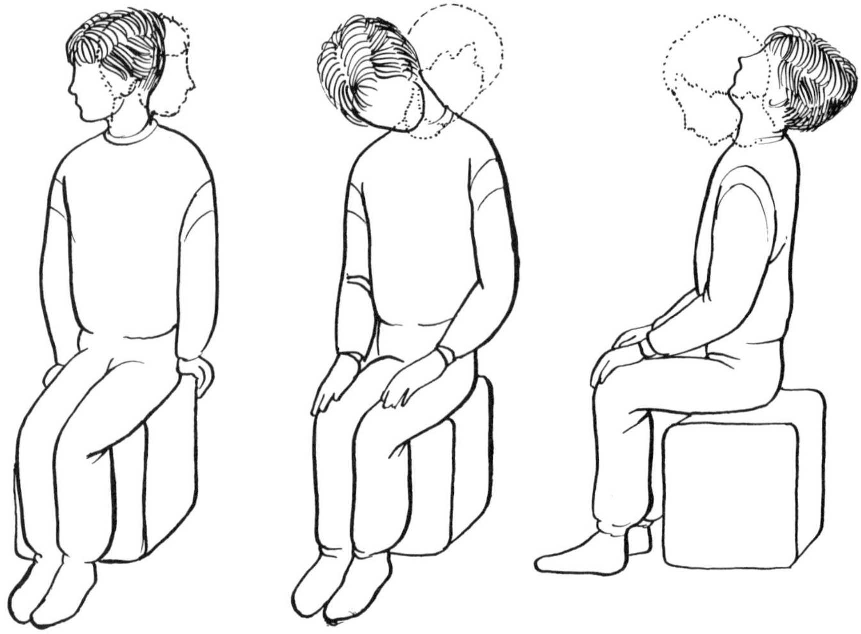

6. Nackenentspannung

Ausatmend den Kopf langsam zur rechten Schulter neigen.

Einatmend den Kopf heben.

Ausatmend den Kopf langsam zur linken Schulter neigen.

3mal wiederholen.

Ausatmend den Kopf nach vorn senken, bis das Kinn das Brustbein berührt.

Einatmend den Kopf heben und langsam rückwärts beugen.

3mal wiederholen.

Ausatmend den Kopf nach vorn beugen und langsam nach links kreisen.

Beim Rückwärtskreisen einatmen, beim Vorwärtskreisen ausatmen.

3mal wiederholen, dann die Drehrichtung wechseln.

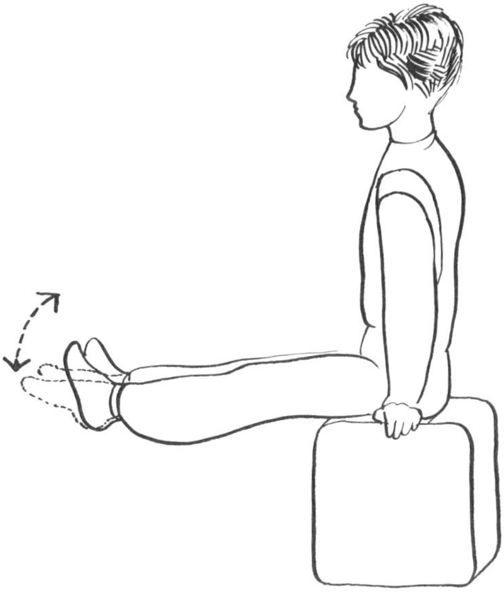

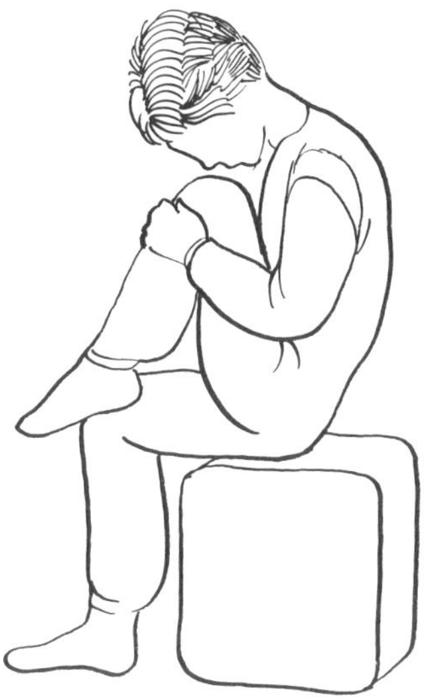

7. Einatmend beide Beine waagrecht hochheben. Die Hände halten den Stuhl. Kurz den Atem anhalten und in der Position verbleiben. Anschließend mit normalem Atem langsam die Füße 10mal auf und ab bewegen (die Beine bleiben dabei gestreckt). Ausatmend die Beine senken.

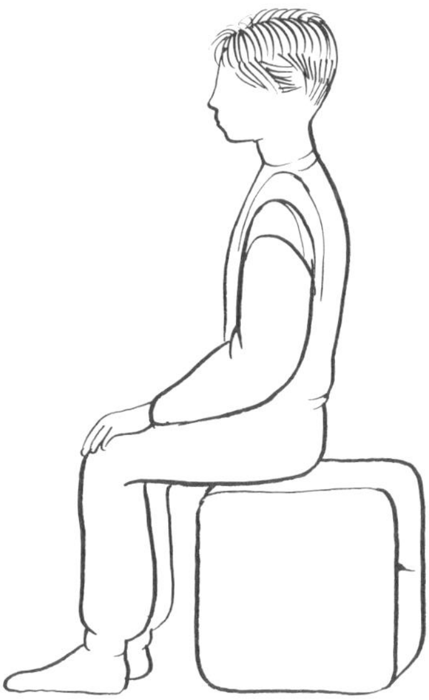

8. Einatmend das rechte Knie heben, mit beiden Händen umfassen und das Bein möglichst nahe zum Oberkörper ziehen. Der Kopf bleibt noch aufrecht und der Rücken ist gestreckt.

   Ausatmend den Kopf zum Knie ziehen.

   Einatmend das Bein wieder senken und die Hände lösen

   Dasselbe mit dem linken Bein üben.

   3mal wiederholen.

9. Aufrecht und entspannt sitzen. Kopf, Nacken und Rücken bilden eine Linie, die Hände liegen locker auf den Oberschenkeln. Sich der geraden Körperhaltung bewußt sein.

2. Übungen in der Pause – zur Belebung des Organismus

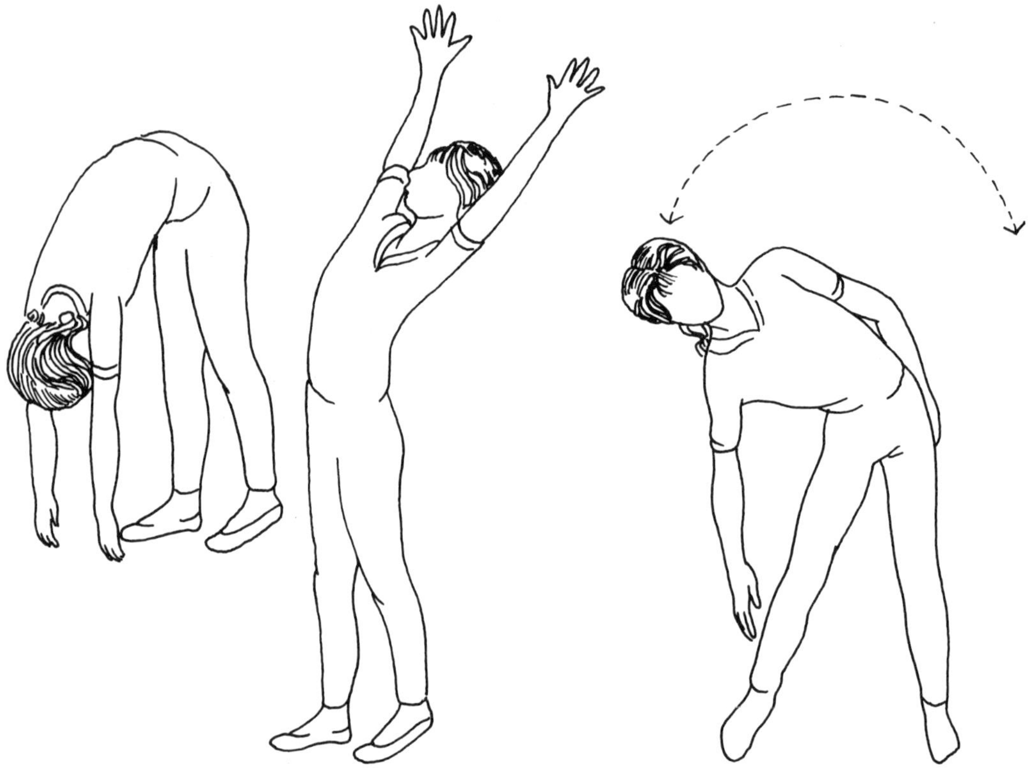

Mit leicht gegrätschten Beinen stehen. Die Arme locker hängen lassen.

1. Den Oberkörper vorbeugen. Die Fingerspitzen berühren die Zehen.
2. Den Körper wieder aufrichten, die Arme hochstrecken und über dem Kopf falten.

   Den Oberkörper nach hinten beugen.
3. Wieder gerade stehen und die Arme senken.

   Den Oberkörper seitlich nach rechts und links neigen.
4. Triangel (siehe S. 158)

   Mit seitlich ausgestreckten Armen den Oberkörper nach rechts und links neigen.

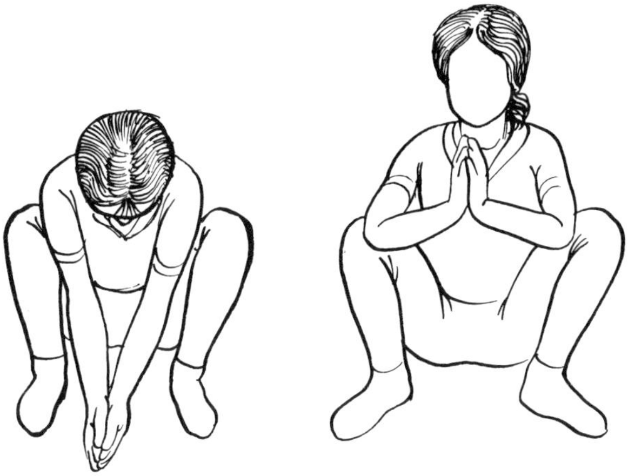

5. Frosch (siehe S. 74)
   In die Hocke gehen.

   Ausatmend den Kopf vorbeugen, die Arme mit gefalteten Händen nach vorn ausstrekken und die Arme mit den Knien zusammendrücken.

   Einatmend den Kopf heben, die Hände vor der Brust falten und mit den Ellbogen die Knie möglichst weit auseinanderdrücken.

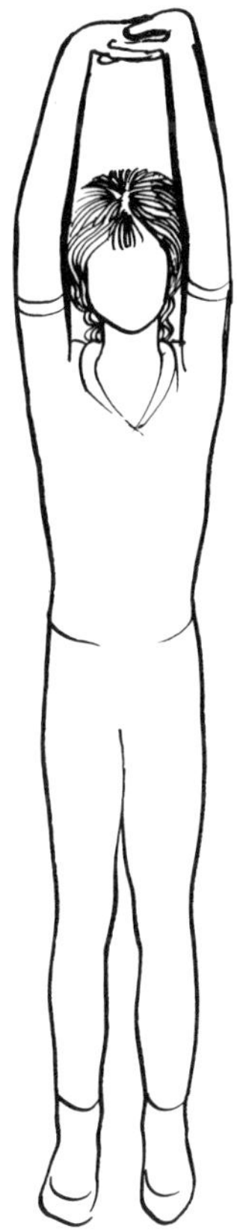

6. Palme (siehe S. 129)
   Den Körper aufrichten und hochstrecken. Auf den Zehen stehen, die Arme mit verschränkten Fingern über den Kopf strecken.

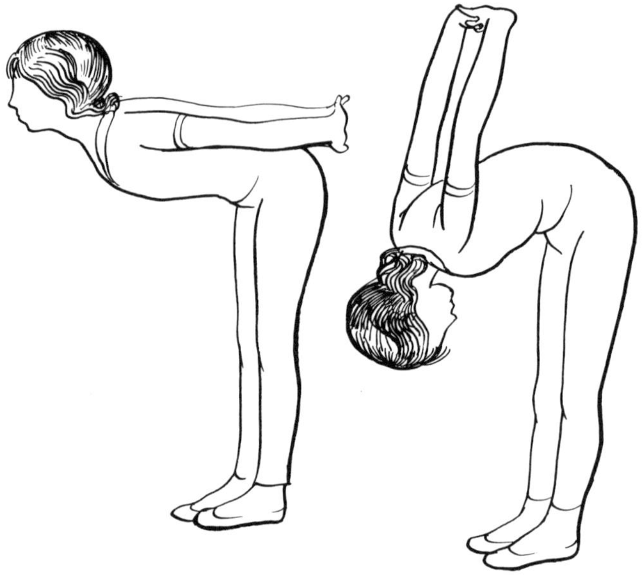

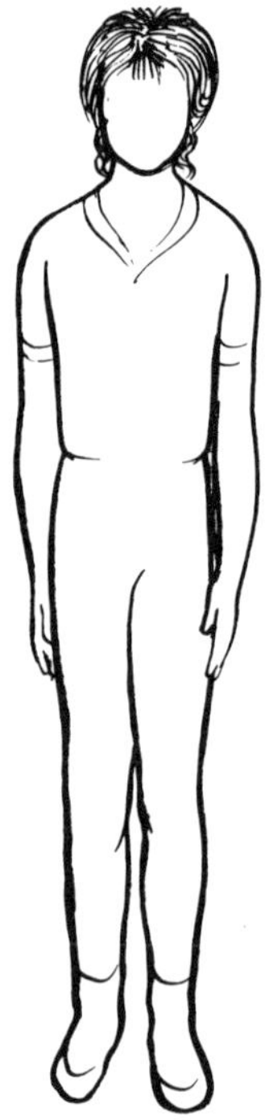

7. Zweifaches Dreieck (siehe S. 134)
   Die Finger hinter dem Rücken verschränken, den Oberkörper mit geradem Rücken vorbeugen. Dann die Arme hinter dem Rücken hochstrecken und den Kopf möglichst nahe zu den Knien bringen.

   Ganz ausatmen und normal atmend kurz in dieser Stellung verharren. Dann langsam aufrichten.

8. Die Marionette (siehe S. 25)
   Aufrecht und entspannt stehen. Den ganzen Körper leicht nach oben strecken, so als ob er an einem »Marionettenfaden«, der an der Spitze des Kopfes befestigt ist, hochgezogen würde.

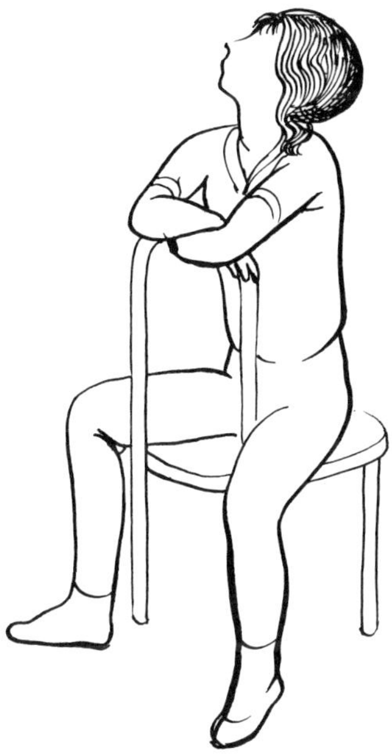

9. Verkehrt auf einen Stuhl setzen, die Arme auf der Lehne verschränken und den Körper bewußt entspannen.
10. In dieser Haltung die spezielle Atemübung II (10 bis 20 Runden) durchführen (siehe S. 181).

Wirkung der Übungsfolge: Der ganze Körper wird trainiert und gedehnt, der Atem vertieft, der Kreislauf angeregt und die Müdigkeit beseitigt. Die richtige Körperhaltung wird erlernt und kontrolliert.

Anhang

Über den Autor und seine Meister

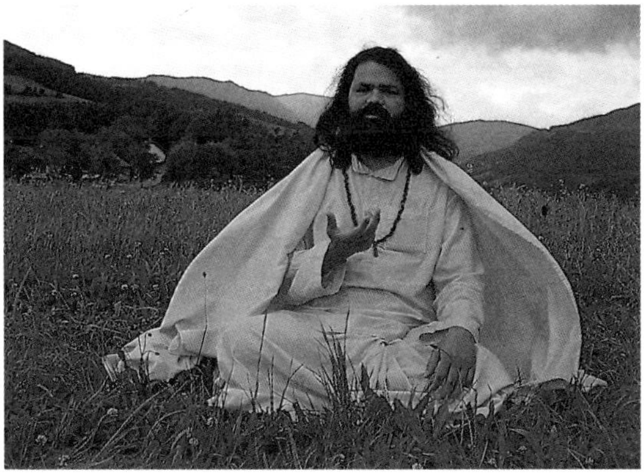

Paramhans Swami Maheshwarananda (im folgenden »Swamiji« genannt) stammt aus Rajasthan in Nordwestindien. Bereits im Alter von 13 Jahren kam er zu seinem Meister Paramhans Swami Madhavananda und erhielt 17jährig die Sannyas-Diksha (Swamiweihe).

Seit 1972 lebt Swamiji in Europa. Er gründete in Wien die Österreichisch-Indische Yoga-Vedanta-Gesellschaft sowie den Internationalen Sri Deep Madhavananda Ashram-Verband. Von hier aus leitet er zahlreiche Yogagruppen und -gesellschaften in Österreich, Deutschland, Ungarn, Tschechoslowakei, Jugoslawien, Griechenland, England, USA, Kanada und Indien.

Swamiji entwickelte ein besonders auf die Bedürfnisse des westlichen Menschen abgestimmtes Yogasystem »Yoga im täglichen Leben«. Er hält Kurse über alle Arten des Yoga: Asanas, Pranayamas, Entspannung, Konzentration und Meditation, *Kriya Yoga* und *Kaya Kalapa* und lehrt Yoga nach den authentischen Schriften der Überlieferung. Die Kurse sind stufenweise aufgebaut, so daß der Übende nach und nach von den einfachsten *Asanas* und *Pranayamas* zu den höheren und schwierigeren Techniken fortschreitet.

»Yoga im täglichen Leben« eröffnet auch dem sogenannten normalen Durchschnittsbürger, der im Berufs- und Familienleben steht, den Weg zum höchsten Ziel des Yoga: Befreiung und Selbstverwirklichung.

Das höchste Bestreben Swamijis ist es zu helfen, wo immer er kann. Er tut dies unter Einsatz seiner ganzen Persönlichkeit, ohne Erwartung einer Gegenleistung, voller Liebe und mit dem tiefen spirituellen Wissen, das sein Meister ihm übertragen hat. Über die Möglichkeit, durch Yoga sich und anderen zu helfen, sagt er: »Gibst du jemandem zu essen, so reicht deine Hilfe nur einen Tag, dann ist er wieder hungrig. Gibst du ihm Kleider, reicht deine Hilfe vielleicht ein Jahr, bis das Gewand löchrig und zerschlissen ist. Gibst du eine Medizin, so hilft auch diese nicht für immer, denn Krankheiten kommen wieder. Doch die Menschen zu lehren, wie sie zufrieden leben und sich selbst helfen können, ist Hilfe für das ganze Leben. Dies ist ein wahrer Freundschaftsdienst an den Menschen.«

Swamiji besucht regelmäßig seine Schüler in der ganzen Welt. Er kehrt aber auch immer wieder für einige Monate nach Indien zurück. Sein Plan ist es, ein großes Yogazentrum in Rajasthan zu gründen, das einerseits ein Ashram (Kloster und spirituelles Zentrum) für seine Schüler und alle spirituell Suchenden sein soll, andererseits wird es soziale und erzieherische Funktionen erfüllen. Weiter sind ein Krankenhaus, ein Alters- und Waisenheim sowie Schulen und eine Universität vorgesehen.

Leben und Werk von Swamijis sind erfüllt mit Geben und Helfen durch das Licht des

Yoga. Mögen durch dieses Buch die Wohltaten des Yoga allen Hilfesuchenden zu einem gesünderen und glücklicheren Leben verhelfen!

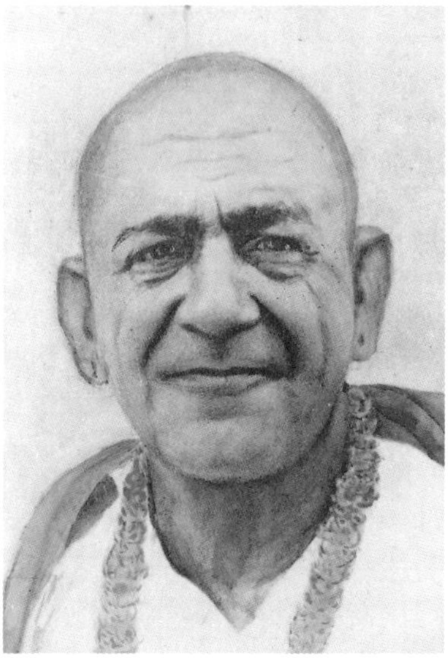

Bhagwan Sri Deep Narayan Mahaprabhuji

Paramhans Swami Maheshwarananda folgt der Yogatradition des großen indischen Heiligen Bhagwan Sri Deep Narayan Mahaprabhuji, einer wahren Inkarnation göttlicher Liebe und Weisheit, der von 1828 bis 1963 in Rajasthan im Nordwesten Indiens lebte und wirkte.

Mahaprabhuji wurde bereits als Vollendeter und Erleuchteter geboren, und sein Leben ist von zahlreichen wunderbaren Ereignissen und Taten erfüllt. Viele Zeitgenossen, die heute noch am Leben sind, bezeugen seine Wundertaten. Mahaprabhujis Ashram in Bari Khatu, am Rande der Wüste Thar, wurde bald nach seinem Abschied von der Erde zu einer Pilgerstätte, zu der Suchende aus aller Welt kommen, um die heilige Ausstrahlung zu spüren, die diesen Ort durchfließt.

Sein ganzes Leben widmete Mahaprabhuji dem Dienst an der Menschheit und übermittelte allen, die zu ihm kamen, ungeachtet ihrer Religion und Nationalität, ihres Geschlechtes und Standes, durch sein Vorbild und seine Worte die unvergängliche und höchste Wahrheit des *Sat Sanatan Dharma.* Sat Sanatan Dharma bedeutet »wahre Verbundenheit mit dem göttlichen Selbst«. Dies ist die ewig gültige »Religion«, die sich der Mensch zu eigen machen sollte: Jedes Lebewesen trägt in sich denselben göttlichen Funken. Alle – Menschen wie Tiere – sind Gottes Kinder und ein Teil von ihm. Daher ist jeder Mensch zugleich eins mit Gott und mit allen anderen Lebewesen. Seine Aufgabe ist es nun, diese Wahrheit zu erkennen und auf Erden zu verwirklichen. Das bedeutet, trennenden Egoismus und engstirnige Selbstsucht aufzugeben und in Einheit und Harmonie mit allen Lebewesen zu leben und zusammenzuarbeiten, einander zu helfen und zu fördern.

Zur Gesunderhaltung des Körpers und Geistes sollen die Menschen die Gesetze der Natur, zu der sie die Verbindung weitgehend verloren haben, wieder erkennen und respektieren – eine Wahrheit, die gerade in unserer Zeit nicht oft genug betont werden kann.

Im Alter von 135 Jahren verließ Mahaprabhuji die Erde an dem Tag und zu der Stunde, die er bereits ein Jahr vorher vorausgesagt hatte, doch sein Geist ist gegenwärtig und das Licht, das er in den Herzen seiner Schüler entzündet hat, ist unauslöschlich wie die ewige göttliche Flamme, deren Bestandteil er ist.

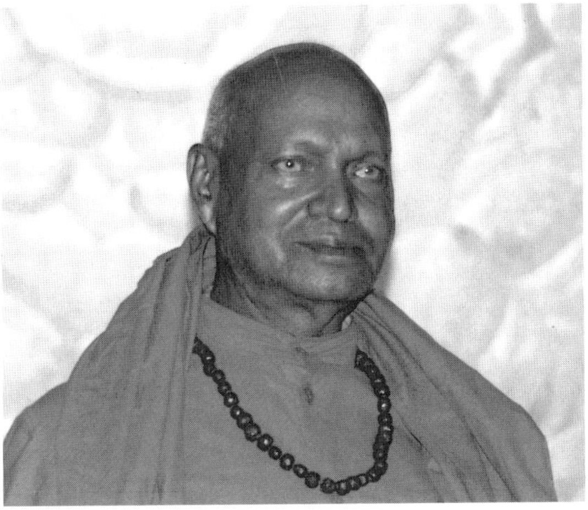

Paramhans Swami Madhavananda

Der Meister von Paramhans Swami Maheshwarananda, Paramhans Swami Madhavananda ist der nächste Schüler und spirituelle Nachfolger Mahaprabhujis, dessen Lebensgeschichte er in dem Buch »Das lebende Licht« niederschrieb (erhältlich bei der Österreichisch-Indischen Yoga-Vedanta-Gesellschaft in Wien). Paramhans Swami Madhavananda wird in Indien und auch in Europa und Amerika als erleuchteter und selbstverwirklichter höchster Meister verehrt. Wie sein göttlicher Meister Mahaprabhuji lebt auch er im Dienste an der Menschheit zur Beseitigung von Unwissenheit, Irrtum und Leid. Wie Mahatma Gandhi folgt er dem Prinzip des Nichtverletzens (Ahimsa) und der Liebe zu allen Lebewesen, Menschen und Tieren. In den Jahren 1975, 1980 und 1988 besuchte Paramhans Swami Madhavananda auf Einladung von Paramhans Swami Maheshwarananda Europa.

Kontaktadressen der International Sri Deep Madhavananda Ashrams:

Österreich:

Schikanedergasse 12/13, A-1040 Wien,
Tel.: 0222/567445 oder 5873589

Enenkelstraße 22/5, A-1160 Wien,
Tel.: 0222/9567512

Bucklreuthstraße 8, A-5020 Salzburg,
Tel.: 0662/846306

Deutschland:

Hegestraße 11, D-2000 Hamburg 20,
Tel.: 040/461035

Rotkreuzsteige 3, D-8700 Würzburg,
Tel.: 0931/282989

Schweiz:

Untermoosstraße 30, CH-8047 Zürich,
Tel.: 01/4914737

Großbritannien:

7 Bury Road, Branksome Park, Poole, Dorset

Jugoslawien:

Laze Kostica 2, YU-21000 Novi Sad
Patrisa Lumumbe 1, YU-41206 Sesvete (bei Zagreb)

Tschechoslowakei:

Vostrovska 19, CS-6000 Prag

Ungarn:

Jozsefvarosi Sport Club, VIII. Baross utca 121, H-1089 Budapest

USA:

1-1307 S. Thomas Street, Arlington, VA 22204 (bei Washington)

Kanada:

70 Paisley Blvd. W. Nr. 809, Missisauga, Ontario L5B1E1

5637 Larch Street, Vancouver V6M4C9

75 Linden Ave., Winnipeg MN R2K OM1

Rajasthan/Indien:

OM Vishwa Guru Deep Ashram, Sodala, Jaipur

Sri Deep Madhavananda Ashram, Nipal, Distr. Pali, via Rani W.R.

Sri Deva Dungary Sannyasa Ashram, Bari Khatu, Distr. Nagaur

Paramyogeshwar Sri Devapuriji Ashram, Kailas, Distr. Sikar

Register zu den Yogaübungen

Begriffserklärungen

Asanas – Yoga-Körperübungen, -Körperhaltungen
Basedow – übermäßige Schilddrüsentätigkeit
Diaphysie – der mittlere Teil der langen Knochen
Dominant – überwiegend
Disfunktion – schlechte Funktion
Dislexie – Leseschwäche
Disgraphie – schwache Fähigkeit, sich graphisch auszudrücken
Epiphysie – das Ende der langen Knochen
Fixation – starr blicken
Hatenas – Yoga-Körperhaltungen, die auf den Atem gerichtet sind
Homogen – gleichartig
Hyperlordose – verstärkte Krümmung der Hals- und Lendenwirbelsäule
Hypermobilität – unnatürliche, verstärkte Beweglichkeit
Konzentration – Sammeln der Gedanken auf ein Objekt
Kypholordose – krankhafte Verkrümmung der Wirbelsäule nach hinten und vorn
Kyphose – (Brust-), Verkrümmung der Wirbelsäule nach hinten
Kontraindikation – Gegenanzeige, verbotene Übungen
Labilität – Wankelmut
Lendenextensor – Muskel
Lordose – Verkrümmung der Wirbelsäule nach vorn
Lumbodorsale Kyphose – Ledenbeuge der Wirbelsäule
Mental – geistig
Metabolismus – Stoffwechsel
Mudra – Haltung der Finger oder des Körpers bei Yogaübungen
Ossifikation – Verknöcherung
Pathologisch – krankhaft
Platysma – Muskel auf der vorderen Halsseite
Posturalreflex – Haltungsreflex
Prana – Lebensenergie
Pranayama – Yoga-Atemübung
Relaxation – Entspannung
Retardation – Verlangsamung
Sankalpa – Wunsch, Vorsatz
Sattvische Nahrung – reine, milde vegetarische Ernährung
Skoliose – seitliche Verkrümmung der Wirbelsäule
Spinale Übungen – Übungen für die Wirbelsäule
Stimulation – Anregung
Symptom – Anzeichen (einer Erkrankung)
Tonus – (Muskel-), innere Spannung des Muskels
Trapezmuskel – Muskel von der Schulter zum Hals
Visualisation – Vorstellung
Yama und Niyama – sittliche Gebote der Yogalehre
Yogische Vollatmung – Atem, der die ganze Lungenkapazität ausnützt